Parto seguro

Una guía completa

Beatrijs Smulders - Mariël Croon

Parto seguro
Una guía completa

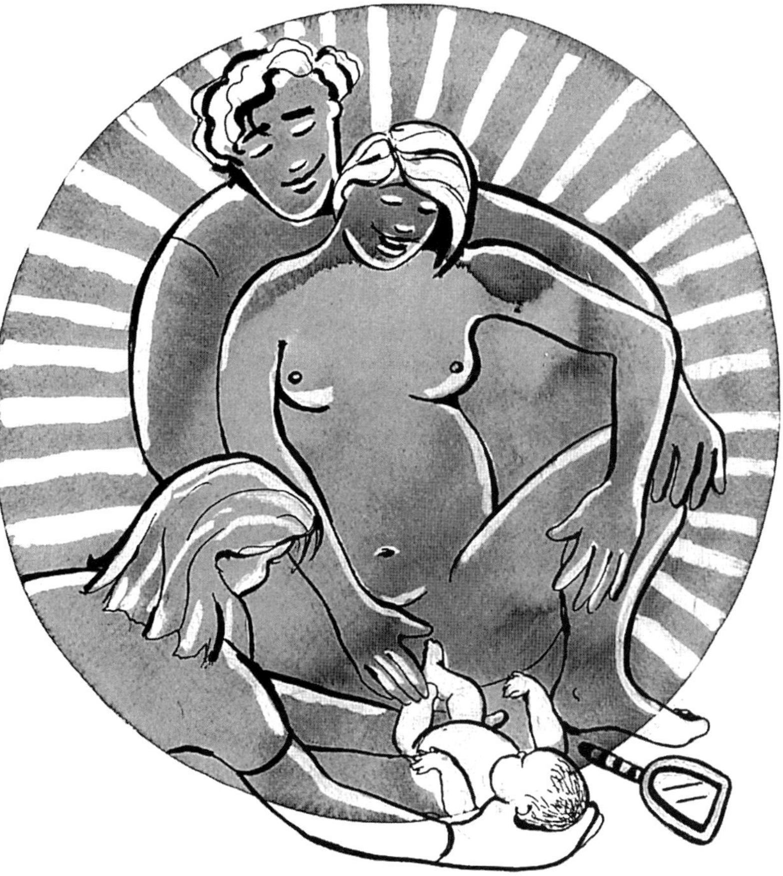

Revisión y adaptación
Coks Feenstra
Psicóloga infantil y asesora de *Crecer feliz*

EDICIONES MEDICI

La edición original de esta obra ha sido publicada en holandés por Kosmos-Z&K Editores, Utrecht, Holanda, con el título

VEILIG BEVALLEN

Traducción
Ángela Daunis-Vergés

Diseño cubierta e interior: Frederike Bouten
Ilustraciones cubierta e interior: Mylo Freeman
Fotografías de las autoras: Theo Noort

Reimpresión actualizada 2009

Plató, 26 - 08006 Barcelona
www.ediciones-medici.es

ISBN 978-84-89778-39-9
Depósito legal B. 26.947-2009
Printed in Spain
Novagràfik

Índice de materias

Prólogo a la edición española

Rachel A.J. MacLeod

Hay una fuerza interior, llena de poder en cada mujer; yo lo he visto y lo he vivido, como madre de cuatro hijos y comadrona que ha asistido a muchas mujeres, cada una de ellas única, al igual que sus partos.

Ni todas las mujeres del mundo, ni tampoco las comadronas viven el parto/nacimiento y su profesión de idéntica manera; hay multitud de influencias, dependiendo de su cultura, educación y/o formación.

Actualmente, comadronas inglesas como yo u holandesas como Beatrijs y Mariël, las autoras de este libro, tienen claro cuál es su labor, su responsabilidad. En estos países, la comadrona está considerada una especialista en atender los embarazos, nacimientos y pospartos; siguen el proceso del embarazo, son comadres, comparten y ayudan a cultivar la salud, cuidan de la mujer, su bebé y sus familiares.

Hoy en día en España, la comadrona desempeña su profesión bajo el mandato del protocolo médico y las órdenes del personal médico, eliminando así su autonomía durante el parto y dejándola sin ninguna posibilidad de poder desarrollar su potencial como comadrona.

Un ejemplo claro de ello es que cuando una mujer en España decide parir en casa se la sigue calificando de irresponsable, tanto a ella como a su comadrona.

Dando cursos a comadronas poco después de haber finalizado su formación académica, algo llamó poderosamente mi atención: ninguna había asistido ni presenciado un parto normal, es decir, sin intervención alguna (rasurado, enema, goteros, monitorización continua, episiotomía...) desde su inicio hasta horas después del nacimiento. Sin esta vivencia se hace difícil distinguir entre lo normal y lo patológico.

Con la publicación de este libro, estas dos mujeres comadronas nos devuelven la visión de lo que es el parto normal de una forma detallada, práctica y sencilla, y su lectura nos brinda la oportunidad de reflexionar y también de retomar las riendas de esta magnífica profesión.

Hace no demasiados años, también para la mujer el acto de parir era algo cotidiano, instintivo y hogareño. En un corto período de tiempo esta situación ha cambiado de forma radical para las mujeres, ha dejado de ser algo instintivo para pasar a ser algo racional, ha dejado de ser hogareño para ser hospitalario, y así, con tantos cambios, ha dejado de ser un acto responsable, familiar, respetuoso con las leyes de la vida y sobre todo consciente.

Hace once meses nació en casa mi hijo Lucas, a mis 44 años, cuando la vida tiene otro sentido, donde la fuerza de lo consciente es mayor que lo instintivo, donde lo consciente me hizo vivir y sentir cada una de las cosas que intento transmitir a las mujeres en los cursos de preparación al nacimiento. Ahora sé que palabras como visualizar, acompañar, fluir, abandonarse, ayudan a darse y entregarse al milagro de la vida.

La publicación de este libro en castellano significa tener en nuestras manos una guía para el profesional de la salud, que, acostumbrados a tratar la patología, olvidan fácilmente el aspecto fisiológico.

Espero que las mujeres, sus parejas y familiares redescubran la normalidad del proceso reproductor y puedan hacer su elección sobre cómo, dónde y con quién parir, de acuerdo con ellas mismas y con sus necesidades.

Permitirme escribir este prólogo me ofrece la oportunidad de transmitir una parte de mí como madre y comadrona, algo que resulta inseparable. Agradezco de corazón a Beatrijs y Mariël, compañeras de profesión, que nos recuerden lo que a menudo se olvida: el «parto seguro».

Por último, deseo expresar mi gran gratitud por disponer de este libro, que ayudará a vivir un nacimiento más humano, con madres más satisfechas y comprometidas. Y cómo no, ¡con niños más felices!

Rachel A.J. MacLeod
Comadrona de la Maternidad Acuario
(Beniarbeig, Alicante)

Prólogo a la edición española

Grupo Génesis

Tenemos ante nosotros un libro imprescindible para comprender en profundidad el proceso del parto y el nacimiento. Es un libro lleno de vida porque las autoras escriben desde su larga experiencia como comadronas y desde su propia vivencia como madres. Escrito en un lenguaje muy comprensible, muy entretenido de leer, no habla de teoría, sino de lo que con gran capacidad de observación y una mente libre han experimentado.

Recomendamos su lectura, tanto a las mujeres embarazadas y sus parejas, como a todas las personas implicadas en el nacimiento, especialmente a las comadronas.

Es un verdadero placer leer este libro porque desmitifica el terror al parto y la necesidad de que sea atendido por una legión de profesionales. Por el contrario, presenta con emoción todo el proceso, como algo mágico y gozoso, recalcando lo personal, lo emotivo, lo familiar, reforzando la seguridad y la confianza de las madres en sí mismas y en su saber innato. Citando textualmente, «entre las embarazadas holandesas está muy arraigada la idea de que el cuerpo de la mujer sabe perfectamente lo que necesita, y que la naturaleza misma se ocupa de todo si se le da el tiempo suficiente». Debemos aprender a respetar este «estado de gracia» de la mujer de parto, y las autoras explican con mucha claridad cómo se puede conseguir. La obstetricia es saber esperar.

Este libro habla de todo lo que una mujer embarazada, y también una comadrona, se pregunta ante el parto. Los ejemplos de situaciones y vivencias concretas son muy ilustrativos y muy diversos; hay casos de todo tipo, que nos revelan que en cada embarazo y parto se vive una experiencia especial y única, de una intensidad y una grandeza excepcional, «en que estás en la frontera de la vida».

Por otro lado, también plantea la realidad de los partos que se complican, explicando claramente los problemas que a veces ocurren, y cómo se pueden solucionar, desde el sentido común y utilizando los avances técnicos, y nunca desde el miedo.

Nos presenta el modelo holandés, en que los resultados son muy alentadores: tienen las mejores cifras de morbimortalidad de todos los países de nuestro entorno, y un bajísimo índice de cesáreas, cuando cerca del 40% de los partos tienen lugar en casa. Es importante señalar que este modelo de asistencia sanitaria es el que aconseja la OMS (Organización Mundial de la Salud) como el sistema más eficaz y seguro para los cuidados de la mujer embarazada y el bebé.

La anestesia epidural se plantea como un recurso útil en algunos casos, pero que no se debe promover de forma masiva, ya que entonces el parto se asemeja exclusivamente a un proceso de enfermedad y sufrimiento. Esto incide en las mujeres, restándoles ya cualquier posibilidad de vivir el parto en toda su intensidad, condicionando todo su sentir, todo su placer, al miedo al dolor.

El sistema habitual y los protocolos que utilizamos en los hospitales en estos momentos, alienan a la madre, hacen que se abandone a su suerte, a lo que podamos y queramos hacer y decidir los profesionales. La madre y el padre pierden toda su sabiduría, su seguridad, su instinto, y se dejan llevar por un tinglado muy complejo, lleno de normas, y no les queda más remedio que ponerse en nuestras manos y «portarse bien».

Cada parto es un mundo, es como un río que se desborda. Es imposible encarrilar este proceso tremendo que tiene lugar en el cuerpo y en la vida de la mujer. En el parto inciden demasiados parámetros que no podemos controlar: emociones, deseos, dudas, temores, expectativas, toda la vida afectiva y sexual de la madre, unido a la incertidumbre que comporta el nacimiento de un bebé. Nuestra función como asistentes a un parto debe ser acompañar, aliviar, aconsejar, reafirmar a la madre en su trabajo, y al padre en su labor de compañero y soporte afectivo, y solamente en casos extremos, actuar técnicamente resolviendo el proceso que ha salido de su curso normal.

Estamos aún a tiempo en nuestro país de replantearnos en qué estamos convirtiendo la asistencia al embarazo y el parto, por qué acaparamos desde nuestro poder como profesionales todo lo que siempre ha sido patrimonio de las mujeres y de su familia, por qué sustituimos su entorno afectivo por medios ajenos y agresivos, y cómo podemos encontrar el equilibrio entre el respeto por lo sagrado del nacimiento y el apoyo técnico. No podemos olvidar que «una madre que tiene un sentimiento de confianza en sí misma después del parto, ejerce una influencia positiva en el vínculo con su bebé, siente mucha más seguridad en sí misma como madre».

Animamos a las futuras madres y a los futuros padres a recuperar, con ayuda de este libro, la sabiduría olvidada, la confianza en sí mismos, y a esperar con ilusión y mucha curiosidad todos los cambios, incluso molestos, que van ocurriendo durante el embarazo y el parto. Además encontraréis respuesta a muchas dudas y preguntas que van a ir surgiendo.

Animamos a las comadronas a leer con interés este libro, porque nos ayudará a volver a encauzar nuestro trabajo hacia los cuidados de salud, tanto durante el embarazo como durante el parto, sin complicaciones, y los demás procesos de la vida sexual de las mujeres.

Y a todas las personas relacionadas con el embarazo y el nacimiento, para encontrar en este libro lo esencial para un PARTO SEGURO.

Grupo Génesis
Comadronas
Madrid

Prefacio

Éste es un libro especial que trata de un tema muy normal: el parto. Un parto es para todo el mundo un acontecimiento conmovedor en el que la comadrona contribuye a traer un nuevo ser al mundo. Afortunadamente, el parto en Holanda todavía está considerado como un acontecimiento normal y natural en la vida de la mujer. Un acontecimiento que requiere una asistencia esmerada pero que no debe medicalizarse si no es realmente necesario. De esta forma, tanto la madre como el hijo se ahorran intervenciones médicas innecesarias y al mismo tiempo se les garantiza la tecnología médica cuando es menester. El parto en Holanda es un acontecimiento totalmente seguro, ya que la política que se sigue es la de no intervenir mientras el embarazo se desarrolle de forma óptima y, en cambio, se toman las medidas necesarias si las circunstancias así lo requieren. Además, la mujer tiene, en la medida que le es posible, el control sobre el parto mismo.

Aunque parezca extraño, hay gente que cree que dar a luz en el hospital es más seguro que hacerlo en casa. Se trata de un lamentable error. Una mujer sana con un embarazo normal puede dar a luz en casa sin problemas. Al alumbrar en casa se evitan todo tipo de intervenciones médicas innecesarias y se favorece una evolución natural del parto. Por el contrario, la tendencia a ofrecer asistencia especializada a todas las embarazadas propicia conclusiones erróneas, intervenciones innecesarias y tratamientos abusivos.
Un parto suele empezar cuando la futura madre está relajada en un ambiente tranquilo y sereno. El propio hogar es el sitio que reúne mejor estas condiciones. Si al llegar a la última etapa del parto, la embarazada necesita cuidados especiales, el ginecólogo se hace cargo del parto en el hospital. Este tipo de asistencia a medida es único en el mundo occidental.
El «modelo holandés» de obstetricia despierta cada vez más el interés internacional. En todo el mundo está aumentando el número de intervenciones médicas en los partos sin justificación alguna. En Holanda estamos orgullosos de nuestro sistema de obstetricia con su marcado respeto por el parto natural. Este libro cubre de forma respetuosa todos los aspectos más relevantes de este sistema obstétrico.

El primer parto es sin duda alguna una tarea ardua. En *Parto seguro* la embarazada encontrará toda la información necesaria e indispensable para estar bien preparada. Le será de gran utilidad cuando llegue el momento. Además, este libro es de gran importancia para su pareja, familiares y amigos.

Parto seguro no es solamente apto para embarazadas, sino también para tocólogos, médicos, ginecólogos y pediatras. Aporta novedades sobre el parto natural y es una defensa de la nueva medicina: respetar la naturaleza e intervenir sólo cuando sea estrictamente necesario. Por todos estos motivos, este libro de Beatrijs Smulders y Mariël Croon supone una brillante aportación al mundo de la obstetricia holandesa.

Dr. Otto P. Bleker
Profesor en obstetricia y ginecología de la Universidad de Amsterdam, director de la sección de obstetricia y ginecología del Centro Médico Académico (AMC) de Amsterdam.

Introducción

No hace falta aprender a parir. De hecho, no se puede aprender a hacerlo. No existen métodos o técnicas que deban dominarse para llegar a hacerlo bien. El parto es un instinto. El cuerpo sabe a la perfección qué es lo que tiene que hacer y cuándo debe hacerlo. No se mejora nada con métodos y técnicas. Es más bien una cuestión de desaprender ciertos hábitos. En cualquier caso, siempre es recomendable estar bien informada sobre todo el proceso del parto que el cuerpo debe sufrir. También es conveniente poder echar mano de una serie de valiosas sugerencias cuando se acerque la hora de la verdad. Son sugerencias que le ayudarán a que las contracciones sean más intensas, a soportar el dolor o a tener el parto en sus manos aun en el caso de que deba alumbrar en el hospital. En resumidas cuentas, se trata de una guía para aprender a confiar en su propio instinto. Se trata de estar preparada mentalmente: hacer todo lo que esté a su alcance para que el parto, sea del tipo que sea, llegue a buen término. Sólo de esta manera se consigue que el parto sea totalmente seguro. La seguridad es primordial en un parto y el parto más seguro es el que requiere el menor número posible de intervenciones médicas. Toda intervención médica conlleva algún tipo de riesgo, tanto para la madre como para el hijo. Por esta razón, es preciso hacer todo lo posible para que el parto se desarrolle de la forma más espontánea y natural posible. Si esto no es viable, afortunadamente, hoy en día, siempre se puede recurrir a la asistencia médica para completar el parto de forma satisfactoria.

Este libro trata pura y exclusivamente sobre el parto. Junto con nuestras colegas hemos ido acumulando un caudal de experiencias después de haber asistido miles de partos. Esta experiencia adquirida la hemos puesto a prueba durante nuestros propios embarazos y partos. Este libro es, pues, fruto de nuestra propia experiencia. Contiene nuevas ideas como, por ejemplo, sobre la fuerza de las contracciones y el control del dolor del parto. Está ilustrado con numerosos casos de nuestra consulta y complementado con infinidad de sugerencias para hacer del parto una experiencia inolvidable…

En Holanda, las comadronas asisten la mayoría de los partos «normales». Cada vez son menos los médicos de cabecera que ejercen esta misma función, pero todavía quedan algunos (se estima un 8%). Como ellos desarrollan su trabajo del mismo modo que las comadronas, les hemos otorgado el mismo nombre, de modo que no hacemos una distinción entre ellos y nosotras.
El término «ginecólogo» lo hemos reservado para el profesional que se ocupa en el hospital de los embarazos y partos con complicaciones.

La mayoría de comadronas son mujeres y la mayoría de ginecólogos son hombres; a veces nos referiremos a las primeras de forma femenina y a los segundos de forma masculina, con el fin de esperar encontrar comprensión por parte de las ginecólogas y de los comadrones.

Le deseamos un feliz parto y esperamos que este libro le ayude a afrontar este acontecimiento con plena confianza en usted misma…

Beatrijs Smulders y *Mariël Croon*

1

El momento mágico

Después de 280 días de espera...

Un embarazo dura aproximadamente unas 40 semanas, o sea, unos 280 días calculados a partir del día del inicio de la última menstruación. Se trata de un promedio, ya que generalmente el parto suele tener lugar dentro de un margen de cinco semanas: entre las tres semanas anteriores y las dos posteriores a la fecha prevista para el parto. Esta incertidumbre hace que familiares y amigos se animen a apostar en qué fecha exacta se producirá el alumbramiento. Naturalmente, la embarazada también participa entusiasmada en este juego porque a ella, más que a nadie, le gustaría saber cuándo llegará el momento mágico.
Son muchos los factores que influyen en la duración del embarazo y el inicio del parto. Depende entre otras cosas del momento en que se produce la fecundación, es decir, el momento en que el óvulo y el espermatozoide se unen. Esto no sucede obligatoriamente después del acto sexual. Algunas veces los espermatozoides tienen que esperar unos días hasta que se produzca la ovulación. Otros factores importantes que influyen de forma decisiva en la duración del embarazo son: el estado en que se encuentra la placenta, el estado físico de la madre y también el reloj biológico tanto de la madre como, por supuesto, del hijo.

El momento mágico

¿Cuándo podemos decir que el momento mágico (la hora del parto) ha llegado? ¿Qué factores influyen? ¿Quién determina el momento del alumbramiento? ¿Qué provoca el inicio de este proceso irreversible que es el parto? ¿Cuál es la causa de que el útero empiece a contraerse de forma rítmica y no pare de hacerlo hasta que el bebé haya nacido? Son preguntas que todavía hoy fascinan a muchos especialistas. Las investigaciones científicas han demostrado que el bebé mismo es el factor principal que establece la duración del embarazo. Aunque, naturalmente, la madre desempeña también un papel importante, ya que tiene que estar preparada para el momento en que las contracciones empiecen. En circunstancias normales, el bebé toma la iniciativa unas cuatro o cinco semanas antes del nacimiento. Es como si él dispusiera de un programa de ordenador que indica cuánto tiempo ha de durar el embarazo y que, además, hace desencadenar una serie de reacciones en el cuerpo de la madre cuando estima que el momento oportuno ha llegado. Para empezar, se producen cambios químicos en la placenta: se interrumpe la producción de la hormona progesterona (véase pág. 2), responsable de que el útero haya permanecido quieto, sin contraerse durante toda la gestación. Después, otras hormonas: los estrógenos y las prostaglandinas (véanse págs. 3 y 9) entran en acción estimulando de forma lenta pero segura el útero para que éste empiece el trabajo de parto. Podríamos decir que es el inicio del llamado proceso de «desembarazo». Además, la embarazada se da cuenta de este inicio porque ya no retiene tanto líquido, tiene que orinar con más frecuencia y de nuevo se le despierta el apetito por alimentos que no le apetecían en absoluto durante la gestación. También puede ser que al final del embarazo tenga abundantes pérdidas de flujo vaginal, que suele ser incoloro y líquido. Todos éstos son los primeros síntomas que presagian una serie de reacciones irreversibles que se irán desencadenando hasta llegar al momento culminante del parto.

La avalancha

El desarrollo del parto puede compararse perfectamente con una avalancha de nieve. Cuando la nieve empieza a derrumbarse, arrastra más nieve, forma una masa que va creciendo en tamaño y velocidad y se abalanza con una increíble potencia hasta llegar al final. Luego llega la calma. Un parto sin problemas sigue el mismo patrón. Cuando llega el momento del parto, las contracciones se vuelven cada vez más fuertes y son más seguidas. Nada puede parar esta avalancha. Todas las reacciones del cuerpo se intensifican y se encargan de que el útero empiece el trabajo de parto y lleve a cabo su labor hasta el final. Cuando finalmente el bebé ha nacido, el proceso se detiene y vuelve la calma.

El cuello uterino está herméticamente cerrado

Durante la gestación, el cuerpo de la madre tiene unos niveles muy altos de *progesterona.* Esta hormona se encarga de que el útero no

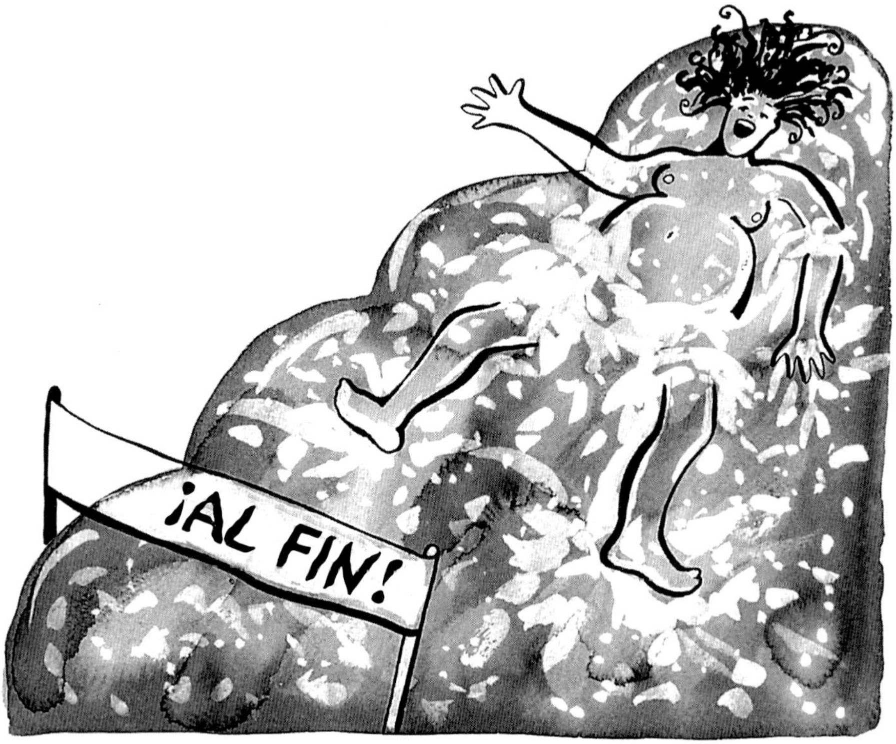

Cuando los trabajos del parto han comezado, la avalancha se precipita.

empiece a contraerse antes de tiempo; de lo contrario, los trabajos de parto comenzarían mucho antes de la fecha prevista. El cuello uterino cierra la cavidad uterina de forma hermética. Esto es realmente necesario; de lo contrario, la embarazada corre el peligro de perder a su hijo de forma prematura. El cuello uterino está hecho de una especie de tejido conjuntivo fuerte y resistente que podría compararse con la textura del cartílago del pabellón de la oreja o el de la nariz. Cuando se es primeriza, hace falta mucha fuerza para ir abriendo el cuello uterino milímetro a milímetro. Pero cuando éste ya se ha dilatado completamente una primera vez, después ya no cuesta tanto en los partos posteriores. Aunque de todas formas, no nos engañemos, no deja nunca de ser una verdadera demostración de fuerza.

Durante toda la gestación, un tapón de mucosidad cierra el cuello uterino. Este tapón aísla la cavidad uterina del exterior y evita que se produzcan infecciones. No es más que una masa gelatinosa que se puede soltar cuando el cuello uterino empieza a ceder un poco. Puede ir acompañado de la pérdida de unos pequeños restos de sangre rojiza o marrón. A veces, el tapón se diluye totalmente de forma que la embarazada no se da cuenta de que lo ha perdido. En estos casos, se desprende mucha mucosidad o trocitos gelatinosos transparentes. Otras veces, el tapón puede soltarse entero del cuello uterino y la embarazada se lo puede encontrar de forma inesperada en las bragas o puede ver cómo cae por el retrete. Esto puede suceder un par de días antes del parto o bien al inicio del parto mismo, después de un par de horas de contracciones. En casos de partos muy rápidos también puede suceder que el tapón se expulse con los primeros pujos.

Las falsas alarmas

A lo largo de todo el embarazo, el útero va experimentando contracciones de forma regular. Estas contracciones son totalmente normales. De repente, la embarazada siente que el útero se endurece y se pone como una bola de piedra. Esto les pasa a casi todas las embarazadas. Generalmente, el vientre se puede poner duro si la embarazada se agacha o se levanta de forma brusca o si hace un esfuerzo excesivo. También si ha estado muy ajetreada o si el bebé se mueve mucho o le da muchas patadas. El hecho de tener la vejiga urinaria llena o experimentar un orgasmo también pueden provocar que el útero se contraiga. Otras veces se produce una contracción porque el bebé pega un estirón y el útero de repente tiene que agrandarse para crear más espacio. Estos endurecimientos del vientre pueden resultar incómodos y quizás un poco dolorosos, aunque la mayoría de las mujeres ni siquiera los notan.

Otro tipo de contracciones son las llamadas falsas contracciones. Éstas suelen hacer acto de presencia unas semanas antes de la fecha prevista y sobre todo un par de días antes del parto. Estas falsas contracciones son una especie de «ensayo general» del útero. Hay indicios vehementes de que el cerebro del bebé recibe la señal para prepararse para el nacimiento. Esta señal desencadena una serie de reacciones como por ejemplo: la producción de *prostaglandinas* en la placenta. Estas hormonas estimulan la musculatura

SUGERENCIA

La expulsión del tapón mucoso no anuncia en absoluto que el parto sea ya inminente. Simplemente indica que todo está listo y que el parto puede tener lugar en cualquiera de los días sucesivos.

del útero para que empiece a contraerse. Estas contracciones se notan más que cuando el vientre simplemente se endurece y además ya empiezan a doler. Las falsas contracciones pueden aparecer durante un par de horas seguidas y a intervalos de tres minutos. Aunque a veces también pueden hacerlo a intervalos irregulares de 3-8-7-5-6 minutos. En cualquier caso, la intensidad del dolor y la duración del mismo no van en aumento. Es decir, no empeoran: ni se intensifican, ni se hacen más frecuentes y prolongadas. Por norma general, las falsas contracciones no duran más de 30 a 40 segundos y suelen aparecer por la noche porque es cuando el útero es más vulnerable. Algunas mujeres llegan a despertarse cuando las tienen, mientras que otras siguen durmiendo sin enterarse. Las falsas contracciones generalmente no hacen que el cuello del útero se dilate, pero sí empiezan a preparar la cavidad y el cuello uterinos para el parto. Además, también son las responsables de que en las últimas semanas de la gestación la cabeza del bebé empiece a bajar más en la pelvis. En embarazos sucesivos, estas falsas contracciones seguramente le causarán a la embarazada bastantes molestias antes del parto.

El cuello uterino se prepara para el parto

El cuello uterino debe pasar por una larga preparación antes de que esté listo para poder empezar a dilatarse. La abertura del cuello uterino, que es dura, tiene forma de cono y por norma general es tan larga como la tercera falange del dedo índice, tiene primero que acortarse y volverse elástica. Esta preparación de «ablandamiento y ensanchamiento» gradual para que el cuello pueda abrirse se conoce como borramiento. Al principio, cuando la abertura del cuello uterino no está todavía ensanchada, ésta es dura y tiene la misma consistencia que la punta de la nariz. En cambio, cuando llega el final de la etapa del borramiento, la abertura se ha vuelto blanda y suave como si de unos labios se tratara. Las falsas contracciones tienen aquí un papel muy importante. Algunas mujeres tienen muchas falsas contracciones durante el final del embarazo. Otras, en cambio, las padecen prácticamente al inicio del parto. Cuantas más contracciones falsas se hayan tenido, más fácil resulta que la abertura del cuello uterino se dilate en el parto.
Las mujeres que han pasado por la experiencia de un primer parto ya están preparadas para los siguientes porque cuando la abertura del

SUGERENCIAS

Cuando tenga una falsa contracción, relájese, túmbese de lado con una almohada entre las piernas y respire profundamente con el abdomen. Después respire profundamente por la nariz y deje que su vientre se hinche todavía más. Le dará la sensación de que el bebé disfruta de más espacio. Aguante la respiración un par de segundos y luego expulse el aire muy lentamente mientras pronuncia la letra F. Vuelva a tomar aire y repita el ejercicio.

Estas falsas contracciones tan molestas, el dolor en el bajo vientre y las punzadas en la parte alta de la vagina, deben considerarse como algo normal y necesario. Tómeselo como un ensayo general o una preparación antes del parto. Para sentir alivio, tome un baño o una ducha caliente o simplemente manténgase ocupada con las tareas que tenga que realizar ese día.

cuello uterino se ha ensanchado totalmente una primera vez, permanece ya para siempre suave y blanda. El tejido conjuntivo que forma la abertura del cuello uterino ha perdido la rigidez definitivamente. Estas mujeres que ya son madres, al llegar a la recta final del embarazo, suelen tener la abertura del cuello uterino un poco ensanchada, lisa y fina. Todos estos factores permiten que cuando ya no se es primeriza, la dilatación del cuello del útero se pueda producir de forma mucho más rápida.

La naturaleza es sabia

¿Qué son realmente las contracciones? ¿Cómo las siente la embarazada? ¿Son muy intensas? ¿Se reconocen a tiempo? ¿Duelen mucho y sobre todo cuánto duran? Preguntas inquietantes que toda mujer embarazada quiere formular y desvelar. Las contracciones son un misterio hasta que se padecen. Si la embarazada pregunta a cualquier mujer que tenga hijos cómo son las contracciones y cómo se sienten, seguramente no obtendrá una respuesta clara. De hecho, las mujeres tienen muy mala memoria a la hora de recordar los dolores de las contracciones. Con frecuencia las mujeres chillan durante el parto que no van a tener hijos nunca más, mientras que una vez que el parto ha llegado a buen término, afirman categóricamente y con entusiasmo que no ha sido para tanto. El dolor más insoportable se olvida con rapidez. Unos meses después del parto, los recuerdos de ese dolor están borrados. ¡Menos mal que es así! De lo contrario, nadie tendría realmente muchas ganas de quedarse embarazada de nuevo. La naturaleza es sabia y lo ha dispuesto de esta manera. Cuando la mujer vuelve a estar embarazada ni se acuerda de las contracciones hasta que llega otra vez la hora de la verdad…

El ritmo de las contracciones

Una contracción fuerte suele durar como promedio un minuto y medio desde que empieza hasta que termina. La duración y la intensidad de las contracciones son más importantes que la frecuencia. Cuanto más tiempo se ejerce presión sobre el cuello uterino durante una contracción, más rápido se dilata el mismo.
Por norma general, las contracciones se producen a intervalos de cinco a tres minutos. A medida que se acerca el momento del parto, las contracciones se hacen más frecuentes y se producen casi cada minuto.
Una contracción tiene tres fases. El comienzo o primera fase es todavía soportable. Luego, en la segunda fase, la contracción se va intensificando hasta que la presión sobre el cuello uterino llega a su punto máximo y con ella también el dolor. Por suerte, esta segunda fase dura lo justo para poder soportar el dolor. Después, en la tercera fase, la embarazada siente cómo la contracción va bajando en intensidad y finalmente vuelve la calma. A continuación sigue una pausa para que la futura madre pueda descansar y recuperarse para recibir la próxima contracción.

¿Cómo se reconoce una contracción?

Las contracciones pueden empezar a manifestarse de varias formas. De hecho, cada mujer tiene un parto distinto. Durante el embarazo la embarazada se pregunta a menudo si será capaz de reconocer las contracciones a tiempo. Los trabajos de parto pueden comenzar de muy distintas maneras: puede ser que las contracciones empiecen de forma irregular, pero también pueden hacerlo de forma muy regular cada tres minutos. En este último caso, puede dar la impresión de que el parto se vaya a precipitar, pero puede ser que no sea así y que más tarde vuelva la calma de nuevo. Por desgracia, no hay ningún patrón fijo. La única constante es que, por la noche, las contracciones son más fuertes e imprevisibles que durante el día.

SUGERENCIA

Si usted duda, significa que las contracciones verdaderas no han empezado todavía. Las contracciones uterinas verdaderas son tan dolorosas e inconfundibles que las reconocerá enseguida.

En casos excepcionales puede suceder que una mujer casi no sienta las contracciones o que incluso no las note en absoluto. Esto no es normal. Aun así, en estos casos hay suficientes síntomas para saber que la hora del parto ha llegado. (Para leer más sobre este tema véase capítulo 26: ¿Qué hacer si…?) Cuando ya se tienen contracciones y el cuello del útero empieza a dilatarse un poco, se suelen perder algunas gotas de sangre y algo de mucosidad. Esto es debido a que los vasos sanguíneos del cuello uterino se rompen y sangran. Se trata por lo tanto de una señal de que el período de dilatación ha empezado.

¿Qué hace una contracción?

Una contracción ablanda y ensancha el cuello del útero. Este proceso o período se llama «de dilatación». La cavidad uterina es como un músculo hueco que tiene una sola salida: la abertura del útero. Al final del embarazo, la cavidad uterina se puede comparar con un globo totalmente hinchado. Siguiendo con la comparación, podemos decir que el cuello uterino es la boquilla por donde hinchamos el globo. Las paredes de la cavidad uterina están compuestas por dos capas de tejido muscular: una capa se extiende de forma transversal

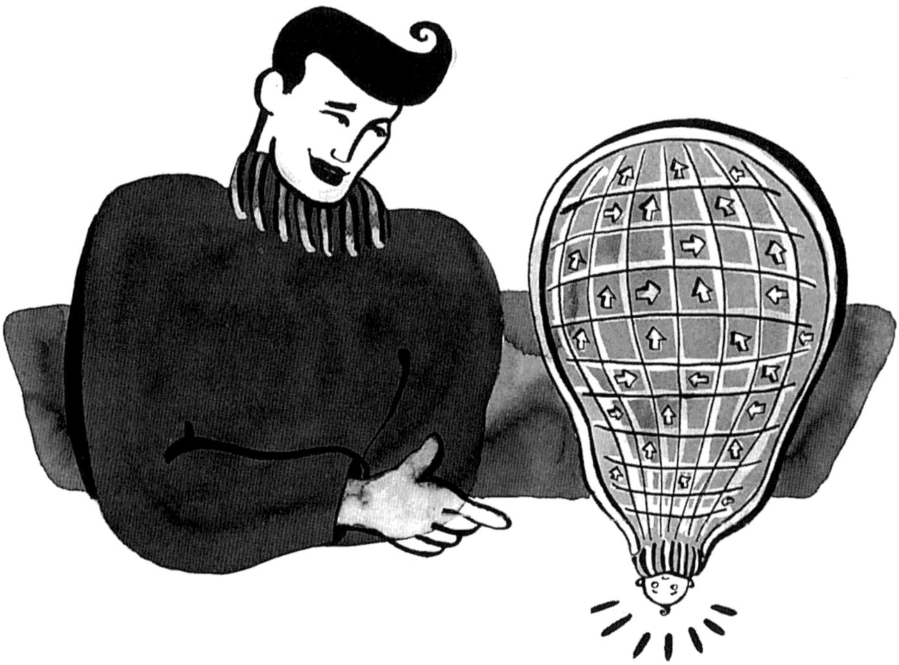

El proceso de dilatación es semejante al acto de ponerse un jersey de cuello alto estrecho.

alrededor de la cavidad y la otra capa en sentido longitudinal. Cuando este músculo longitudinal se contrae, el útero reacciona acortándose. Cuando el otro músculo –el que rodea la cavidad uterina– también se contrae al mismo tiempo, el bebé solamente se puede mover en una dirección, es decir, hacia el cuello uterino. Durante las primeras horas de las contracciones, la boca del útero se acorta, se hace más fina y blanda. Al intensificarse las contracciones, el cuello uterino se va dilatando milímetro a milímetro, de cero hasta llegar a unos diez centímetros. Esto sucede principalmente porque las membranas y la cabeza del bebé ejercen una presión sobre el cuello. Esta situación es parecida a cuando uno se intenta poner un jersey de cuello alto muy estrecho. Al principio cuesta hacer pasar la cabeza y se tiene que ir tirando poco a poco pero de forma enérgica hasta que, al final, sale la cabeza de golpe.

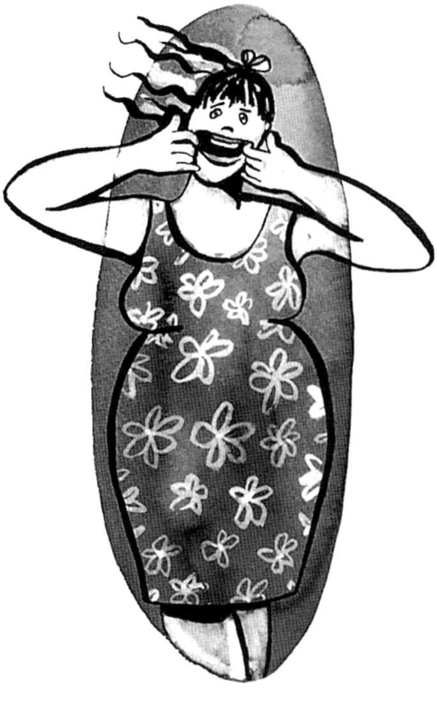

Los dolores de la dilatación se pueden comparar con lo que se siente al forzar la elasticidad de los labios de la boca.

¿Cómo es una contracción?

¿Por qué son las contracciones tan dolorosas? Una de las causas del dolor es que se fuerza la elasticidad de la abertura del útero. Hay un gran parecido entre los labios de la boca y la abertura del cuello uterino, tanto por la forma como por el tacto. La elasticidad de la abertura del cuello uterino durante una contracción sufre el mismo efecto que la boca cuando uno se coloca los dedos índices en la comisura de los labios y tira con todas las fuerzas en dirección a las orejas.
Otra causa es que la cavidad uterina no está suelta en el vientre, sino que está sujeta y «cuelga» de la pelvis por unos ligamentos. Cuando se produce una contracción, estos ligamentos reciben un tirón y en consecuencia se siente dolor en las ingles, encima del hueso del pubis y en la parte baja de la espalda y la rabadilla. A veces, el dolor puede llegar hasta los muslos. En estos casos a la contracción se la conoce popularmente como «contracción de pierna». La tercera y última causa es que durante una contracción, la cabeza del bebé sale prácticamente disparada hacia la pelvis y choca contra los huesos de la misma. Esto puede causar un intenso y espantoso dolor óseo. Muchos tocólogos y mujeres que han parido han intentado describir cómo se siente una contracción o, como mínimo, han intentado establecer una comparación con algo que se le parezca. Aquí hay algunos ejemplos:

- *«La mejor comparación que se puede hacer es la de una ola que avanza hacia la costa. Al principio, la ola es todavía pequeña, pero a medida que avanza se va haciendo más grande. Cuando llega a su altura máxima ya es imparable. Se precipita y se rompe en la orilla. Después llega la calma.»*

- *«Una contracción es como cuando se sube en bicicleta una montaña muy empinada. El principio del ascenso es todavía fácil, pero cuando ya casi se llega a la cima, el esfuerzo que se tiene que hacer es tremendo. Después, la bajada es siempre más fácil que la subida.»*

- *«Las contracciones son como una fuerte tormenta. Primero se oyen de lejos los truenos que se acercan poco a poco. Después aparecen los primeros relámpagos. Al cabo de poco, los truenos se han hecho ya ensordecedores. Más tarde, se van alejando y se apagan en la lejanía.»*

A continuación, algunas exclamaciones típicas de mujeres durante las contracciones más dolorosas.

- *«¡Una vez y nunca más! ¡No quiero jamás otro hijo!»*

Exclamaciones constantes de una mujer durante su segundo parto:

- *«¡Ahora ya me acuerdo por qué no quería otro hijo!»*

- «Consejo de una parturienta a su comadrona: *"¡Por tu propio bien, ni se te ocurra quedarte embarazada!".»*

- *«Dios mío, ¿por qué tiene que doler tanto? ¡La naturaleza se lo podría haber montado mejor!»*

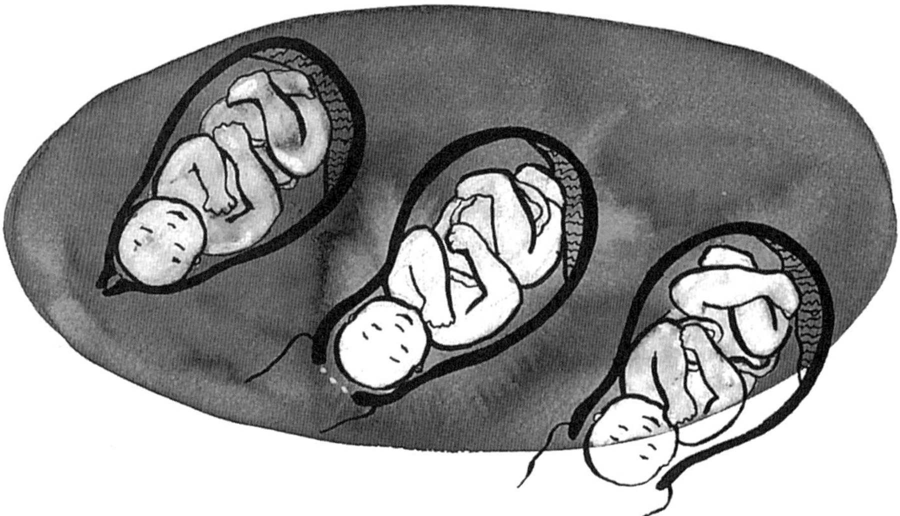

Izquierda: período de borramiento. Centro: período de dilatación. Derecha: período de expulsión.

2 La fuerza de las contracciones

La oxitocina: la hormona del parto

Al finalizar el embarazo disminuye la producción de la hormona progesterona. Esta disminución es la causante de que se empiecen a segregar otras hormonas muy importantes: las *prostaglandinas*. Estas hormonas tienen un papel primordial ya que provocan el inicio del parto. Efectivamente, las prostaglandinas provocan las contracciones y hacen que se produzca el borramiento del cuello uterino. A medida que los niveles de progesterona disminuyen, aumentan más los niveles de prostaglandina, con lo cual se produce una especie de reacción en cadena: la avalancha empieza a desplazarse y los trabajos de parto ya van a comenzar. El cerebro de la madre produce oxitocina. La oxitocina es la hormona del parto que hace posible que el músculo del útero empiece a contraerse. La hipófisis, una glándula del cerebro, segrega esta hormona, que rápidamente pasa al sistema circulatorio de la madre. A continuación, el útero empieza a contraerse cada vez de forma más enérgica, la presión sobre la boca del útero aumenta, las contracciones se vuelven cada vez más fuertes debido a esta creciente producción de oxitocina y la cabeza del bebé empieza a abrir la boca del útero milímetro a milímetro. ¡La dilatación ya ha empezado!

A prueba de bombas y supersensible a la vez

A lo largo de los años hemos llegado a sentir un gran respeto por la fuerza del útero materno. ¡Puede llegar a mover montañas si no se le pone ninguna traba! El útero en estado normal no es más grande que una pera pequeña. A medio embarazo ya es como una sandía y al final es como un globo grande bien hinchado. Al llegar a esta etapa final, el tejido

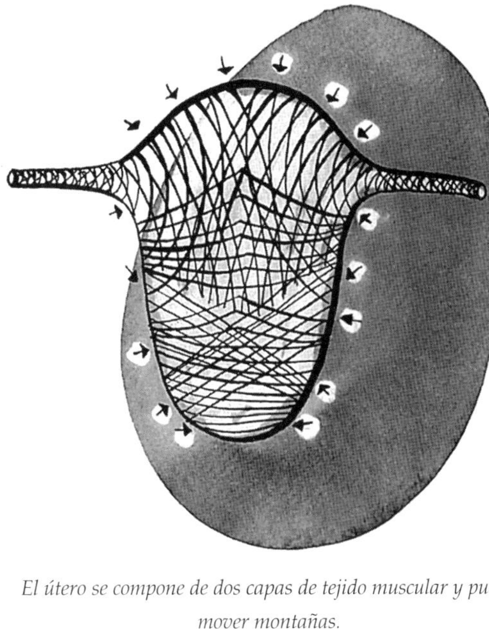

El útero se compone de dos capas de tejido muscular y puede mover montañas.

muscular del útero ya está totalmente estirado y puede generar una gran fuerza con cada contracción. El sistema nervioso controla el útero, el aparato digestivo y el corazón. Esto significa que la embarazada no puede ejercer control alguno sobre estos órganos. De la misma forma que no se puede controlar la motilidad intestinal, una embarazada tampoco puede hacer que el útero se contraiga a su antojo. El útero es un tejido muscular muy fuerte e involuntario y por este motivo también es muy sensible al mismo tiempo.
El proceso de contracción del tejido muscular del útero puede verse afectado fácilmente por factores externos que provocan que las contracciones sean menos fuertes y más irregulares. Esta situación se puede comparar con la motilidad intestinal. Los intestinos son también muy sensibles y se pueden ver afectados por factores externos. Si alguien está sentado en el retrete intentando defecar y de repente entra un grupo de personas interesadas en saber si ya lo ha hecho, en la gran mayoría de los casos, el ano de la persona en cuestión se cierra automáticamente. ¡Y ya pueden ir esperando a que las vacas vuelen! El útero funciona exactamente de la misma forma: el tejido muscular del útero deja de contraerse en circunstancias desfavorables para volver a hacerlo en mejor ocasión.

La adrenalina: la hormona del estrés

Cuando antes de un parto se producen circunstancias desfavorables, se empieza a segregar otra hormona que frena las contracciones del útero: la *adrenalina.* Las sustancias de la familia de la adrenalina (también llamadas catecolaminas) bloquean la hormona oxitocina. Es decir, que lo ideal sería tener el nivel más bajo posible de adrenalina y el más alto posible de oxitocina durante el parto para que éste transcurra de una forma rápida, ayudado por contracciones bien fuertes.

La adrenalina se segrega cuando el cuerpo sufre una tensión mental o física. Especialmente en situaciones en que se debe estar muy alerta, durante exámenes o cuando uno se asusta. Generalmente, el nivel de adrenalina también se dispara en la sangre cuando suena el despertador y empieza un nuevo día. De hecho, la adrenalina es necesaria para las situaciones diarias más cotidianas como prestar atención mientras se conduce en medio del tráfico, saber orientarse en un lugar desconocido e incluso en la comunicación diaria con los demás.
Por lo tanto, esta hormona se produce mucho más durante el día que por la noche. Durante el día, el cuerpo suele estar en estado de alerta y más activo, mientras que por la noche está más relajado y se aprovecha para dormir.
Por esta razón, las contracciones suelen empezar más por la noche que por la mañana. Y es por la noche cuando estas contracciones pueden llegar a ser más fuertes, y por esta otra razón los partos nocturnos suelen ser más rápidos que los que se producen durante el día.

Un truco para preservar la especie

Un animal que está pariendo amparado por el rebaño deja de hacerlo de forma automática cuando acecha el peligro o cuando la calma se ve perturbada. En estos casos, las contracciones del animal se detienen. De esta forma el animal que estaba pariendo puede huir con el resto del rebaño para salvar la vida. Cuando el rebaño vuelve a estar a salvo, las contracciones se reanudan y el parto puede tener lugar finalmente. Queda por lo tanto demostrado que la adrenalina es una hormona que la naturaleza segrega para salvar al individuo, en este caso a un animal.
Se sabe, por ejemplo, que los caballos son muy sensibles a la hora del parto. Los granjeros saben que no es aconsejable estar toda una noche sentado junto a una yegua que sufre

contracciones. La yegua se siente mucho más segura y libre cuando está totalmente sola en el establo sin espectadores y de esta forma puede parir mucho más rápido. Los estudiantes de veterinaria de Utrecht que quieren presenciar el parto de una yegua a menudo deben permanecer escondidos detrás de una mampara durante horas sin hacer el más mínimo ruido. Si la yegua sospecha que está siendo observada, las contracciones cesan inmediatamente. Los gatos también son muy susceptibles bajo las mismas circunstancias. Cuando el parto de una gata no da indicios de progresar, no hay más que meterla en un armario oscuro para conseguir que el parto se desencadene sin problemas. Los científicos también han hecho experimentos con ovejas. En un estudio, llenaron un establo con humo de cigarrillos para someter a las ovejas a una situación estresante durante el parto. En este caso también se pudo comprobar que el patrón de las contracciones se interrumpía. Las mujeres que están a punto de dar a luz reaccionan de la misma forma cuando se las somete a una situación estresante. Una comadrona de Rotterdam nos contó que durante la guerra las mujeres que ya habían empezado a sufrir contracciones, dejaban de tenerlas tan pronto como sonaba una alarma aérea. De esta forma todo el mundo tenía tiempo para esconderse en los refugios antiaéreos. Cuando el peligro ya había desparecido y podían regresar a sus hogares, el parto se reanudaba.

Las mujeres aguzan su sensibilidad

Estamos convencidas de que, durante el parto, las mujeres aguzan su sensibilidad mucho más que las yeguas. Cuando una parturienta se siente observada y estudiada o cuando hay gente alrededor que está esperando a que se produzca el desenlace, la futura madre se siente intranquila y el nivel de adrenalina aumenta, con lo cual las contracciones pueden interrumpirse. Lo esencial a la hora de parir es que se respete la intimidad de la mujer, igual que se respeta cuando uno está en el retrete o hace el amor. Para que estas funciones instintivas se desarrollen sin problemas, se debe respetar el derecho a la intimidad. Efectivamente, la vida sexual de una persona requiere, al igual que un parto, una intimidad absoluta. Si se perturba el ambiente, se rompe el hechizo del momento y la excitación sexual desaparece.

Nosotras hemos podido constatar que aproximadamente un tercio de las mujeres que van a parir sufren contracciones tan fuertes que el efecto de la adrenalina queda anulado. Este grupo de mujeres se ve arrastrado por un torrente de contracciones cada vez más fuertes y no se puede hacer nada para evitarlo. Es imposible alterar este tipo de contracciones y por supuesto tampoco hace falta estimularlas. En estos casos, aunque todo un estadio de fútbol estuviera presenciando el parto, éste se desarrollaría sin ningún problema. Este tipo de partos son tan rápidos que la mujer casi no se da cuenta de lo que pasa a su alrededor. Por lo demás, cabe destacar que este tipo de partos suelen darse menos cuando la mujer es primeriza. La mayoría de las mujeres –calculamos que un 70%– suele ser propensa a que las contracciones se interrumpan si no se respeta su intimidad. Por lo tanto, para estas mujeres, es esencial protegerse de cualquier tipo de factor externo que pueda perturbarlas o intranquilizarlas. Pero, a la vez, también deberían protegerse de «factores internos», ya que a veces una mujer puede bloquearse ella misma mentalmente y no permitir que se produzcan contracciones enérgicas.

¿En qué casos puede segregarse demasiada adrenalina?

–Cuando la mujer siente frío y tiembla.
–Cuando está de mal humor.

–Cuando coge una rabieta y no puede quitársela de encima.
–Cuando la distraen, aunque le guste que lo hagan.
–Cuando no se respeta su intimidad.
–Cuando no dejan de entrar y salir desconocidos. Es decir, cuando se siente observada y estudiada.
–Cuando se siente avergonzada.
–Cuando se siente indispuesta.
–Cuando tiene demasiadas esperanzas o ideas preconcebidas.
–Cuando se obsesiona por el momento de desplazarse al hospital.
–Cuando quiere desplazarse demasiado pronto en la etapa de dilatación y debe enfrentarse al tráfico.
–Cuando cuenta demasiado con los demás.
–Cuando habla y está demasiado ocupada con otras personas.
–Cuando debe responder a preguntas.
–Cuando intenta aguantar el tipo.
–Cuando está asustada.
–Cuando siente que depende de otros.
–Cuando siente compasión de sí misma.
–Cuando la luz donde se encuentra es demasiado intensa.
–Cuando hay demasiados ruidos.
–Cuando debe estar alerta.
–Cuando tiene demasiadas cosas en la cabeza y no puede dejarse llevar por los instintos.

Todas las situaciones que se acaban de mencionar pueden frenar las contracciones y deberían evitarse en lo posible. De hecho, durante un parto no hace falta el cerebro, a excepción (de forma totalmente inconsciente) de la glándula del cerebro: la hipófisis que segrega la hormona de las contracciones.

3

¿Cómo se dilata mejor?

La seguridad es primordial

La mejor manera de dar a luz tanto para la futura madre como para su hijo es cuando no se requiere ningún tipo de intervención médica. Toda intervención médica conlleva un riesgo tanto para la madre como para el bebé. Por esta razón es muy importante hacer todo lo que esté en sus manos para que el parto se desarrolle de la forma más espontánea y natural posible, es decir, para crear circunstancias que provoquen unas buenas contracciones. Si no se produce una avalancha de contracciones fuertes, el cuello uterino no se dilata fácilmente y sin unas contracciones enérgicas a la hora de empujar es muy difícil expulsar el bebé sin ayuda. Las contracciones débiles son la razón principal por la que se debe recurrir al uso de los fórceps o la ventosa en Holanda. Por lo tanto, todo lo que la embarazada pueda hacer o dejar de hacer para reforzar las contracciones contribuye a que el parto se produzca de forma espontánea y por sus propias fuerzas. Esto es lo que se llama «el arte de parir».

El arte de parir

En realidad, parir no es un arte. No se requiere ninguna licenciatura y tampoco es cuestión de demostrar nada. Es simplemente un proceso normal que tiene lugar en el cuerpo de la embarazada, al igual que la digestión de los alimentos, la producción de sangre y el desarrollo del feto en el útero. Sin duda alguna, es un proceso que requiere una gran energía, pero la naturaleza sigue su curso y se encarga de todo. Afortunadamente, cuando la naturaleza nos falla, hoy en día tenemos los medios suficientes a nuestra disposición para conseguir que el parto llegue a buen término. Así pues, analizado de esta forma, parir no es un arte. Es más bien el arte de saber abandonarse al dolor y saber esperar lo que la naturaleza nos tiene reservado. Una embarazada puede entorpecer seriamente todo el proceso si se aferra a un determinado método, por ejemplo: intentando encarecidamente controlarse y controlar el dolor. Puede darse el caso de que la embarazada no sólo elimine el dolor sino también las contracciones, retrasando así el parto. A menudo esto sucede de forma totalmente inconsciente: el parto se retrasa y la embarazada no sabe el porqué. En estos casos es conveniente estar informada de todo lo que sucede en el transcurso de un parto. Es importante saber la interacción de las distintas hormonas y qué es lo que se puede hacer para facilitar el progreso del parto.
El arte de parir es, por lo tanto, el arte de saber soltarse, de saber «no hacer nada», de dejar que pase. Algunas veces es cuestión de desaprender ciertos hábitos como guardar las

formas o querer controlarlo todo. Por lo demás, también es aconsejable tener a mano una serie de sugerencias que pueden ponerse en práctica para reforzar las contracciones y para enfrentarse al dolor. Son sugerencias que ayudan a la futura madre y al bebé a estar en plena forma durante el parto. Sugerencias que contribuyen a que el parto sea un éxito, aunque se tenga que recurrir a la ayuda médica como una cesárea o el uso de fórceps o ventosa.

Un final feliz

El lugar y el modo como se va a dar a luz no tienen gran importancia. La mujer puede quedar igualmente satisfecha de su parto, aunque no haya transcurrido de forma natural como esperaba y le hayan tenido que practicar una cesárea o aplicarle una ventosa. Lo importante es que la mujer pueda participar al máximo y pueda hacer todo lo que esté a su alcance para que el parto llegue a buen término; lo que cuenta es traer al mundo un bebé sano. El uso de analgésicos, anestesia o la aplicación de una ventosa son conquistas de estos tiempos que permiten traer al mundo al bebé cuando no se consigue hacerlo por las propias fuerzas o por cualquier otro motivo. A veces, un poco de ayuda exterior puede ser una bendición.

El éxito de un parto depende en gran parte de la capacidad que demuestra la futura madre de tomarse las cosas tal como vienen. Algunas veces, la naturaleza no coopera del todo y se hace imprescindible recurrir a alguna técnica de ayuda como, por ejemplo, la administración de una epidural o el uso de fórceps o ventosa. No es el fin del mundo…

Una salida no válida

Unas semanas antes del parto, las contracciones empiezan a preparar el momento mágico. Generalmente la embarazada suele tener contracciones bastante regulares que pueden ser muy dolorosas durante toda la noche. Esto es así porque el útero está mucho más activo por la noche. Puede dar la impresión de que el trabajo de parto vaya a empezar, pero estas contracciones no aumentan ni en fuerza ni en frecuencia y todavía son bastante soportables. La embarazada suele saber de forma intuitiva que no se trata de las contracciones verdaderas y por lo tanto no llama inmediatamente a la comadrona. Por la mañana se da cuenta de que al final acabó durmiéndose y de que «las contracciones» ya han cesado. Este suceso puede repetirse durante varias noches seguidas y es bastante normal que el parto todavía tarde una o dos semanas en producirse. Este tipo de falsas alarmas o salidas no válidas suelen darse más a menudo cuando ya se ha dado a luz una primera vez.

Una salida adelantada

Generalmente en un primer parto, la avalancha de contracciones que provocan el inicio del trabajo de parto tarda bastante

SUGERENCIA

Antes del parto no se haga ilusiones y tampoco alimente algunas ideas preconcebidas sobre cómo va a dar a luz. Si insiste en dar a luz en casa y después debe acabar en el hospital, probablemente se sentirá decepcionada. Lo esencial en cualquier caso es creer que se llevan las riendas. Debe estar preparada para aceptar la situación en el caso de que no marche como usted esperaba. No se sienta decepcionada por ello. Si adopta esta actitud, el parto siempre tendrá un final feliz.

SUGERENCIA

Si las falsas contracciones la han mantenido despierta toda la noche, intente echar una cabezadita durante el día. Si tiene otros hijos, trate que la canguro se encargue de ellos durante un par de horas.

tiempo en precipitarse. En este caso, suelen producirse unas contracciones regulares y bastante dolorosas que pueden durar unos dos días antes de convertirse en contracciones reales y enérgicas. Es una situación bastante incómoda porque estas contracciones de encajamiento o entrenamiento suelen ser lo suficientemente dolorosas como para no poder pegar ojo y, después de aguantarlas un par de días, la embarazada está exhausta. Las comadronas suelen referirse a estos casos como «una salida adelantada». Para la embarazada, el parto ya ha empezado, pero en realidad no es así porque todavía no ha empezado a dilatar. Aunque, por otra parte, la boca del útero ya ha empezado a ablandarse. Cuando las contracciones reales empiezan, la boca del útero también se abre con mucha más facilidad. Es imprescindible saber controlar las fuerzas durante esta fase del preparto para poder llegar descansada a la hora de la verdad. Cuando se produce una salida adelantada, hay períodos, sobre todo durante el día, en los que el útero está menos activo. Es conveniente recuperar fuerzas durante estos períodos, echando cabezaditas y descansando entre contracción y contracción. También es muy importante tener energía suficiente tomando alimentos fáciles de digerir. Los biscotes, galletas de arroz, frutas y zumos de frutas son buenas fuentes de energía.

Cuando llega la hora del parto...

Cuando las contracciones empiezan de verdad, es aconsejable no prestarles demasiada atención al principio. No hace falta anotar cada vez con qué frecuencia se producen. La embarazada se da perfecta cuenta cuándo empiezan a producirse con más frecuencia y no importa cada cuántos minutos. La intensidad de las contracciones es mucho más importante que la frecuencia. Si la embarazada cree que las contracciones reales ya han empezado, debería mantenerse ocupada realizando pequeñas tareas domésticas como, por ejemplo, poner una lavadora o planchar un par de prendas o darse un paseo. No hace falta dar todavía el grito de alarma. Es mejor dejar dormir a su pareja y no poner todavía a terceras personas al corriente de la situación.
La parturienta debe intentar distraerse al máximo y convencerse de que todavía no ha llegado la hora de la verdad. De esta forma, si el trabajo de parto ha empezado realmente, se dará cuenta de que no es para tanto.
La mejor forma de encajar las contracciones depende de cómo las siente cada mujer y es

SUGERENCIA

No se desanime si empieza a sentir pronto las contracciones de entrenamiento. Aunque la dilatación no haya empezado, ya se está preparando el camino. No se ponga de mal humor y tómese las cosas tal como vienen. Debe saber que al final siempre se dispone de una enorme reserva de energía para poder afrontar la hora del parto.

cuestión de ir probando. A medida que las contracciones se van haciendo más enérgicas, la embarazada va probando qué posturas le resultan más cómodas y qué tipo de técnicas de respiración le procuran más alivio. En resumen, cada mujer debe saber encontrar la mejor forma para pasar por esta fase. Le aconsejamos que siga nuestras sugerencias e intente averiguar cuáles le pueden ayudar en su caso particular.

Refugiarse en «el nido»

Sentirse aislada durante el parto es una necesidad básica. Esta característica es común entre todos los animales mamíferos y en el ser humano también. La futura madre siente la necesidad de refugiarse en su «nido». La embarazada debe intentar crear un ambiente agradable en casa donde se pueda sentir a gusto. Si el hogar está muy descuidado, es mejor poner algo de orden. Debe tener en casa todos aquellos alimentos que le gustan, tanto para antes como para después del parto, con tal de encontrarse lo mejor posible en casa. Si tiene alguna visita inesperada, es mejor aplazarla para otra ocasión. Si ha invitado a otras personas para que estén presentes en el momento del parto, no las debe llamar demasiado pronto. La embarazada debe intentar estar todo el tiempo posible sola o con su pareja y debe desconectar el teléfono. Esto evita que la mujer se distraiga y favorece la avalancha de contracciones.
Si es de día es aconsejable correr las cortinas. Debe intentar dormir un poco. Ante todo, la futura madre debe tratar de desconectar del mundo exterior. Sólo de esta forma se consigue una buena actitud mental para que el cuerpo reciba las contracciones del parto. En un momento dado, la embarazada nota que las contracciones se vuelven tan fuertes que necesita toda la concentración posible para poder soportar este dolor creciente. De repente, tiene menos ganas de hablar y cualquier ruido o pequeña distracción pueden resultar sumamente irritantes y molestos. Incluso es mejor que nadie haga ningún comentario porque entonces todavía es peor. La embarazada nota cómo las contracciones van desencadenándose cada vez de forma más rápida y segura. Este momento es muy importante porque indica que la dilatación va a empezar. De repente el dolor se hace realmente arrollador y ya no queda ninguna duda de que el parto ha empezado.
Si usted va a dar a luz en casa, ya habrá llamado a su comadrona. Si usted quiere dar a luz en el hospital, puede permanecer durante el inicio del parto en casa, sobrellevando los dolores en la intimidad de su hogar. Sólo en caso de rotura de membranas conviene acudir al hospital sin demora.

Cuando cae la noche...

Los estudios científicos han demostrado que el reloj biológico de la madre tiene un papel muy importante a la hora de determinar el momento exacto del día o de la noche en que

SUGERENCIAS

Desentiéndase del mundo exterior y reclúyase en sí misma.

No reprima sus instintos cuando el parto empiece. No intente guardar siempre la compostura. ¡No se inhiba! De esta forma se puede dar paso libre a un alto nivel de segregación de oxitocina en la circulación sanguínea y el útero puede contraerse libremente, sin trabas.

se produce el parto. Algunos animales escogen el momento preciso en que no hay animales depredadores al acecho o cuando las condiciones climáticas son favorables. Por ejemplo, las ratas son muy activas por la noche y durante el día la rata madre está tranquila en su ratonera. Las crías acostumbran a nacer al mediodía. Las alpacas de las altiplanicies de los Andes en América meridional paren las crías en las primeras horas de la mañana. De esta forma los pequeños no tienen que enfrentarse inmediatamente al frío intenso de la noche de los Andes, sino que tienen tiempo de secarse y ponerse en movimiento.

Los primates que viven en zonas geográficas donde disfrutan de catorce horas de sol y diez de oscuridad al día, suelen tener las primeras contracciones cuando empieza a oscurecer. La mayoría de los primates son muy activos durante el día y por la noche buscan un lugar de protección y descanso.

Las mujeres embarazadas también tienen las contracciones más eficaces por la noche. Los casos de partos durante el día que no progresan son mucho más numerosos que los partos nocturnos que no avanzan. En estos primeros casos, cuando cae la noche las contracciones se vuelven más fuertes y la dilatación avanza con más rapidez. Las comadronas son conscientes de este hecho y lo tienen en cuenta. La embarazada misma también lo debe tener en cuenta. El mejor momento para que el parto se inicie es a primeras horas de la noche porque es entonces cuando todo está en calma y todo el mundo duerme. Si la embarazada lo desea puede recomendar a su pareja que duerma todo lo posible porque cuando el parto ya haya pasado ¡la nueva madre necesitará toda la energía y la ayuda posible del padre! Efectivamente, el ambiente ideal para dar a luz de una forma rápida es cuando la mujer se encuentra a solas en plena noche, sin distracciones. La noche se pasa rápidamente y, en menos que canta un gallo, la parturienta empieza a sentir la necesidad de empujar.

● ***Beatrijs:*** *«¡Plaf! Exactamente a la una de la madrugada rompí aguas y a partir de ese momento cada contracción resultó más dolorosa. Al principio todavía me parecía bastante cómico que después de tantos años de estar atendiendo embarazos y asistiendo tantos partos ¡al final sabía lo que era una contracción! Pero a medida que avanzaba la noche, se me fueron quitando las ganas de reír. Necesitaba concentrarme totalmente para encajar las contracciones. Cuando notaba que llegaba una nueva contracción me arrodillaba enfrente del sofá, escondía la cabeza en un cojín mientras mordía con todas mis fuerzas una toalla estrujada. A continuación respiraba de forma rápida pero suave hasta que ya había sobrepasado la cima de la contracción. Después podía volver a respirar con normalidad para sobreponerme.*

»Sobre las tres de la madrugada le dije a Roel, mi marido, que se echase un sueñecito. Estaba luchando con todas sus fuerzas para no dejarse vencer por el sueño y yo, en cambio, me las podía apañar sola. Además sabía que su ayuda me resultaría mucho más útil al día siguiente si en esos momentos se iba a dormir.

SUGERENCIA

Una luz difuminada es mucho mejor que una luz intensa. Con una luz muy intensa, el cuerpo reacciona como si fuera de día y se despierta. Durante el día, es mejor correr las cortinas y encender algunas velas. La luz del cuarto de baño acostumbra a ser demasiado intensa. Si ése es su caso, no encienda la luz y coloque allí también algunas velas.

Me pasé el resto de la noche sola, a ratos arrodillada enfrente del sofá, a ratos metida en una bañera caliente para acto seguido regresar a mi postura favorita en la moqueta. Durante toda la noche, la toalla estrujada fue mi acompañante inseparable y con ella la noche pasó en un periquete. Esa noche, por más dolorosa que fuera, fue para mí inolvidable. La ciudad dormía, todo estaba tranquilo en casa, tenía una vela encendida y Roel dormía como un tronco. Reinaba una tranquilidad hermosa y serena. El acontecimiento tan esperado y emocionante que al fin iba a vivir y el progreso de las contracciones que no cesaban me dieron un sensación de fuerza muy especial. Ahora lo recuerdo con una gran satisfacción».

¡Sin dilatación, pero avanzando!

Muchas veces ocurre que cuando una mujer es primípara sufre contracciones dolorosas durante horas –o a veces incluso días– antes de que empiece a dilatar. Aunque las contracciones se sucedan de forma regular, por ejemplo cada cinco minutos, la comadrona confirma que todavía no se ha producido dilatación alguna. La reacción normal de la futura madre es la de sentirse decepcionada, pero es importante darse cuenta de que de todas formas ya se ha producido un gran avance. Efectivamente, tal como hemos indicado antes, las contracciones en esta etapa sirven para que se produzca el estiramiento y ablandamiento: el borramiento de la boca uterina para dar paso a una rápida dilatación. Para establecer una comparación, podríamos decir que es como cuando ponemos unas lentejas en remojo durante toda una noche para así poder acortar el tiempo de cocción al día siguiente.

La llorera hace milagros

Algunas veces, el trabajo de parto empieza con contracciones muy débiles y bastante dolorosas, pero, no obstante, el proceso de dilatación no arranca. Éste puede ser el caso de una mujer que de forma inconsciente esté tensa y sin querer frene el desarrollo del parto. En estas ocasiones soltar la llorera puede hacer milagros. Echarse a llorar puede hacer que se expulse la tensión acumulada en el cuerpo y facilitar la producción de las contracciones verdaderas.

● *Maraug: «Me desperté a las cuatro de la mañana con contracciones. No había forma de volver a coger el sueño y bajé al piso de abajo a doblar ropa. Estaba esperando mi tercer hijo y me sentía algo melancólica. Mi marido no se sintió esta vez tan implicado en mi embarazo y yo, la verdad, con mi bombo y mis pequeñas molestias me había sentido algo abandonada. Mi madre se había marchado una temporada al extranjero, así que esta vez no iba a estar para ayudarme en el parto y en el puerperio. Tenía más ganas de llorar que de reír, pero me aguantaba. Mis otros hijos se tenían que vestir, desayunar e ir al colegio. Las contracciones no eran todavía de lo más fuertes pero ya empezaban a doler bastante. Decidí llamar a Petra, la comadrona. Todavía no se había producido la dilatación, tal como me temía. Pero entonces, ¿por qué dolían tanto las contracciones? ¿Por qué eran distintas de las de mis otros dos partos? Las niñas se fueron al colegio y les dije: "¡Os prometo que cuando regreséis ya tendréis a vuestro hermanito!". Me metí en un barreño con agua bien caliente. El barreño me lo regaló una amiga para mi*

SUGERENCIA

No se obsesione por el número de centímetros que tiene que dilatar. El ablandamiento supone haber llegado ya a la mitad del camino.

primer parto y me pasé mucho rato sentada en él mientras dilataba durante los otros dos partos. Pero ahora no me hacía efecto alguno y me salí enseguida. Me pasé toda la mañana deambulando para arriba y para abajo, sin encontrarme a gusto. ¿Por qué no dilataba? ¿Eran esto contracciones verdaderas o no? Al final, mi marido se fue al trabajo y volví a llamar a Petra. Enseguida se presentó en casa y me dedicó todo el tiempo del mundo. Todavía no dilataba. Después se sentó conmigo en el sofá con una taza bien grande de café. Me miró con cara de cariño y compasión y me preguntó qué tal estaba mi madre y cómo le iba. Entonces, de repente, me entró la llorera. Petra lo comprendió inmediatamente y me invitó a llorar en sus brazos. Me puse a llorar a moco tendido. Echaba de menos a mi madre. ¡Ése era el problema! ¡El calor de mi madre! Era una sensación muy reconfortante poder volver a sentirme como una niña pequeña y poder llorar a gusto. Petra me dijo: "Una buena llorera relaja el alma y también la entrepierna". No pude evitar reírme entre lágrimas y ¡sí señor! Justo acabarnos el café, empezaron a llegar las contracciones, una detrás de otra. Y a partir de ese momento ya no cedieron más…

»Petra decidió quedarse. Llamó enseguida a mi marido. Llegó tres cuartos de hora más tarde. Justo a tiempo porque ya sentía la necesidad de empujar. De vez en cuando oía la voz confiada de Petra, que decía: "¡Bien, todo va bien!". Y justo en el momento adecuado mi marido me susurró al oído que estaba preciosa y ¡yo me lo creí! Entonces llegó el final. Durante una contracción muy larga traje a mi tercera hija a este mundo. ¡Qué suerte que todo volvió a salir bien! Y aun así fue muy distinto de las otras dos veces. Después de arreglar un poco la habitación, mis dos hijas entraron, una muy efusiva, la otra pensativa, tal como son. "¡Vaya, qué compenetración!", exclamó Petra. Al día siguiente estuve charlando con Petra sobre la importancia de la llorera que solté. Le dije que era muy inteligente por su parte haber reconocido que eso era lo que me hacía falta. La llorera hizo que se liberara toda la tensión acumulada que frenaba las contracciones».

Acostumbrarse al dolor

La mujer que va a dar a luz puede espantarse bastante debido al dolor que de repente aumenta de forma galopante. Por unos momentos se opone algo de resistencia porque la embarazada no se puede imaginar cómo será capaz de resistirlo durante tantas horas. Éstos son algunos comentarios típicos: «No me había imaginado que dolería tanto», «Si esto es sólo el principio…», o bien: «Si esto tiene que durar doce horas, no lo aguantaré, créeme». Es muy normal oponerse al dolor en un principio, pero la parturienta debe darse cuenta de que al oponer resistencia, está haciendo el dolor más insoportable. La adrenalina es de nuevo la responsable de que esto sea sí.

El cuerpo necesita tiempo para acostumbrarse a las contracciones. Es fundamental no dejarse llevar por el miedo al dolor. La parturienta debe intentar no oponer resistencia, sino dejarse llevar por el dolor. Aunque el dolor le haga sentirse muy mal, se trata de saber sucumbir al mismo. En vez de nadar a contracorriente, debe dejarse llevar por la corriente que la arrastra y de vez en cuando descansar cuando las turbulentas aguas se calman. El dolor es necesario. Gracias a él, la mujer desconecta del mundo exterior y esto hace posible que tenga lugar el parto. Se puede decir que el dolor es un amigo, no un enemigo. El arte de parir consiste en saber encajar el dolor sin temor a hundirse y dejarse llevar por la siguiente contracción. Así, contracción a contracción se va avanzando en el proceso del parto. La mujer debe concienciarse de que cuanto más dolor, mejores contracciones y más rápido se llega al final.

SUGERENCIA

¡Alégrese de que llega el dolor porque esto significa que el parto finalmente ya ha empezado! Deje de protestar. Cuando tenga que encajar una contracción muy difícil, piense en frases como ésta: «¡Venga, un poco más. Yo puedo con esto y mucho más. Mi cuerpo está preparado para esto y mucho más!».

Zambullirse y ¡a nadar!

- *Mariël: «Todavía me acuerdo cuando nació mi hija Nica, en especial ese momento en el que me di cuenta de que ahora sí, ahora iba en serio, eso eran auténticas contracciones y no calambres. Entonces, me permití chillar porque el dolor era ya muy fuerte. Ése fue el momento en que dejé de oponer resistencia y me dejé llevar por el acontecimiento que se estaba desencadenando en mi cuerpo. A partir de ese instante, el proceso empezó a precipitarse a gran velocidad. Las contracciones se iban acelerando una detrás de otra y no pude hacer nada más que dejarme llevar por esta avalancha. Ya no me servía de nada jadear y respirar profundamente. Lo único que todavía podía hacer era chillar. Emitía unos sonidos profundos como los de un animal. Las contracciones se seguían de forma tan rápida que casi no me daba tiempo de coger aire entre una y la otra. ¡Pero funcionó! Las contracciones tuvieron un efecto fantástico: mucho antes de lo que creía, empecé a sentir la necesidad de empujar. Al principio no me podía creer que ya hubiera llegado el momento de hacerlo. ¡Pero si hacía tan poco tiempo que todo había empezado! Pero por lo visto, el momento mágico ya había llegado. Cuando yo misma me palpé con mucho cuidado, pude constatar que la cabeza ya estaba situada contra el suelo pelviano. De hecho, incluso se podía ver un poco. Entonces decidí llamar a mi colega. Se presentó en casa en diez minutos y al cabo de media hora ya tenía a Nica en mis brazos. ¡Allí estaba, mi hija! Y yo era la madre… ¡Qué maravilla! La borrachera del dolor había dado paso a la euforia de la felicidad».*

Un parto funciona exactamente de la misma forma. La embarazada puede hacerse la remolona en la orilla e intentar evitar el dolor y oponerse a él. En este caso, las contracciones no se desencadenan de forma óptima y el dolor se hace más demoledor e insoportable de lo necesario. O, por el contrario, la embarazada puede decir con todas sus fuerzas

SUGERENCIA

El inicio del parto se puede comparar con el hecho de zambullirse de cabeza en un mar frío. Si usted tiene la intención de nadar pero el agua está demasiado fría, puede hacer dos cosas. Puede hacerse la remolona y durante horas probar prudentemente con los dedos del pie si el agua está muy fría y de esta forma se le quitarán las ganas de meterse dentro y perderá todavía más el tiempo. Pero también puede tirarse de golpe corriendo, chillando y resoplando, sumergirse y nadar debajo del agua una buena distancia. De esta forma el cuerpo se acostumbra de golpe y el frío impresiona mucho menos. Sentirá un hormigueo en la piel, pero cuando salga se encontrará estupendamente. ¡Estará incluso orgullosa!

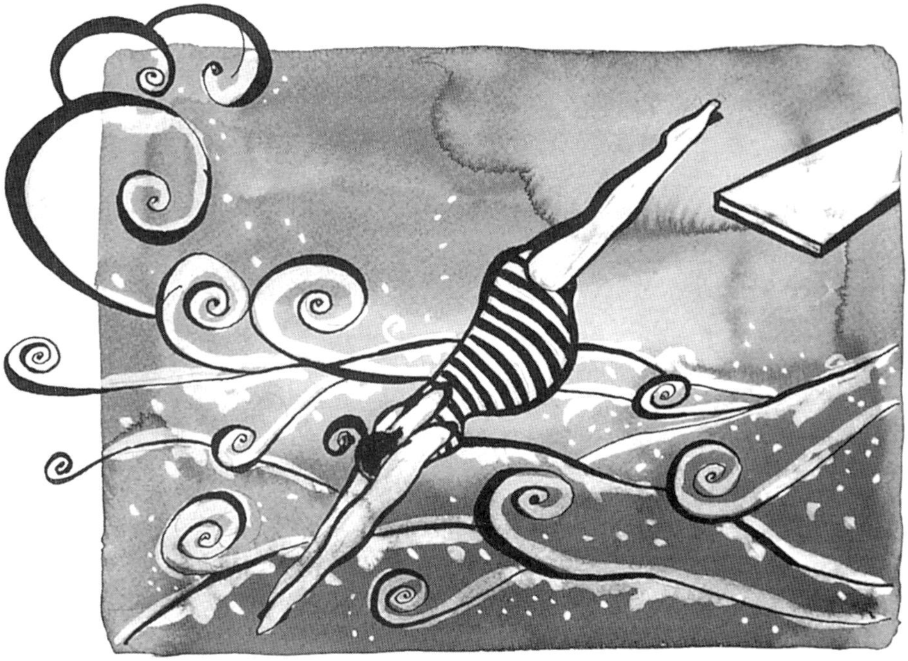

Zambúllase y ¡a nadar!

«¡Sí!» y zambullirse en el dolor, sumergirse con plena confianza en el mar de contracciones. De esta manera, el parto se desarrolla con más facilidad y el dolor es menos dramático.

El efecto de la endorfina

Si la mujer consigue aceptar el dolor, enseguida empieza a acostumbrarse a él y es más fácil sobrellevarlo. Cuando ya se llevan tres horas de contracciones fuertes, da la impresión de que la situación es mucho más soportable que al principio. Esto es así porque al cabo de un tiempo, el cuerpo –si la mujer no opone resistencia al dolor– empieza a producir otra hormona muy importante de la familia de la morfina. Esta hormona se llama *endorfina* y es un analgésico natural. El cuerpo humano segrega esta hormona cuando está expuesto al dolor y al estrés durante un período de tiempo prolongado. Esto no significa que el dolor se suavice, pero la persona en cuestión pierde un poco su capacidad sensitiva, con lo cual lo percibe en menor grado. El dolor parece menos agudo e intenso y se hace un poco más soportable. Los niveles de endorfina de los corredores de maratón son también muy altos. Después de haber corrido muchos kilómetros, estos corredores son capaces de sobrepasar la barrera del dolor y continuar corriendo muchos kilómetros más. Con la esperanza puesta en una futura victoria, estos atletas pueden mover montañas.

Cuando ya se lleva un buen tiempo recibiendo contracciones fuertes y la endorfina ya está cumpliendo su función, es posible que la mujer note que se encuentra en un estado de embriaguez entre una y otra contracción. Se muestra ausente, no se le puede hablar y está concentrada en sí misma. La embarazada se siente como si estuviera en un tren que retumba de forma continuada sin paradas intermedias, de contracción a contracción sin detenerse hasta que se pierde la noción del tiempo. Por una parte, la endorfina hace que la parturienta pierda capacidad sensitiva, con lo cual es más fácil desconectar del mundo exterior y encerrarse en sí misma y, por otra parte, le agudiza el instinto y la capacidad de observación. La embarazada se da cuenta de lo que le sienta bien y lo que no. También nota de forma infalible si alguien está en su misma onda o no. La mujer reacciona en estado de alerta como un animal que puede atacar en cualquier momento si se siente acechado. Los momentos de gran lucidez se combinan con otros en que va a la deriva y casi sucumbe al sueño. Muchas veces, lo que las mujeres recuerdan mejor después del parto es este estado de ánimo más que el dolor en sí. No es de extrañar, por lo tanto, que muchas afirmen que tenían la sensación de estar «colocadas», «amuermadas» o «sosegadas».

● ***Mariël:*** *«Marei tuvo conmigo a su primer hijo. Me llamó porque tenía contracciones cada cinco minutos. Cuando llegué a casa de Marei me di cuenta de que todavía estaba muy lúcida. Entre contracción y contracción todavía cumplía con su papel de anfitriona y cuando estaba encajando una contracción todavía me daba conversación. Me dio la impresión de que la etapa de dilatación todavía no había llegado, pero ella insistía en que las contracciones eran sumamente dolorosas. Se decepcionó bastante cuando le comuniqué que sólo había dilatado un centímetro. La boca del útero ya se había ablandado algo pero todavía no se había abierto. Cuando le aseguré que las contracciones se volverían mucho más dolorosas, se echó a llorar. Dijo que si ahora ya le dolían tanto, ¿cómo las aguantaría más tarde? Tenía mucho miedo de no poder aguantar el dolor. Intenté calmarla y, después de darle algunas sugerencias y aconsejarle que se metiera en la ducha, me fui.*
Cuando volví a su casa unas cuantas horas más tarde, Marei parecía estar en un estado de trance. Sin duda alguna se encontraba embriagada por la endorfina. Aunque estaba bien claro que las contracciones que ahora estaba sufriendo eran mucho más fuertes que las que había tenido hacía unas horas, Marei podía soportarlas mucho mejor. Cuando llegaba una contracción emitía un sonido cada vez más fuerte hasta que la contracción remitía. Era su forma de abandonarse a la fuerza de la naturaleza. En un par de horas, ya había dilatado siete centímetros. Dos horas más tarde, mientras se encontraba a gatas delante de la estufa, nació su hijo.
Marei lo cogió enseguida y lo estrujó contra su pecho. Estaba riendo y llorando al mismo tiempo, pero esta vez, las lágrimas eran de felicidad. Las hormonas continuaban realizando su función. Ahora que el dolor ya había desaparecido, la endorfina emborrachaba a la madre de felicidad».

Los temblores y otras reacciones

Puede darse el caso de que cuando las contracciones se vuelven más enérgicas, la

SUGERENCIAS

A veces, el dolor se hace más soportable si se está completamente sola durante un tiempo. De esta forma, es más fácil concentrarse.

Toda mujer puede soportar el dolor de un parto normal. Su cuerpo está preparado para ello y millones de mujeres en el pasado han hecho lo mismo. Si el dolor es realmente anormal, entonces también se trata de un parto anormal. En estos casos existe una clara complicación, por lo que el parto se realiza bajo control médico con analgésicos por prescripción médica.

embarazada sufra temblores sin que esté pasando frío en esos momentos. Estos temblores indican que el parto va viento en popa. Es la reacción de los músculos del cuerpo frente a la oxitocina. En estos casos se recomienda calor o bien tomar un baño o ducha calientes. Estos temblores pueden volver a hacer acto de presencia de unos cinco a diez minutos después del parto y justo antes o después de la expulsión de la placenta.
Las mujeres pueden reaccionar de formas muy dispares cuando las contracciones están en su punto álgido. Algunas necesitan desinhibirse totalmente mientras que otras reaccionan encerrándose cada vez más en sí mismas. Depende siempre del carácter de cada mujer y del tipo de contracción. Puede darse también el caso de que la parturienta pase primero por un período de introversión y cuando las contracciones se vuelven más fuertes pase por otro período de extroversión. En cualquier caso, lo importante es conseguir una buena concentración. Se debe centrar toda la atención en el dolor y abordarlo de la forma más positiva posible, sin protestar. Nunca se puede saber de antemano cómo reacciona una mujer ante las contracciones y el dolor. Es cuestión de esperar hasta que una misma las experimenta. El trabajo de parto requiere mucha improvisación.

Posturas para soportar las contracciones

Un lugar acogedor Cuando las contracciones son cada vez más fuertes, en la mayoría de los casos se aconseja a la mujer dejar de caminar. Es mejor buscar un lugar acogedor y adoptar

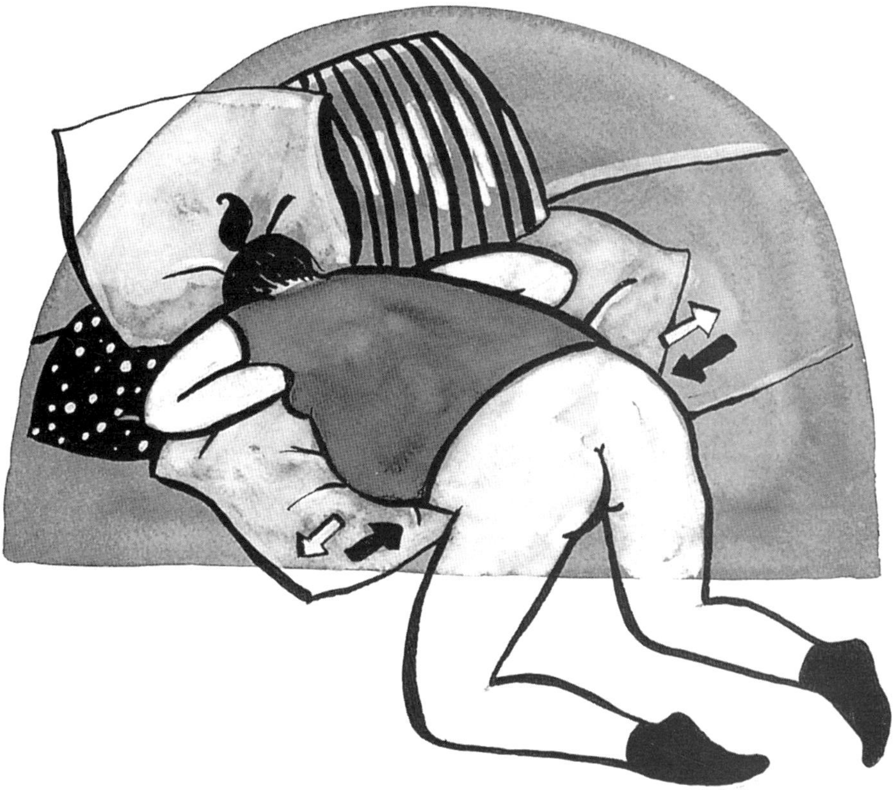

Mover la cola en plena contracción.

una postura en la que se encuentre cómoda durante un buen rato. De esta forma, se consigue estar más concentrada y se segrega menos adrenalina. Además, cuando las contracciones ya son muy fuertes, el descanso se hace imprescindible y prácticamente no hay tiempo de cambiar de postura, ya que las contracciones llegan una detrás de otra sin parar. Por otra parte, hay que añadir que durante el período de dilatación, los músculos suelen ponerse algo rígidos y esto puede dificultar los movimientos.

De rodillas o a gatas Una postura bastante cómoda para recibir las contracciones es de rodillas encima de un cojín frente al sofá o la cama. Se recomienda también poner un par de cojines encima del sofá o la cama para poder apoyar el torso y la cabeza. Con esta postura se consigue que el útero y el bebé caigan un poco hacia delante y se evita que la espalda y la rabadilla sufran sobrecarga entre contracciones. Además, ofrece la ventaja de que en plena contracción se puede mover un poco la cadera a uno y otro lado –como cuando un perrito menea la cola– lo cual produce una sensación bastante agradable. Otra ventaja es que el marido o acompañante pueden ejercer presión sobre la parte baja de la espalda, lo cual es de agradecer después de cada contracción por su efecto relajante. Durante una contracción, la parturienta puede ponerse derecha pero de rodillas todavía y tirar el cuerpo hacia delante, y entre una contracción y otra puede volver a sentarse de rodillas para intentar relajarse al máximo. Con estos pequeños cambios, las piernas no se duermen y, además, al permanecer más o menos sentada con la espalda derecha, la cabeza del bebé ejerce presión sobre el cuello uterino, lo que estimula la segregación de oxitocina y esto, a su vez, estimula las contracciones.

«El tren» Otra de las posturas más recomendadas es la que se conoce como «el

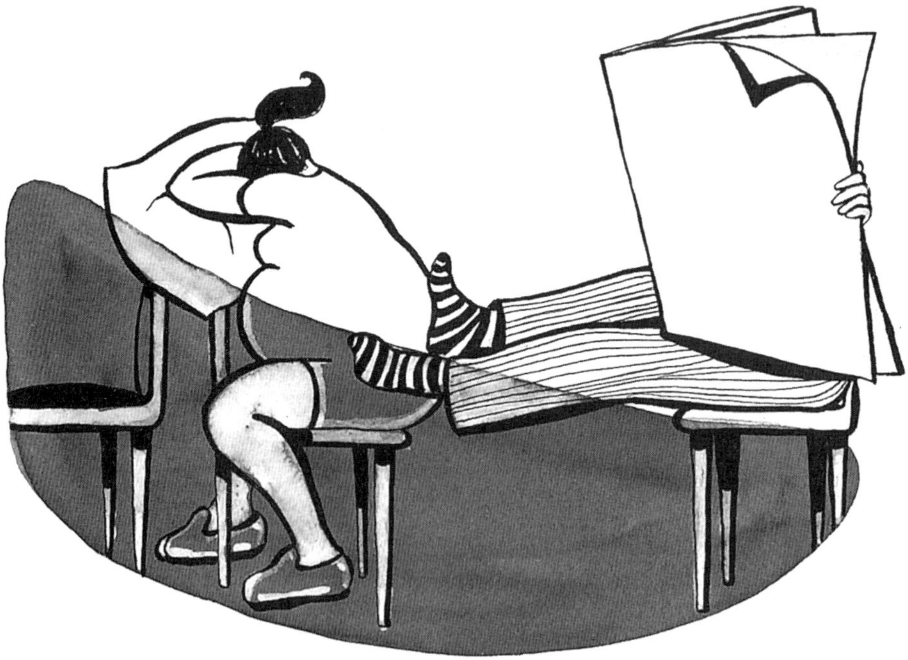

La postura «del tren» ofrece muchas ventajas.

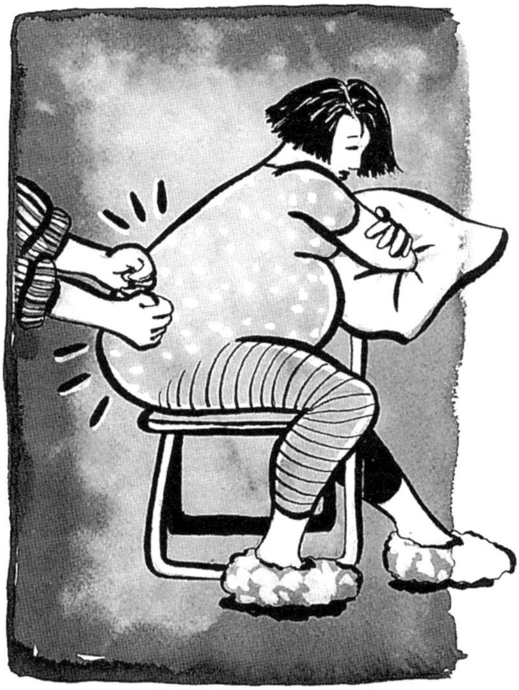

Esta postura es ideal para dar un masaje.

tren». Se colocan dos sillas, respaldo contra respaldo y dos cojines encima de estos respaldos. A continuación, la embarazada se sienta a horcajadas mirando el respaldo y apoyando los antebrazos en los cojines. La silla donde está sentada debe tener un respaldo terminado en forma de cono invertido para evitar tener que abrir demasiado las piernas, ya que resultaría bastante incómodo. Esta postura ofrece muchas ventajas. Mientras se puede descansar apoyando la cabeza y los brazos en los cojines, se continúa estando sentada con la espalda recta, con lo cual la cabeza del bebé ejerce presión extra sobre el cuello uterino. Con esta posición también se tienen las piernas un poco separadas (no demasiado) y, así, la pelvis crea más espacio para recibir la cabeza del bebé cuando se encaja. Otra ventaja es que la parturienta puede desconectar perfectamente de todo lo que pasa a su alrededor. Durante una contracción puede morder a gusto los cojines sin lesionarse y puede chillar con ganas sin que se rompan los vasos de la mesa. Entre contracciones, se puede descansar agradablemente sobre los cojines y también adormilarse. Otra ventaja del «tren»: mientras la mujer se abandona, la pareja u otra persona puede darle cómodamente y sin distraerla un masaje en la espalda o las piernas o ejercer presión sobre la zona lumbar con las manos o los pies. Si esta persona se sienta en una silla detrás de la parturienta, puede ejercer presión con los pies o dar masajes indefinidamente sin cansarse lo más mínimo. ¡Y al mismo tiempo puede leer el periódico o un libro! ¡No son pocas las parejas que se han pasado horas así, juntos!

Decúbito lateral Si después de sufrir contracciones durante horas, la mujer está cansada, puede tumbarse de lado. La posición correcta sería tumbarse sobre el lado donde se encuentra la espalda del bebé –si esto no lo sabe, puede preguntárselo a la comadrona o al tocólogo–. Con esta sencilla medida se consigue que la cabeza del bebé quede colocada en una posición más favorable para emprender el viaje por el canal del parto. A continuación, se coloca un cojín debajo del muslo y la rodilla de la pierna de encima y se estira la pierna de abajo. Con esta postura

SUGERENCIA

Se recomienda tener en casa una o dos bolsas de agua caliente para usarlas durante el parto. Le serán también muy útiles para justo después del parto y para el período del puerperio.

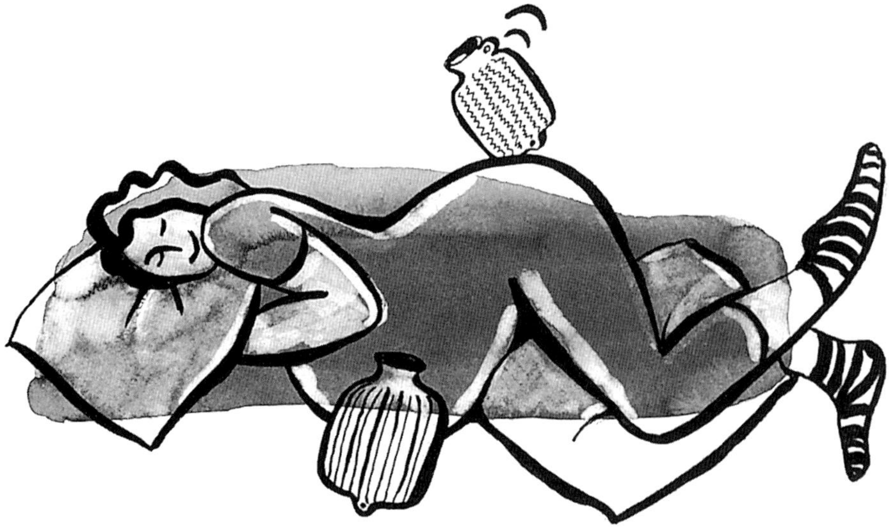

Tumbada de lado se relaja la espalda y la entrepierna.

se relaja la espalda y la entrepierna. Es una excelente idea colocar una bolsa de agua caliente apoyada contra la parte baja de la espalda y otra contra el vientre.

Apoyada de pie Durante una contracción, la embarazada se sitúa de pie al lado de una mesa y se apoya con los codos o las manos encima. En esta postura también es muy fácil mover o balancear la cadera mientras se pone de puntillas.

Colgada de una puerta Colgarse de una puerta puede resultar una manera bastante cómoda para recibir las contracciones durante un rato. Es realmente un ejercicio de estiramiento de los músculos de los brazos que puede ayudar a contrarrestar el dolor intenso que se siente en la parte inferior del cuerpo. Además, puede prepararse para recibir las contracciones moviendo las piernas, en vez de sufrir el dolor de forma pasiva sin moverse.

SUGERENCIA

Una puerta puede usarse de dos maneras para colgarse de ella. Puede agarrarse a los picaportes a ambos lados de la puerta (es decir, que la puerta permanece abierta) y dejarse caer de rodillas. Con esta postura, se cuelga de los picaportes. La otra posibilidad es la siguiente: se coge un chal grande y resistente (por ejemplo, el que usó para atarse y darle soporte al abdomen durante el embarazo o uno de los que se usan para llevar a los bebés colgando) y se hace un nudo grande en una de las puntas. A continuación, se pasa el chal por encima de la puerta, dejando la punta con el nudo a un lado de la puerta y, en el otro lado, el resto del chal. Se cierra la puerta. El chal queda bien sujetado gracias al nudo que hay al otro lado de la puerta mientras usted se cuelga de la punta que no tiene nudo.

Todos los caminos llevan a Roma

Quizá la futura madre encuentre alguna postura bastante incómoda. Es posible que esto sea así. Siempre hay que cambiar de posición hasta encontrar una que resulte bastante cómoda para poder adoptarla durante un buen rato. Todos los caminos llevan a Roma. Nosotras en nuestro trabajo hemos visto a mujeres adoptar las posiciones más extrañas que uno pueda imaginar. Algunas sienten la necesidad de colgarse de algún sitio. Otras se cuelgan durante horas de la barandilla de una escalera, de la jamba de una puerta o del cuello de un hombre alto, al menos hasta que éste ya no puede más. Para algunas mujeres el hecho de colgarse supone contrarrestar el dolor que la contracción inflige hacia la parte inferior del cuerpo. Otras mujeres usan la pelota canguro (véase pág. 74) de sus hijos para apoyarse. Otras corren en casa de un lado para otro sin parar cuando sufren una serie de contracciones, mientras que cuando llega la calma se distraen preparando el café. Cualquier cosa es posible

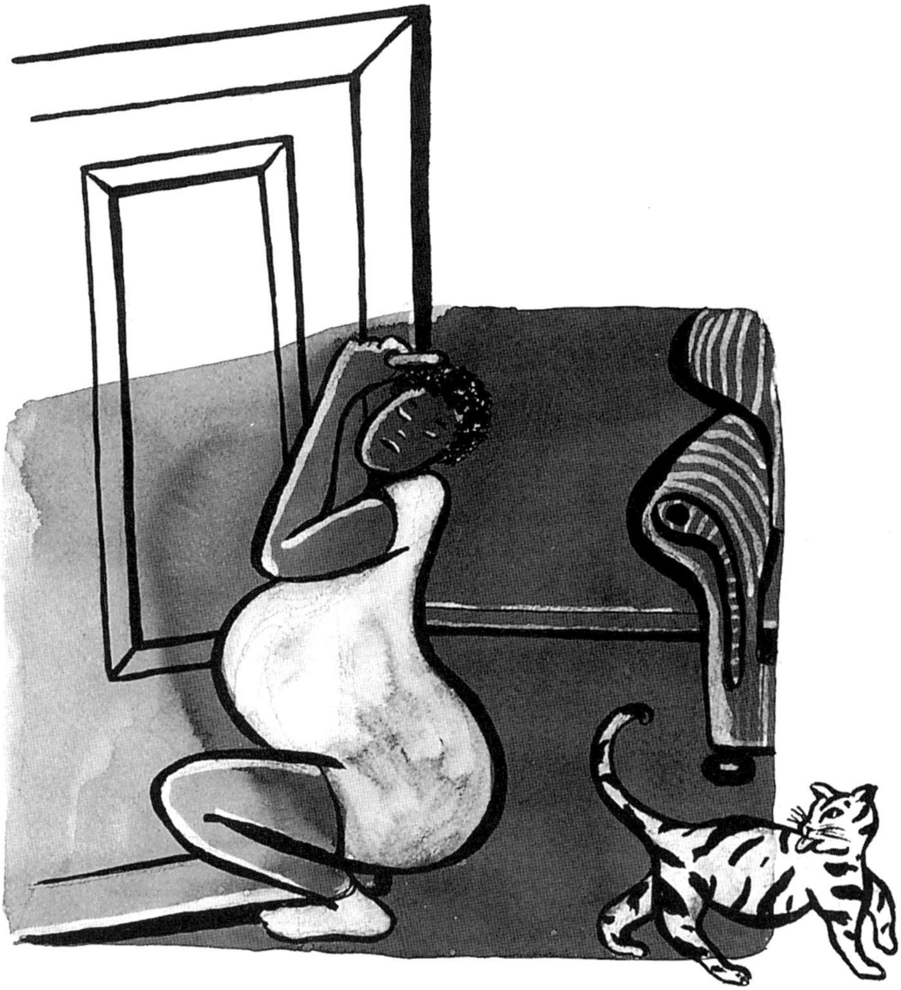

Colgarse, empujar o tirar: todos los caminos llevan a Roma.

LOS ESTUDIOS CIENTÍFICOS

Varios estudios científicos han demostrado que dilatar en posición vertical tiene sus ventajas. En el libro *La vida antes del nacimiento*, el científico norteamericano Nathanielsz describe cómo la presión que la cabeza del bebé ejerce sobre la boca del útero envía un estímulo hacia el cerebro. Este estímulo provoca que aumente el nivel de oxitocina en la sangre de la madre y, por consiguiente, las contracciones se hacen más fuertes. La posición vertical es la más favorable para las contracciones porque la fuerza de la gravedad contribuye a que la cabeza del bebé ejerza una presión continua en la boca del útero.
Las investigaciones que el canadiense R. Melzack llevó a cabo en 1991 demostraron que las mujeres que permanecen en posición vertical durante la etapa de dilatación sufren menos que las que adoptan la posición horizontal. En su investigación, sesenta mujeres fueron cambiando de posición vertical a horizontal durante el período de la dilatación. En la posición vertical, un 35% de las mujeres tuvo menos dolor en la parte frontal y un 50% experimentó menos dolor en la espalda. Un 85% experimentó menos dolor continuo en la espalda, es decir, entre una contracción y la siguiente si permanecía en posición vertical. Esto coincide con lo que las mujeres mismas afirman sobre el dolor que sienten durante las contracciones cuando se produce la dilatación y, por lo tanto, dice mucho a favor de la conveniencia de adoptar una posición vertical al menos durante una parte del proceso en que se produce la dilatación.

cuando se tienen contracciones. La parturienta se dará cuenta en qué posiciones está más cómoda a medida que avanza la dilatación.

Los calambres

Si se permanece demasiado tiempo en una misma postura, es posible que se sientan calambres en las pantorrillas y los muslos. Es una reacción del todo normal que se produce debido a una disminución temporal del riego sanguíneo. Los síntomas son una punzada aguda que requiere un remedio inmediato. La aplicación de calor o agua caliente evita la aparición de más calambres.

Se está bien en el váter

Hay algunos sitios en casa en los que realmente se tiene que estar solo. Son esos sitios en los que una persona se desinhibe totalmente. El váter es uno de esos sitios por excelencia. Todas las personas estamos acostumbradas a ir al baño solas y dejar que los músculos involuntarios cumplan su función. El baño nos ofrece comodidad, tranquilidad, en resumidas cuentas, intimidad. La parturienta puede gemir si lo desea, soltar ventosidades, miccionar o defecar a gusto en el retrete. Uno de los primeros efectos que producen las contracciones es la activación de los intestinos y, sobre todo al principio del parto, se siente una gran necesidad de evacuar. Cuanto más espacio libre se crea en la parte inferior del cuerpo, mejor para el parto. Estar sentada en el váter relaja el suelo pelviano y esto puede favorecer la dilatación de los últimos centímetros. Lo mejor de estar sentada en el váter es que se puede estar totalmente sola, lo que en absoluto quiere decir que se

SUGERENCIAS

Si a usted le da un calambre, pídale a su pareja que le ayude inmediatamente a estirar el músculo de la pierna y que le dé un masaje. Si tiene un calambre en el pie, coja el dedo gordo del pie y los demás dedos también y tire con fuerza de ellos hacia la espinilla. Si tiene un calambre en la pantorrilla, repita el mismo ejercicio anterior, pero en este caso mantenga la pierna bien estirada. Si tiene un calambre en las ingles y el muslo, extienda y estire bien la pierna, dé con esa pierna un paso atrás y apóyela en el suelo. En caso de calambres se recomienda dar siempre un buen masaje a los músculos para desentumecerlos y después aplicar una botella de agua caliente encima de la zona afectada.

Si usted sufre calambres, debería cambiar de postura regularmente. En la posición del tren, los calambres en las piernas son fáciles de tratar: la embarazada puede permanecer sentada mientras se le da el masaje.

deba sentir sola. La parturienta sabe que sus personas queridas están cerca y esto produce un sentimiento de seguridad beneficioso para las contracciones. No es de extrañar, por lo tanto, que en la mayoría de los casos, en el váter se dilate mucho más rápido.

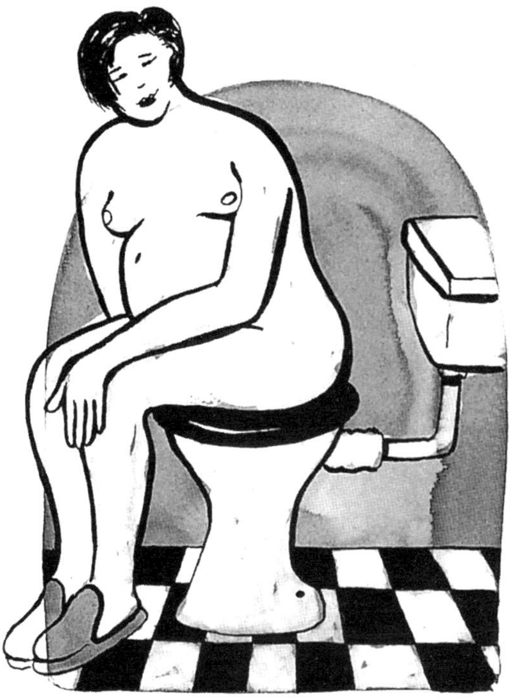

El baño es un rincón muy íntimo.

Los efectos beneficiosos del calor

De todas las comadronas es bien sabido que «con frío no se pare bien». Efectivamente, el calor es esencial durante el desarrollo del parto. El útero atrae hacia sí mucha sangre y energía durante el parto. Por este motivo, la mujer nota que durante las contracciones se le enfrían los brazos, piernas, manos y pies. El frío provoca tensión y temblores y hace aumentar el nivel de adrenalina, con lo cual las contracciones pueden irse debilitando poco a poco. Si, por el contrario, la parturienta siente un calor agradable puede descansar y relajarse apaciblemente entre las contracciones.
La combinación de calor y agua caliente tiene un doble efecto beneficioso para el desarrollo del parto. El uso de agua caliente puede hacer que las contracciones sean más fáciles de soportar y, a la vez, hace que a menudo aumente la efectividad de las mismas. El agua caliente disminuye la segregación de adrenalina y también relaja los

SUGERENCIA

Procure que su hogar esté a una temperatura agradable. Si hace falta use calientapiernas y calcetines gruesos. Encienda la estufa o suba la calefacción y colóquese una bolsa de agua caliente en la espalda o el vientre.

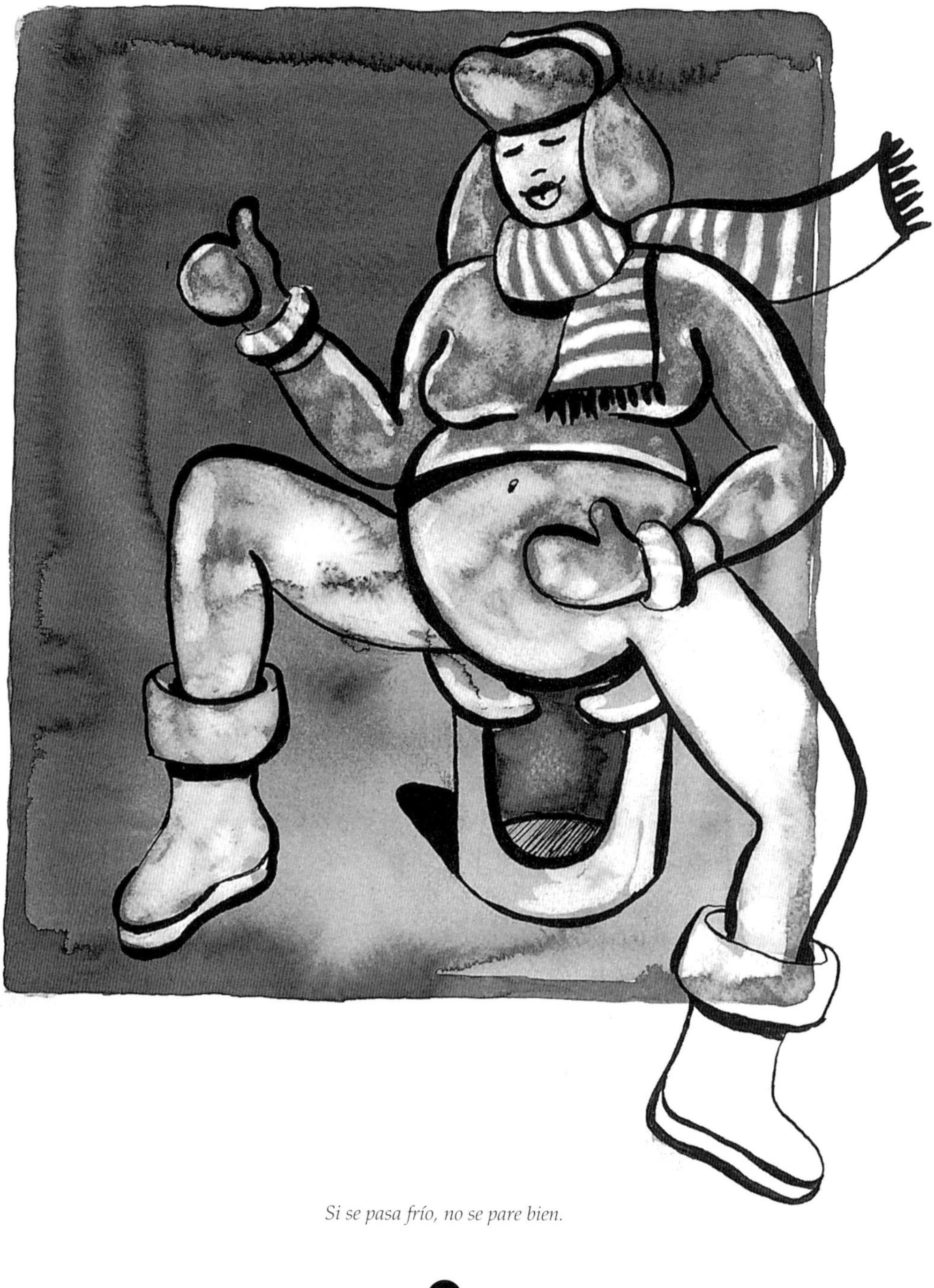

Si se pasa frío, no se pare bien.

músculos. Además, también relaja la mente. Tomar un baño de agua caliente tiene la ventaja adicional de que dentro del agua se nota menos el peso de la barriga, los brazos y las piernas. Esto produce un efecto altamente relajante a la parturienta si se encuentra agotada después de haber sufrido continuadas contracciones durante horas. Un baño caliente le ayuda a sentirse algo perezosa y ésta es precisamente la actitud deseable en los casos en que la mujer se muestre todavía demasiado activa. Una ducha caliente tiene todavía más ventajas.

Recibir contracciones en la ducha

Si la futura madre tiene la sensación de que después de un par de horas de contracciones ha llegado a una calle sin salida, significa que necesita «un cambio de aires». La ducha es un rincón sumamente apropiado para cobijarse. Es imprescindible darse una ducha si el desarrollo del parto es muy lento o incluso se detiene. Al ducharse se vuelve fácilmente al estado de embriaguez del parto, las contracciones se vuelven otra vez más fuertes y a menudo la dilatación se precipita.

Es una sensación realmente agradable permanecer debajo de la ducha mientras el caudal de agua cae sobre la cabeza y los hombros. Además, la mujer puede aquí desinhibirse a gusto: no es tan consciente del jaleo que está armando porque el propio ruido del agua amortigua sus gritos. Debajo de la ducha, se puede abandonar a sus anchas. Los pensamientos y los sentimientos de desespero causados por el dolor desaparecen arrastrados por el agua. En la ducha, la mujer no se distrae, no se siente observada ni nadie la interrumpe. Se siente realmente sola y al mismo tiempo segura. Con este estado de ánimo, el tiempo vuela y las hormonas oxitocina y endorfina pueden realizar su trabajo a la perfección. Es importante sentirse cómoda en la ducha. Para ello, puede colocar en la ducha un taburete de plástico o puede pedirle a la comadrona que coloque allí la silla de parto. También es una idea excelente adquirir un barreño grande de plástico durante los meses del embarazo. Se puede colocar dentro de la ducha para bañarse en él, dejando colgar los brazos y las piernas hacia fuera. Este mismo barreño puede usarse durante el parto para darse un baño de pies bien caliente mientras se ducha.

- ***Beatrijs:*** *«Tengo muy buenos recuerdos del parto de Ela. Ela quiso que sus cuatro hermanas estuvieran presentes en el parto. Pero vivía en una casa muy pequeña y durante las contracciones aquello parecía un corral de gallinas. Así que pedí a las hermanas que se fueran a dar un paseo. Las contracciones empezaron a hacerse más fuertes en cuanto reinó la calma. Cuando las hermanas regresaron, Ela ya había dilatado ocho centímetros ¿Y ahora qué hago?, pensé. Estaba lloviendo a cántaros y no podía dejarlas fuera… El minúsculo cuarto de baño me dio la solución. Ela dilató tranquilamente los últimos centímetros debajo de la ducha, totalmente sola. Entonces, de repente, me entraron muchas ganas de ir al baño. Los vecinos no abrían la puerta y yo ya no me podía aguantar más. De modo que, al final, allí estábamos las dos. Ela sentada en la silla de parto con ganas de empujar y yo en el váter. ¡Vaya hermandad y solidaridad! Este tipo de experiencias sólo las vives si eres comadrona. Al cabo de un rato, llamé a las hermanas y les comuniqué que el bebé estaba a punto de nacer. En los últimos minutos de la etapa de la expulsión, las cuatro cabezas asomaron detrás de mí. Y de repente, salió una niñita, nacida debajo de la ducha. Al día siguiente, Ela rememoraba nuestra íntima reunión: el efecto fortificante de las contracciones debajo de la ducha y el hecho de que su comadrona fuera también de carne y hueso».*

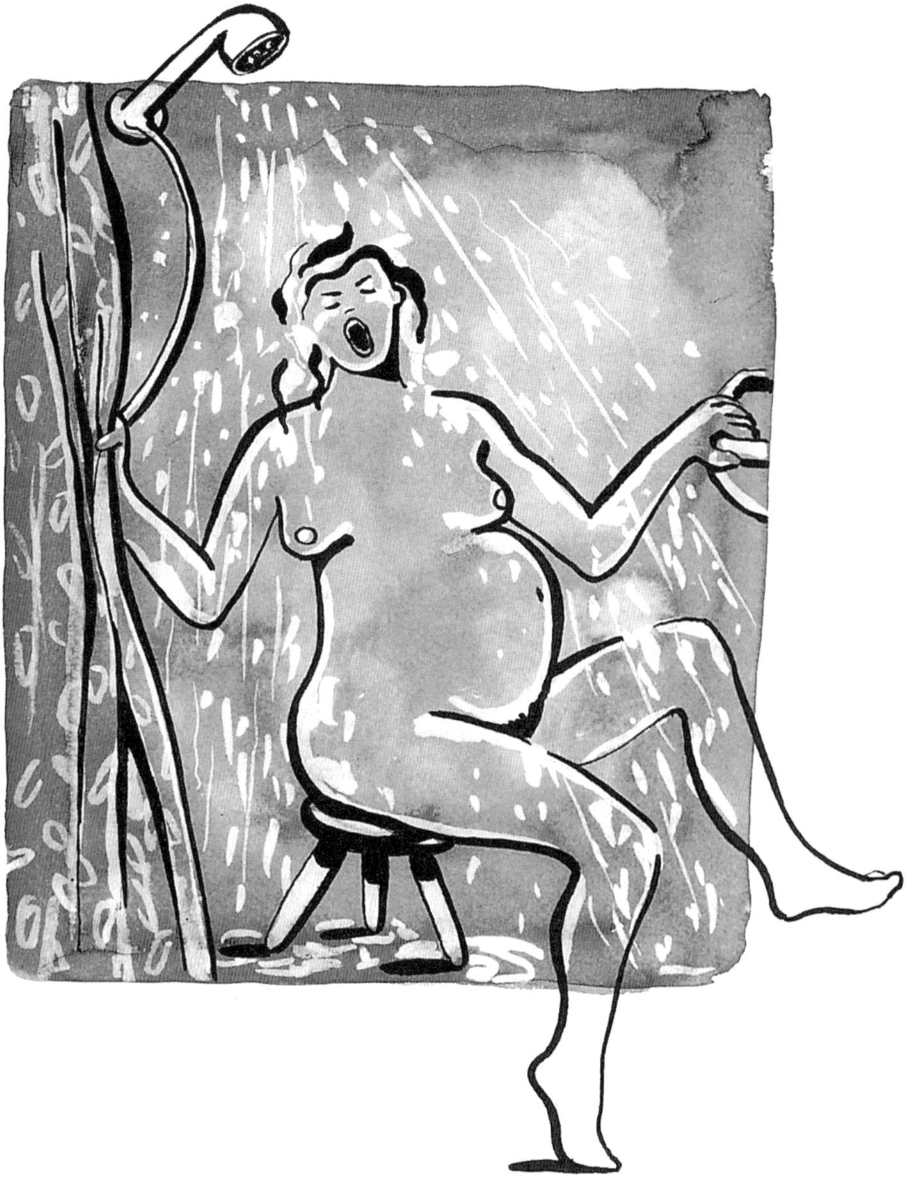

Es hora de cambiar de aires.

Recibir contracciones en la bañera

La bañera es un lugar magnífico para recibir contracciones durante un buen rato. La parturienta puede sentirse cansada, sentir frío en los músculos y tener ganas de tumbarse de lado para poder descansar. El agua de la bañera sostiene el peso de la barriga y esto produce una sensación temporal de alivio. Cuando llegue una contracción fuerte, es mejor sentarse en la bañera. La única situación en la que se debe evitar la bañera es cuando no existen contracciones pero ya se ha roto la bolsa de las aguas. Cuando ya se han roto aguas, el útero queda desprotegido de posibles efectos del exterior y, por lo tanto, aumentan las posibilidades de producirse una infección. Pero si ya se tienen contracciones fuertes, significa que el bebé nacerá dentro de poco y, por lo tanto, tomar un baño no supone ningún peligro. Además, la presión atmosférica en el útero debido a las contracciones es tan alta que se puede decir que hay un flujo constante de líquido amniótico y mucosidad hacia el exterior y, por consiguiente, es imposible que entre agua en el útero. De todas formas, si la embarazada ya ha roto la bolsa de las aguas y quiere darse un baño siempre es mejor consultárselo primero a la comadrona.

Técnicas de respiración

Cuando la mujer aguanta la respiración por un momento debido al dolor o cuando se le corta la respiración, se produce un calambre. Por lo tanto, es importante respirar bien durante las contracciones. La respiración contribuye a concentrarse en la contracción y el dolor.

En ocasiones, el ritmo de la respiración al principio del período de dilatación es distinto del ritmo al final de la dilatación. Cuando el período de contracciones acaba de empezar, la respiración es todavía tranquila, profunda y se realiza con el vientre. A medida que la dilatación avanza, la respiración se acorta y la mujer siente cada vez más deseos de hacer ruido.

Al inicio de la etapa de la dilatación, la mujer se siente bien respirando pausadamente con el vientre. Cuando las contracciones empiecen a ser más intensas, puede que una respiración jadeante le ayude a pasar la contracción. Esta forma de respirar con jadeos o resoplos puede que deje de surtir cierto efecto cuando las contracciones sean mucho más fuertes. En este caso lo mejor es dejarse llevar por el instinto y respirar de la forma que se crea más conveniente. A menudo esta respiración va acompañada por una serie de sonidos cuando se exhala.

La respiración profunda es la que se realiza con el vientre. Se debe respirar de forma lenta y profunda mientras se expande o se hincha el vientre. Si se hace bien, se nota una pequeña presión en la vagina. De esta forma, se relaja el suelo pelviano.

Cuando se llega al punto máximo de inhalación, se inicia una exhalación profunda. Se debe respirar de forma lenta y perceptible repetidas veces, hasta que la contracción haya cesado.

La respiración jadeante se realiza inhalando una buena dosis de aire y, a continuación, se exhala el aire repartido en siete resoplidos. Puede acompañar la respiración pensando frases como: «¡Ya-fal-ta-me-nos-por-hoy!» o bien: «¡Un-cen-tí-me-tro-de-más!».

Esta respiración puede acompañarse también con una serie de sonidos al exhalar el aire. Se toma una buena bocanada de aire y se repite: «¡Ay-ay-ay-ay-ay-ay-ay!» o «¡Uy-uy-uy-uy-uy-uy-uy!».

La respiración muy corta, rápida y superficial es la más indicada cuando las contracciones

SUGERENCIA

Lo fundamental es respirar de la manera que a usted le parezca más normal y natural. No haga uso de la respiración para disminuir el dolor, sino precisamente para concentrarse mejor en él. Respire con el dolor. Esta manera de respirar no se «aprende» y tampoco es algo que tenga que recordar. Se produce de forma instintiva cuando llega la hora, del mismo modo que cuando se empieza a empujar.

son tan fuertes y devastadoras que ya no se puede pensar en resoplar o jadear. En esta situación resulta más reconfortante respirar de forma suave, rápida y superficial mientras se muerde o estruja algo. Mientras tanto, se puede ir manteniendo la mente ocupada pensando en cosas como: «Dilata, dilata» o «Más, más, más» o «Sí..., sí..., sí...».

Hay gato encerrado

Puede darse el caso de que con estas técnicas de respiración se consiga todo el efecto contrario al deseado. Si se intenta controlar una contracción aplicando una técnica de respiración determinada, puede suceder que no sólo desaparezca el dolor sino también la contracción. En estos casos, la dilatación no avanza, se frena el transcurso del parto y, finalmente, el dolor se hace más insoportable. Naturalmente no es esto lo que se pretende.

- ***Beatrijs:*** *«Miriam y Lucas me llamaron a las dos de la mañana para comunicarme que la bolsa de las aguas se había roto y no sabían si el color de las aguas era el que debía ser. Cuando llegué, pude comprobar que todo marchaba bien y que el corazón del bebé latía a la perfección. Las contracciones empezaron esa misma noche y a la mañana siguiente se hicieron más enérgicas. Cuando regresé por la mañana, la dilatación todavía no había empezado. Miriam había encontrado una buena manera para encajar las contracciones y llevaba bien el dolor. Jadeaba con todas sus fuerzas y entre contracciones no paraba de charlar. A primeras horas de la tarde, me volví a presentar en su casa pero, por desgracia, la dilatación todavía no había empezado. Debido a que ya había roto aguas, las contracciones debían hacerse a partir de ese momento muy fuertes, de lo contrario el parto sería interminable. Así pues, ¿por qué no estaba dilatando? Enseguida me di cuenta de que Miriam sabía jadear muy bien el dolor. Demasiado. Al menor asomo de una contracción, se ponía a respirar y a jadear como una loca. De esta manera tenía la contracción totalmente controlada y dominada y, por consiguiente, el dolor disminuía. Pero al mismo tiempo, también disminuía la fuerza de la contracción. Por esta razón, la dilatación no progresaba. Tenía que hacer algo. Le dije a Miriam que dejara de resoplar y de controlar la respiración y que se pusiera a gemir y a chillar un poco cuando el dolor fuera en aumento. Además, también le pedí que se tomara un baño caliente en el cuarto de baño en penumbra y que se quedara allí un rato sola. Al cabo de una hora, el panorama había cambiado totalmente. Miriam tenía la cara colorada y chillaba y armaba un gran escándalo cada vez que tenía una contracción. Entre contracciones, se encerraba en sí misma y no se le podía decir casi nada. El dolor ya era considerable porque Miriam había dejado de controlarlo y evitarlo. Ella misma se daba cuenta de que allí abajo estaba pasando algo. Los últimos centímetros los dilató mientras estaba tumbada en la cama. Su marido estaba durmiendo a su lado porque después de tantas horas de parto ya no podía más. Yo misma acabé echando una cabezadita en el sofá cuando, de repente, me despertó un bramido. Eso significaba que se había completado la dilatación. Los pujos fueron muy bien. Miriam le había cogido el tranquillo y ya no se dejaba vencer por el dolor. Encajaba el dolor sin más. ¡Cualquier cosa con tal de que el bebé saliera de una vez! Ella misma tomó las riendas de la situación mientras nosotros todavía estábamos algo dormidos y bastante perplejos por esta explosión repentina de energía. Con cara de sueño, la mirábamos sorprendidos desde el sofá mientras ella soltaba bromas entre contracción y contracción. Después de empujar durante tres cuartos de hora ya estaba todo listo y pudimos ver unos cabellitos negros brillando al fondo. Tres pujos más y a la una y media de la madrugada nació una preciosa niña: Marisha».*

No se reprima

Existe un viejo dicho popular entre las comadronas holandesas que por desgracia hace algún tiempo cayó en el olvido. Dice así: «Abre la boca durante una contracción y la boca del útero se abrirá con resolución». En los años sesenta y setenta, a las embarazadas se les inculcaba en los cursos de preparación para el parto que durante la dilatación se debían seguir al pie de la letra los ejercicios de técnicas de respiración para poder controlar el dolor. Chillar, armar escándalo y gemir estaban considerados como una señal de flaqueza o incluso de nerviosismo y pánico. En general, a los tocólogos y comadronas no les gustaba que una mujer hiciera demasiado ruido durante el parto. De una parturienta se esperaba que fuera fuerte y no dijera ni pío al dar a luz. En estos casos, el personal sanitario del hospital podía afirmar: «¡Qué bien lo hace la señora!». Mientras que la comadrona de hoy en día más bien pensaría: «Suelte un berrido de una vez, señora, y así como mínimo pasará algo». Muchos tocólogos y monitores de cursos de preparación para el parto de los años ochenta cambiaron de mentalidad y llegaron a la conclusión de que se puede hacer ruido en el parto. De hecho, puede ser incluso beneficioso.

Es normal que cuando el dolor empeora al llegar al final de la etapa de la dilatación, se sientan unas ganas profundas de hacer ruido y se emitan infinidad de gruñidos y gritos. Esto es bueno y la embarazada no debería reprimirse. A la mujer le parece todo más fácil si durante las contracciones se queja y gime a sus anchas. El arte de parir consiste en dejar de ejercer control, en desinhibirse completamente. La manera más efectiva de dejar de ejercer control y conseguir que las contracciones puedan desencadenarse sin trabas es aullando, bramando, gimiendo, en resumen, armando escándalo y, sobre todo, hacia el final de la dilatación, chillando y gruñendo desde lo más profundo del vientre. Hacer ruido es una manera excelente de expresar el dolor. Desgañitarse y chillar es una buena forma para quitarse el dolor de encima. Los sonidos que se emiten sobrepasan el dolor y esto produce una sensación de alivio.

No obstante, las contracciones suelen doler tanto al final que de nada sirve jadear. Puede darse el caso de que la parturienta crea que debe seguir haciéndolo porque así lo ha aprendido en un curso de preparación, o bien porque la comadrona le pide que lo haga. Bajo estas circunstancias es normal que la mujer se sienta fracasada. El papel de las comadronas y las monitoras de cursos de preparación para el parto es muy importante, ya que son ellas las que deben animar a la mujer a que haga ruido. La futura madre se siente mucho mejor si alguien le recuerda que es la mar de normal hacer ruido y chillar en el punto álgido de una contracción. Esto hace el dolor más soportable.

Jadear propicia la dilatación

Cuando se jadea al exhalar, se ensancha la cavidad abdominal y al mismo tiempo aumenta la presión en la boca del útero. De esta forma se estimula la segregación de oxitocina que, como se sabe, refuerza las

SUGERENCIA

Si encuentra muy embarazoso hacer ruido o cree que puede molestar a los vecinos, puede gritar tapándose con una almohada o debajo de una manta. De esta forma se amortigua el sonido.

contracciones. Por lo tanto, jadear al exhalar es beneficioso para la dilatación.

- **Mariël:** *«Cuando estaba de suplente en la ciudad de Groningen, una noche me llamó Jacqueline, que iba a tener a su primer hijo. Decidí pasarme por su casa para ver qué pasaba. Jacqueline y Peter estaban en la sala practicando con entusiasmo la respiración superficial que habían aprendido en el curso de preparación. Las contracciones llegaban cada cuatro minutos y según el esquema del curso que tenían a mano Jacqueline debería haber dilatado seis centímetros. Jacqueline estaba impaciente por saber cuántos centímetros había dilatado. La examiné y noté que la boca del cuello se estaba ablandando y que tan sólo podía introducir la punta del dedo. Es decir, que había dilatado un centímetro. Esto significaba que el trabajo verdadero de parto todavía debía empezar. Las contracciones que había tenido hasta ese momento habían ablandado la boca, pero no se trataba todavía de contracciones fuertes para dilatar. Jacqueline tuvo que tragarse la decepción, pero fue muy valiente y enseguida se sobrepuso. Le pedí que me llamara tan pronto como lo creyera necesario y me fui a dormir pensando que no tardaría mucho en llamarme.*
  »Después de pasar muy mala noche, me despertó una llamada a las ocho de la mañana. Me quedé sorprendida por la hora que era. Jacqueline y Peter estuvieron toda la noche recibiendo contracciones y me habían dejado dormir. Me fui rápidamente a su casa para ver cuánto había dilatado. El resultado de toda una noche de jadeos y resoplos era tan sólo de dos centímetros. Vi cómo la cara de Jacqueline se ensombrecía cuando se lo dije. Me dijo totalmente decepcionada: "Las contracciones están llegando a cada minuto y según el esquema, tendría que haber dilatado nueve centímetros". Peter también estaba muy enfadado. No podía entender que tantas horas de dolor no hubieran servido prácticamente para nada. Decidí que íbamos a cambiar de táctica y empezamos a llenar la bañera. Le pedí a Jacqueline que se olvidara de todo lo que había aprendido en el curso y que, en cambio, se pusiera a chillar desde el vientre con todas sus fuerzas. "¿Chillar?", me preguntó incrédula. Le expliqué que chillar era bueno para dejar de ejercer control y hacer que el parto progresara. Dijo que lo probaría y se metió en la bañera. Enseguida retumbó un enorme bramido proveniente del baño. Peter se fue a fumar un cigarrillo al piso de abajo. Esos decibelios eran un poco exagerados para él. Jacqueline estaba sentada en la bañera con las mejillas coloradas y le había cogido gusto a esto de chillar. "Nunca había gritado así y la verdad es que me siento aliviada", me dijo. Le dije que me iba y le prometí que regresaría al mediodía.
  »Una hora y media más tarde, me llamó Peter. Me dijo que fuera inmediatamente porque Jacqueline ya tenía ganas de empujar. Jacqueline salió de la bañera y se sentó en la silla de partos que yo había preparado. Al cabo de una hora y cuarto de pujos, nació una niña: Matilda. Jacqueline contó después a todo aquel que quisiera prestar oído cómo había logrado despertar a todo el vecindario con sus gritos. Gritando había conseguido en una hora todo lo que no había logrado con una noche entera de jadeos y resoplos. ¡Y muy satisfecha, se lo recomendaba a todo el mundo!».

En algunos casos también puede suceder todo lo contrario: si un parto progresa demasiado acelerado, puede ser útil no hacer ningún tipo de sonido y respirar de forma suave y contenida.

- *Olga: «Me desperté de golpe con un terrible calambre en la pantorrilla. En mi anterior embarazo, tuve muchas molestias debido a los calambres, pero éste fue espantoso. Desperté a Frits a gritos y le ordené que doblara mi pie y mis dedos. Y entonces, de forma inesperada, noté que me estaba mojando sin que sintiera necesidad de ir a hacer pipí. No lo podía controlar y por el olor deducí que había roto aguas. Inmediatamente después, noté la primera contracción. No tuve tiempo ni de coger una toallita sanitaria; empezaba a tener otra contracción. Un cuarto de hora más tarde, me instalé delante de la cama, de rodillas sobre un cojín. En esos momentos ya no veía nada ni a nadie. Frits llamó a la comadrona, aunque me pareció algo un tanto exagerado en esos momentos. El dolor era tan fuerte que me puse a respirar enseguida de forma superficial y rápida. De esta forma todavía me daba la impresión de que lo tenía todo bajo control. Cada sonido que hacía, aumentaba la presión allí abajo. Con cada contracción notaba cómo me abría un poco más. Pasé una hora de dolor como un animal jadeante, pero sin gritar. Cuando la comadrona llegó, me dijo: "¡Hola, Olga! Esto ya no tardará mucho". ¡La hubiera llenado de besos!».*

Jadear evita la hiperventilación

Si se exhala con jadeos, se consigue una buena respiración y se corre menos peligro de sufrir hiperventilación. Hiperventilar quiere decir que se tiene poco dióxido de carbono en la sangre porque se está exhalando demasiado. La persona que hiperventila se siente mareada y nota un hormigueo en labios, manos y pies. Puede ser que incluso sienta presión en los labios y manos. Si éste es el caso, existe una solución muy fácil: colocar una bolsa de plástico o las manos sobre la boca y nariz formando una copa y volver a respirar el aire ya exhalado. Así se recupera el nivel óptimo de dióxido de carbono en la sangre.

¡Deje de comportarse!

Es típico de las mujeres querer estar siempre pendientes de los demás. Por esta razón, muchas de ellas se preocupan todavía por un sinfín de asuntos durante el parto mismo. ¿Están todos bien? ¿Tienen todos algo de beber? ¿Cuándo va a llegar mi madre? ¿No estaré molestando a los vecinos con mis gritos? Perdón por los eructos y los pedos. Perdón por estar gritando o pellizcándote. Incluso en el hospital, las mujeres sienten la necesidad de estar pendientes por todo lo que pasa a su alrededor y por todos los demás.
Llegar a un parto y encontrarse a una mujer gritando como una bestia es siempre una buena señal para la comadrona que asiste a partos en casa. Quiere decir que la mujer está plenamente en el trabajo de parto y que, por lo tanto, puede comportarse a sus anchas. Es estupendo poder tener algún momento en la vida en que todo esté permitido, sin restricciones. Una mujer que pare es "dueña y señora". Si está pendiente de los demás, la mujer se reprime y frena las contracciones. Es esencial sentirse totalmente libre a la hora del parto, sin nada ni nadie que coarte las acciones. Las demás personas deben adaptarse a la parturienta y hacer todo lo posible para que ella se sienta a gusto. En muchas ocasiones, la mujer descubre una faceta de sí misma totalmente desconocida. Las mujeres muy independientes pueden mostrar de buenas a primeras un aspecto más inseguro y vulnerable de su personalidad. Por el contrario, una mujer tímida y apocada puede revelarse como una verdadera fiera que no se arredra por nada. Repetimos una vez

SUGERENCIA

Al respirar con jadeos, usted misma regula la respiración y evita la hiperventilación.

SUGERENCIA

Por una vez en su vida, ¡deje de comportarse! No esté pendiente de los demás. ¡Actúe a sus anchas!

más, la futura madre no debe avergonzarse por nada.

Relajarse durante las contracciones no es tan sencillo

Recibir la orden de relajarse durante una contracción puede resultar desconcertante y contradictorio. Relajarse cuando se recibe una contracción muy fuerte está prácticamente fuera del alcance de los humanos. Es más, si durante una contracción muy fuerte se intenta relajar todo el cuerpo, el dolor se hace insufrible. La contracción se apodera de todo el cuerpo y la mujer se siente como una pelota que rebota y se contrae al unísono. Realmente no hace falta intentar relajarse por completo, cueste lo que cueste. Haga lo que le dicte su corazón. La gran mayoría de las parturientas siente la necesidad de pellizcar o estrujar algo durante una contracción. Esto tiene un efecto secundario positivo, ya que se consigue que el suelo pelviano se relaje. Así pues, durante las contracciones, la mujer no se debería privar de pellizcar a alguien, golpear el sofá o hacer muecas. Es importante hacer algo. Cualquier cosa está bien con tal de no «bloquear» la parte baja del cuerpo. Con esto queremos decir que cuando llega una contracción se debe procurar crear espacio en el suelo pelviano. Por regla general esto sucede de forma automática al adoptar una postura determinada para poder recibir la contracción. Si, por ejemplo, la mujer está de rodillas con las nalgas levantadas y hacia atrás ya está creando un poco de sitio en la pelvis. No existen normas ni tampoco reglas que indiquen cómo debe recibirse una contracción. Todo está permitido con tal de que le sirva a la mujer para soportarla. Hemos visto casos en los que la parturienta se ponía a correr de un lado para otro hasta que la contracción cesaba y entre contracciones se sentaba tranquilamente. Estas mujeres también consiguen una dilatación completa. Otras mujeres prefieren coger algo para poder morder con cada contracción y permanecen sentadas durante horas, como un animal agazapado, sin decir ni una sola palabra. Todo tipo de reacciones se consideran válidas y pueden ser incluso muy productivas, como por ejemplo, morder una manopla, pellizcar una manta, empujar contra los armarios de la cocina, tirar de la alfombra...

SUGERENCIAS

No intente relajarse deliberadamente en plena contracción. Relájese y descanse bien entre contracción y contracción.

Déjese llevar por sus instintos naturales y haga algo para contrarrestar el dolor del útero cuando se contrae. Pellizque, muerda o empuje con los pies y concéntrese en el dolor mientras el suelo pelviano «se abre».

Piense que la última contracción ya no volverá a repetirse. Cada contracción es un paso más hacia delante. Paso a paso se llega hasta el final.

- *Beatrijs: «Me pasé la noche entera agarrando una manopla rosa. Cada vez que se acercaba el punto álgido de la contracción, atacaba a la manopla y la mordía con todas mis fuerzas hasta que el dolor desaparecía. Cada contracción era como si escalara una montaña. Me sentía realmente una "escaladora". Al principio, todavía se podía aguantar, pero cuando llegaba a la cima, se hacía insoportable por unos segundos. Y justo entonces, emprendía otra vez el descenso. En mi imaginación, la voz de mi padre –es médico y ha asistido muchos partos– me infundía ánimos. Era como si él me empujara para que pasase por la cima de la montaña. Esa manopla rosa fue mi camarada en la lucha y ahora, cada vez que la uso, pienso en esos momentos».*

Comer y beber mientras se dilata

Cuando se tienen contracciones se puede comer y beber todo lo que se quiera. Pero la verdad es que la mayoría de mujeres no muestra tener apetito alguno cuando el trabajo de parto ha empezado. En cambio, sí que se tiene sed. El agua fría suele ser lo que sienta mejor. Todas las demás bebidas suelen resultar demasiado pesadas para el estómago. Si la mujer lleva mucho tiempo sin comer, puede sentir somnolencia y cansancio. Esto puede debilitar la fuerza de las contracciones. Una taza de té suave con un poco de miel es excelente para recuperar fuerzas.

¿Cuánto dura un primer parto?

En los países occidentales nos hemos acostumbrado a hacerlo todo a golpe de reloj. Todo se planea hasta el último detalle y se exige seguridad y claridad. El parto es un proceso que empieza de forma imprevisible y no sabe de horarios. En un parto es imprescindible tener paciencia. Esto nos resulta a los occidentales de principios del siglo XXI algo difícil a veces. En nuestra sociedad todo funciona cada vez más rápido: los medios de transporte, las telecomunicaciones, el mundo digital… Pero el crecimiento de un bebé en el útero no se puede acelerar. Como tampoco se puede acelerar un parto. Intentar acelerarlo tiene su precio: surgen más complicaciones y se requieren más intervenciones médicas; en resumidas cuentas, se crean más riesgos. Nunca nos cansaremos de repetirlo: un parto necesita tiempo. Se requiere una gran paciencia tanto por parte de la futura madre como por parte de la comadrona.

Especialmente el principio de la etapa de dilatación –hasta los primeros cuatro centímetros– puede ser muy lento. Es el estadio en el que la boca del útero se ablanda y se estira y se inicia el proceso de dilatación. Se puede decir que el parto se encuentra en aguas tranquilas hasta los cuatro centímetros de dilatación. Es muy normal que esta fase dure veinticuatro horas, aunque tampoco es de extrañar si dura dos días. El parto suele acelerarse cuando ya se han dilatado los primeros cuatro centímetros. A partir de este momento, se dilata por término medio un centímetro cada dos horas. Esto significa que todavía puede pasar mucho tiempo antes de que la parturienta tenga ganas de empujar. Aunque nunca se sabe y, a veces, el parto se precipita a partir de ese momento. En casos

SUGERENCIA

Si le da la impresión de que se está quedando sin energías, pero por otro lado no tiene ganas de comer, puede colocarse un terrón de fructosa debajo de la lengua. De esta forma no se mareará y tendrá más energías.

SUGERENCIA

Olvídese del reloj durante el parto y tenga paciencia. Abandone cualquier expectativa que pudiera tener sobre la duración del parto. De esta forma perderá la noción del tiempo y estará más tranquila.

excepcionales, un primer parto puede llegar a durar tan sólo unas cuatro horas.
Resumiendo, nunca se puede llegar a decir con total certeza cuánto tiempo puede durar un parto normal.

En casa se dilata mejor

Todos los consejos que hemos dado hasta ahora para propiciar la dilatación pueden ponerse en práctica en casa. El propio hogar es el sitio por excelencia para que las hormonas realicen su trabajo, y de esta manera existen más posibilidades de que las contracciones sean más fuertes y la dilatación se produzca con más celeridad.
La gran ventaja de quedarse en casa es que en el propio hogar es donde una persona se orienta mejor. En casa, todo el mundo sabe dónde tiene las cosas, mientras que en la habitación de un hospital el solo hecho de intentar encontrar unas toallas puede resultar un problema. La futura madre se siente más a sus anchas en su propio hogar, su propio sofá, su cama, su ducha y su inodoro. Por este motivo, es mucho más fácil desinhibirse en casa que en otra parte. La mujer sabe que si se arrastra por los suelos no se va a ensuciar. Por decirlo de alguna manera se trata de las bacterias del hogar propio y la mujer misma lo ha fregado. En casa se tiene más libertad de movimientos, incluso para aislarse. No tiene que compartir habitación con nadie, sino que puede deambular por toda la casa hasta que encuentre un rincón donde esté «a gusto». En casa todos los muebles son bajos y cómodos y los puede usar para apoyarse o colgarse.
En casa, la mujer manda y las visitas deben respetar sus deseos. Es como cuando se juega un partido en casa: los jugadores anfitriones salen siempre con ventaja. Esta actitud tiene que ver con el instinto biológico de marcar el territorio que todos llevamos dentro. Cuando nos encontramos en terreno propio, nos sentimos más arbitrarios e independientes. La relación comadrona-parturienta funciona del mismo modo. La comadrona se adapta a las leyes, normas y ambiente de la casa porque se encuentra en territorio ajeno. Este pacto intensifica de forma implícita la confianza en las propias fuerzas y capacidades.
Un hecho que hemos podido observar después de años de experiencia es que el dolor de las contracciones es más fácil de sobrellevar en casa que en el hospital. Probablemente es debido al grado de desinhibición conseguido

SUGERENCIA

Si usted quiere un parto natural, pero desea terminarlo en el hospital, desplácese lo más tarde posible al centro médico. Consúltelo a su comadrona. Cada hora pasada en casa representa una hora menos en el hospital. No es necesario pasarse horas en una sala de dilatación. No propicia las contracciones y tampoco el buen humor. La comadrona que la asiste durante la dilatación en casa se ocupará de llevarla al hospital cuando sea oportuno.

SUGERENCIA

Si usted ha decidido dar a luz en casa, no se extrañe de que el resultado final vaya a ser diferente. Nunca se puede prever cómo transcurrirá el parto. En Holanda, se aconseja que la mujer no decida dónde quiere dar a luz hasta que esté dilatando. Sólo entonces podrá saber lo que siente y lo que realmente quiere. Si el trabajo del parto progresa bien, seguramente se inclinará por quedarse en casa, y si éste es dificultoso, acabará por dar a luz en el hospital. Sin embargo, aquí en España la mujer debe decidir durante el embarazo si opta por el parto natural sin intervenciones rutinarias o por el parto en el hospital. Esta decisión determina el tipo de controles que seguirá la embarazada. El parto natural puede tener lugar en la propia casa, en una clínica y –minoritariamente– en el hospital, en caso de que éste disponga de una comadrona y ginecólogo partidarios del parto sin violencia.

y la consecuente producción de endorfina. En casa se está mucho menos «atenta» a las contracciones porque se está en un ambiente más «familiar». En casa, el tiempo vuela. No nos cansaremos de repetir: en casa se dilata mejor.

- *Paulina: «Durante el embarazo, siempre pensé que daría a luz en casa. Mis hermanas también lo hicieron y si mi embarazo seguía por buen camino, me parecía lo más acertado. El día que empecé a tener contracciones, empezaron a reparar el pavimento de enfrente de casa. Tres hombres estuvieron todo el día taladrando el asfalto. Hacían un ruido de mil demonios y no me podía concentrar en las contracciones. Por esta razón, en un momento dado decidimos que lo mejor era ir al hospital para dar a luz. Después resultó ser una muy buena idea».*

- *Joan: «Cuando estaba embarazada quería dar a luz en el hospital a toda costa. En la cartilla del embarazo hice que la comadrona escribiera con letras bien grandes: "No hay dudas sobre el lugar del parto: el hospital". Cuando la comadrona vino a casa por primera vez, resultó que yo ya había dilatado siete centímetros. En un momento dado, me sugirió que nos fuéramos ya tranquilamente al hospital. Mi marido estaba de acuerdo. Lo miré perpleja. Tener que marcharme en esos momentos me parecía una idea descabellada. Con un tono de irritación dije: "¡Nada de irnos al hospital, nos quedamos en casa!". Así que nos quedamos en casa. El parto se produjo de forma rápida. Estoy contenta de haber podido cambiar de parecer en el período de dilatación mismo. Al mediodía de ese mismo día me vinieron a visitar todos los compañeros del hospital donde trabajo. Todos llegaron a sorprenderse mucho cuando se enteraron de que, finalmente, me había decidido a dar a luz en casa».*

¿Cómo se dilata en el hospital?

Es posible que durante el embarazo ya se sepa que la dilatación deberá tener lugar en el hospital. Se trata de casos en los que es imprescindible alumbrar en el hospital: cuando el bebé se presenta de nalgas, cuando se llevan gemelos, cuando el feto es muy pequeño o la madre tiene la presión muy alta. En todas estas circunstancias el ginecólogo se hace cargo del parto. Él mismo le indica de antemano cuándo es el momento adecuado para desplazarse al hospital. Puede ser también que la embarazada tenga predilección por dar a luz en el hospital ante el parto en

casa. Cuando ingresa, se controla el ritmo cardiaco del bebé con la ayuda de un monitor o aparato CTG. Estas siglas significan cardiotocografía. Un aparato de estas características recoge los latidos del corazón del bebé, detecta la fuerza de las contracciones y lo graba todo en una gráfica.
Generalmente, se introduce un electrodo por la vagina y se sujeta en la cabeza del bebé. A continuación, también se introduce en la vagina un tubo muy fino apuntando en dirección al útero para que indique la presión interior del mismo y, por consiguiente, la fuerza de las contracciones. El electrodo y el tubito están conectados al monitor, que tiene aspecto de mesita de noche con ruedas. Algunas veces no se registran los latidos del corazón de forma continua, sino cada dos horas. En estos casos, el registro se realiza mediante el ajuste de dos electrodos en el vientre de la madre.

En todos los partos en el hospital se hace uso de este monitor fetal y, además, en muchos casos se aceleran las contracciones de forma artificial con la administración de la hormona oxitocina mediante un goteo intravenoso. Esto es común y necesario cuando ya se ha roto la bolsa de aguas pero las contracciones se hacen esperar. En España se administra esta hormona para acelerar el proceso de la dilatación y es, hoy en día, un procedimiento rutinario en la mayoría de los hospitales. En ambas situaciones, la mujer puede sentirse menos libre para poder circular debido a todos los cables, tubos y aparatos a los que está conectada. Esto no quiere decir que la parturienta deba permanecer siempre en la misma posición. Naturalmente se puede cambiar de posición de vez en cuando con la ayuda de la comadrona o cualquier otro acompañante para intentar encontrar aquella postura que le sea más cómoda. Encima de la

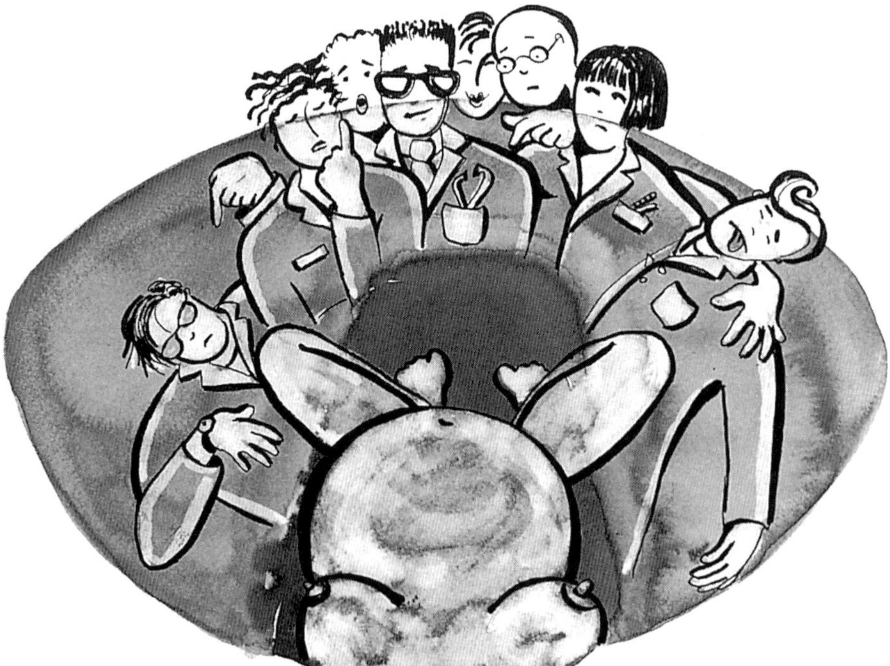

Es mejor no tener espectadores.

Intente crear un ambiente íntimo en la sala de partos. Móntese su propio «nido», por ejemplo: cambiando la cama de lugar y creando un «rinconcito» agradable (véanse los dibujos). Llévese algo de casa como un radiocasete o un jarrón de flores (esto sólo es factible si usted está en un hospital privado).

La iluminación en la sala de partos, duchas y váter suele ser demasiado intensa. Llévese de casa una lamparita de mesa y algunas velas (esto sólo es factible si usted está en un hospital privado).

En el hospital, ha de intentar estar sola todo el tiempo que le sea posible. Si no está tranquila en la sala de partos porque hay demasiado personal o asistentes entrando y saliendo, hágales saber que no está de acuerdo. Si le molesta que haya ruido a su alrededor pida a las enfermeras o al ginecólogo que obren en silencio. Ellos harán lo posible para complacerla. Su pareja o acompañante pueden hacerse cargo de la situación si usted está demasiado ocupada con las contracciones.

Si su parto avanza bien y usted tiene contracciones fuertes, puede pedir a la comadrona o ginecólogo que prescinda de administrarle la oxitocina. A causa de esta hormona sintética, las contracciones le vendrán muy seguidas, sin dejarle tiempo para respirar o recuperarse entre una contracción y otra. Inyectar oxitocina acorta la fase de la dilatación, pero aumenta el sufrimiento y la sensación de no llevar el control sobre su parto. Pedir al personal sanitario que prescindan de esta práctica hospitalaria es su derecho (véanse datos sobre la Plataforma pro Derechos del Nacimiento).

Si dispone de una ducha o lavabo, pase largos ratos allí. El váter también es un excelente lugar para atrincherarse.

Llévese de casa algo de fructosa y su zumo de frutas preferido.

Pida a la gente que esté presente en la sala de partos que se siente en vez de permanecer de pie. Para la parturienta es menos molesto ver a la gente sentada a un mismo nivel o incluso más bajo que tener que verlos de pie mirando hacia abajo. La gente sentada también está más tranquila.

Puede ocurrir que haga frío en la sala de partos. Pida que suban la calefacción. Si esto no es posible porque la calefacción es central, pida a las enfermeras que le pongan una manta, o a su marido que le traiga una botella de agua caliente. Las salas de partos suelen ser frías para una parturienta porque ésta se encuentra parcial o totalmente desnuda mientras que el resto de los presentes van vestidos de calle.

Pregúntele al ginecólogo o a las enfermeras si disponen de un taburete o silla de partos.

Cuando acuda al ginecólogo para los controles prenatales, averigüe en qué momento se supone que debe desplazarse al hospital para dar a luz. En algunos casos es fundamental acudir al hospital así que las contracciones empiezan y, en otros, se puede esperar en casa un poco más. Consúltelo con el ginecólogo.

Averigüe también si dadas las circunstancias puede salir de la cama para encontrar posiciones que le resulten más cómodas para recibir las contracciones. Si la frecuencia cardiaca del bebé debe controlarse de forma continua, los cables del monitor pueden alargarse para que la parturienta pueda moverse mejor. De esta manera, podrá cambiar de posición a su antojo.

Aunque deba estar conectada todo el tiempo a un monitor para registrar las contracciones, en la mayoría de los casos la dejarán ir a la ducha si lo pide. Esto significa por supuesto que primero la «desenchufarán» del aparato. Después de la ducha, volverán a conectarla al monitor. Si cree que necesita una ducha caliente, pídalo primero al ginecólogo o la comadrona.

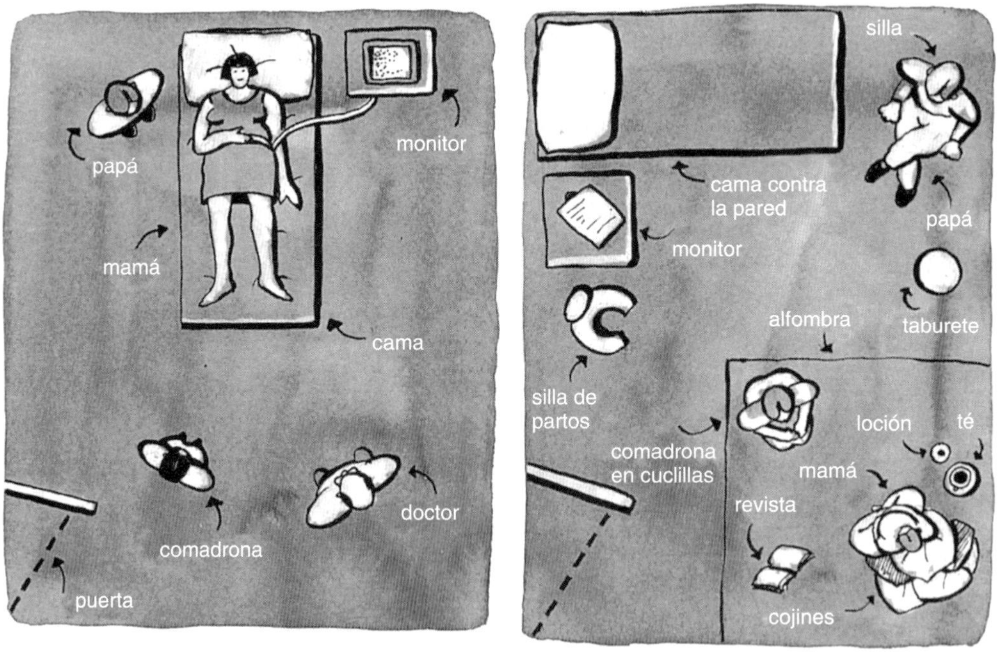

Intente crear un ambiente íntimo en la sala de partos.

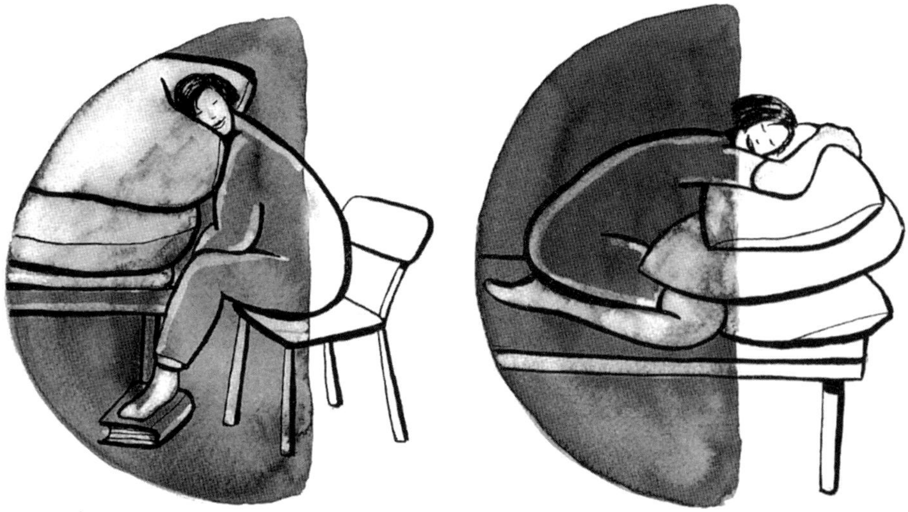

Busque una posición cómoda para recibir las contracciones.

cama también se puede ir cambiando de posición.
Todos los consejos que hemos dado hasta ahora acerca de las contracciones también son válidos para un parto en el hospital. Lo más importante de un parto en el hospital es intentar hacer todo lo posible para que se respete su intimidad. A continuación presentamos una serie de sugerencias para facilitar al máximo las contracciones en el parto en el hospital.

La hora de la desesperación: el final de la dilatación

La dilatación de los dos últimos centímetros es la más dolorosa y difícil de soportar. La mayoría de las mujeres se juega el todo por el todo para poder aguantar. Esta recta final de la dilatación también se conoce como la «hora de la desesperación» como en francés: *la période du déspoir*. La mujer enseguida reconoce este momento: si cree de verdad

SUGERENCIA

Éste es el momento en que se debe seguir teniendo confianza en el propio cuerpo, contra viento y marea. Recuerde que ahora ya falta poco. Recuerde que el final ahora ya está cerca. ¡Todo lo que le está pasando es muy normal! En esta fase es muy útil chillar, gruñir y aullar porque de esta forma se ejerce más presión sobre la boca del útero y se dilatan los últimos centímetros a mayor velocidad. Si le invaden los sentimientos de desespero, llame a la comadrona –si es que ya no se encuentra a su lado–. Si hacía poco que la comadrona acababa de marcharse de su casa porque todavía no había dilatado demasiado, no dude en pedirle que vuelva inmediatamente. Déjese llevar por su propia intuición y sus presentimientos y verá como no se equivoca. ¡Algunas veces la dilatación puede llegar a dispararse en cuestión de minutos!

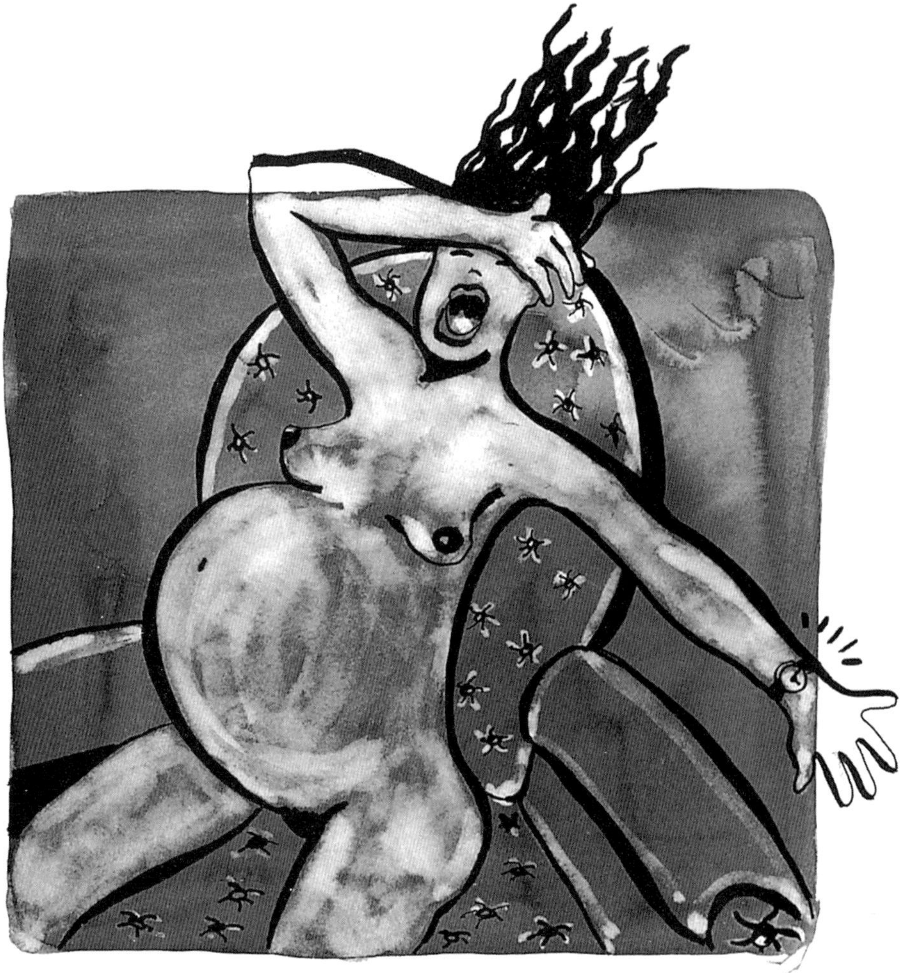

Los últimos centímetros son los más dolorosos.

que ya no puede aguantar más este tipo de contracciones, es que ya casi ha llegado el momento mágico. Es infalible, pero aun así ¡hay mujeres que no reconocen este momento! El desespero se hace patente al creer que todavía se deben aguantar horas con este dolor tan insoportable. Éste es el momento en que muchas mujeres quieren tirar la toalla. Quieren olvidarse de que van a tener un bebé y preferirían coger un tren e irse de vacaciones. Éste es el momento en el que las mujeres gritan que nunca más volverán a tener un hijo. Pero la verdad es que cuando esta «hora de la desesperación» ha llegado, el parto ya está literalmente a la vuelta de la esquina.

Vómitos, eructos, hipo y heces

A medida que las contracciones se vuelven más enérgicas, muchas mujeres sienten ganas de vomitar y sufren ataques agudos y momentáneos de náuseas. El útero cuelga de la pelvis por unos ligamentos. Cuando el útero se contrae de forma vigorosa, se produce la estimulación indirecta del peritoneo (membrana que reviste el interior de la cavidad abdominal). Esto produce náuseas agudas y necesidad de vomitar. Las náuseas desaparecen tan pronto como se ha vomitado. Los vómitos ocurren a menudo en plena contracción y no es raro que también sucedan en los últimos centímetros de dilatación cuando la cabeza del bebé desciende más y más en la pelvis para encajarse. Este descenso en la pelvis crea una sensación de presión en la parte baja y la parturienta puede soltar ventosidades. Si a esto le añadimos el hipo y los eructos, ya tendremos el cuadro completado. ¡Vaya panorama! Pero la parturienta no debe desanimarse. Si sabe de antemano que todos estos fenómenos son normales, cuando le sucedan no se extrañará y estará tranquila. De hecho, no dejan de ser señales de que todo marcha bien y de que el parto progresa bien. El hecho de vomitar ejerce presión sobre la boca del útero y contribuye a que éste se dilate con gran rapidez. Es decir, que vomitar sirve de algo. Cuando se llega a esta fase ya no quedan motivos para reírse. Pero no obstante, un poco de humor siempre es de agradecer. La situación no está exenta de hilaridad si se piensa que todos estos fenómenos corporales pueden darse al mismo tiempo. Les sugerimos que se pongan ¡todos a cubierto!

La dilatación en un segundo o posterior parto

El proceso de dilatación se desarrolla de forma más rápida y enérgica cuando se trata de un segundo parto. Se diría que las células musculares del útero tienen una especie de memoria interna y, por lo tanto, el útero ya sabe lo que tiene que hacer y lo hace más rápidamente y con mayor fuerza. Por consiguiente, las contracciones son mucho más vigorosas que en un primer parto. Además, hay que añadir que la boca del útero ya ha perdido la rigidez para siempre en el primer parto y a partir de ese momento ya se puede abrir con más facilidad debido a la presión que ejerce la bolsa de las aguas o la cabeza del bebé.
Cuando se está esperando un segundo o tercer hijo, se suelen tener más contracciones falsas unas semanas antes del parto que cuando se estaba esperando el primer hijo. Esto es debido a que el útero se ve fácilmente estimulado por todas las hormonas que llegan a la sangre en la última etapa. No es de extrañar que la embarazada se despierte por la noche con falsas contracciones. Quizá piense que el trabajo de parto ya va a empezar, pero no es así. Las contracciones cesan. Es normal que el útero haga «entrenamientos» y «salidas en falso» antes de arrancar definitivamente. Cuando las contracciones reales empiecen de verdad, la embarazada las reconoce automáticamente porque entonces nota que cada vez se van acelerando más y sabe inequívocamente que el parto ya se acerca. Las mujeres suelen encontrar el segundo y los siguientes partos mucho menos pesados que el primero, a pesar de que las contracciones de la dilatación son mucho más fuertes en los partos sucesivos.
Tanto la dilatación como la expulsión suelen presentar menos complicaciones. Muchas veces, un primer parto resulta extremadamente fatigoso porque la dilatación es muy lenta, y al final quizá debe aplicarse la ventosa de extracción, mientras que un segundo parto es mucho más rápido. Todo depende del estado del útero, la fuerza de las contracciones y la flexibilidad de la boca uterina y los músculos del suelo pelviano.
Por otra parte, también puede darse el caso de que el parto de un tercer o cuarto hijo vuelva a ralentizarse. Siempre depende de la fuerza de las contracciones y éstas pueden verse afectadas, sin duda alguna, por todo tipo de factores.

Beatrijs: *«Me despierto. Son las tres. Algo se mueve en mi barriga y me voy al baño. Diarrea. Algo está pasando allí adentro. ¿Son sólo los intestinos o mi útero también? ¿Habrá llegado ya la hora? No estoy muy segura. Me vuelvo a meter en la cama, pero de repente, noto otro tipo de calambre.*

En ese mismo instante, mi hijo Mees se despierta. Roel se va a su cuarto para hacer que se vuelva a dormir y cuando regresa al cabo de tres cuartos de hora, ya no tengo ningún tipo de dudas. El parto ya ha empezado, hoy tendremos nuestro segundo hijo. Los dos estamos entusiasmados. Nos quedamos en la cama porque se está muy a gusto y las contracciones no son todavía muy dolorosas. Al cabo de un rato empiezo a impacientarme. Antes de que nazca el bebé quiero que Roel cuelgue el mosquitero porque a veces tenemos mosquitos. Roel también tiene que coger un sofá del piso de abajo y traerlo a la habitación. Cuando las contracciones sean más fuertes quiero poder apoyarme en él.

Y además, se tienen que sacar los cubos de la basura. En resumidas cuentas: ¡todavía hay un montón de cosas por hacer! Son las cinco. Las contracciones se hacen más regulares. Ahora ya puedo llamar a mi madre. Quiere asistir al parto igual que lo hizo cuando nació Mees. Si la despierto ahora, puede coger el tren de las seis de la mañana que sale de Breda. Llamo también a mi hermana en América para comunicarle que el parto ya ha empezado y también a mi suegra porque me prometió que encendería una vela. Después voy a ducharme. Debajo de la ducha me desinhibo totalmente. Las contracciones son todavía bastante suaves. La ducha me calienta hasta los huesos y me quedo allí un buen rato.

Son las siete de la mañana y ahora la cosa ya se está poniendo seria. Las contracciones se van agudizando cada vez más y de repente tengo que desplegar todo mi ingenio para poder aguantarlas. La mejor forma es sentándome sobre las rodillas encima de la moqueta con los brazos descansando encima del sofá y el trasero hacia atrás. Las contracciones me inundan, una detrás de otra. Primero cada tres minutos, pero al cabo de poco, ya se producen a intervalos de apenas un minuto. A las ocho, llega Agata, la comadrona, y enseguida siento ganas de empujar. Roel se sienta a mi lado, muy tranquilo. Le estrujo la mano cada vez que tengo una contracción aguda. La manopla que tengo en mi mano también tiene que pagar con las consecuencias. Una y otra vez arremeto con gruñidos contra ese trocito de toalla babeada. Es un alivio poder morderla con todas mis fuerzas para poder contrarrestar toda la violencia que se está desatando en la parte baja de mi cuerpo.

Oigo llegar a mi madre sin hacer ruido, seguida de mi amiga Petra y la enfermera de sobreparto, Els. En plena contracción no dejo de empujar. Empujo otra vez y noto claramente que la cabeza del bebé baja un poco más.

Toda la parte inferior de mi cuerpo está tensa y por los comentarios de Agata el bebé está a punto de nacer. Empujo una vez más y la cabeza del bebé nace lentamente. El cuerpo es expulsado con facilidad con la siguiente contracción. Agata lo coge y oigo su primer llanto. Yo ya no puedo más, estoy hecha polvo.

Al cabo de cinco minutos noto que la tensión va desapareciendo lentamente de mi cuerpo.

Hasta ese momento no he prestado prácticamente atención a nuestro pequeñín.

Efectivamente, ¡otro chico! Se llama Stein.

Mees se acaba de despertar, justo en el momento adecuado, y entra en la habitación con cara de curiosidad. Se acerca a observar a su hermanito con las cejas arqueadas. Tiene una mirada dulce y enternecedora…¡Hola hermanito, hola chiquitito!».

PARTO SEGURO

4 La psicología del parto

Sentir miedo es muy normal

Es muy normal tener ataques de miedo durante la etapa de la dilatación o la expulsión. Tener un hijo no es una tarea fácil. La embarazada no sabe qué esperar, sobre todo cuando se trata del primer hijo. Por otra parte, si ya se ha dado a luz una o más veces, ya se sabe todo lo que ocurrirá y precisamente por esta razón o porque le cueste creer que todo saldrá bien de nuevo, puede que la mujer se sienta desanimada.

La mayoría de las mujeres embarazadas suele tener de vez en cuando pensamientos o sueños angustiosos sobre el parto y la vida futura como madre. Las embarazadas también se pueden sentir desbordadas por las responsabilidades y la vulnerabilidad que la maternidad comporta. Algunas mujeres se sienten realmente preocupadas por saber cómo van a combinar el trabajo con el cuidado de un pequeño en un futuro próximo. Las mujeres que son ambiciosas tienen miedo –y a menudo con razón– de que su carrera profesional se vea perjudicada, pero al mismo tiempo quieren de todo corazón un hijo. Y luego, debemos añadir el miedo a que el bebé no nazca sano... «¿Estoy comiendo bien? ¿Habrán perjudicado al bebé aquellas "noches desmadradas" al principio del embarazo? ¿Tendrá de todo: veinte deditos, dos orejitas...?» Todos estos temores son muy normales. Prácticamente toda embarazada se ve asediada alguna vez por ellos. Sobre todo por la noche, cuando las patadas del bebé impiden coger el sueño o la despiertan.

A la hora del parto también cabe esperar momentos de angustia, ya que la mujer no sabe de antemano cómo acabará el alumbramiento y, además, se trata de un camino que debe emprender sola. El bebé se encuentra en el vientre, ya no se puede echar atrás y nadie puede dar a luz en su lugar. Algunas veces, la mujer tiene miedo de no poder aguantar todo el parto. En algunos momentos le resulta imposible deshacerse de los temores y relajarse. La embarazada debe saber que es muy normal sentir miedo a la hora del parto y no hay nada de malo en ello. Estos temores vienen y desaparecen. Además, en un momento dado llega otra contracción y entonces ya no se piensa en nada más. Ya no se tiene tiempo de pasar miedo. En algunos momentos, se puede tener la impresión de que se está fracasando o que se ha perdido el control de la situación. Esto es muy normal cuando la mujer siente que está muy tensa y sabe que debería intentar aplicar técnicas de relajación. Hemos asistido a muchas mujeres que tenían miedo y no se podían relajar y por este motivo creían que no lo estaban haciendo «bien». La futura madre debe saber también que muchísimos partos se desarrollan sin problemas y que puede tener miedo tranquilamente porque es algo muy natural. Sentir miedo no está del todo injustificado ya que, a veces, la naturaleza

SUGERENCIA

¡Con buen humor el trabajo ya está medio hecho! Relativice la situación e intente paliar el cansancio con un toque de humor entre contracciones. El humor es importante. El dolor, por más difícil que sea es sólo eso: dolor. No la destruye, ni le aporta nada, sólo un hijo. El dolor se convierte en un martirio cuando también se sufre mentalmente. El secreto es la actitud que se adopta. Le servirá recordar que no debe intentar ahuyentar el dolor sino que debe concentrarse en él. Esmérese en esta tarea. Usted puede con el dolor.

nos puede fallar. Ser madre convierte a las mujeres en seres vulnerables. Es todo un reto saber aceptar este hecho a la hora del parto. Los sentimientos que se viven en el parto son únicos y normales. Millones de mujeres han pasado por esta situación con anterioridad y con éxito. ¡Es decir, que se puede! Esperamos que esto le sirva de apoyo.

Con buen humor el trabajo ya está medio hecho

No hace falta saber nada o tener un don especial para parir. El cuerpo sabe perfectamente lo que debe hacer. Lo único necesario es la capacidad de «pasarlo mal». Para parir se requiere una cierta dosis de valor para seguir adelante, para continuar, en especial cuando se llega a los momentos más difíciles y el cansancio hace mella. La autocompasión es absolutamente funesta. Si la mujer sucumbe a este sentimiento y se pone de mal humor, sólo consigue que las contracciones le resulten más difíciles de soportar. El papel de la adrenalina en estos casos es nefasto y hace que el parto «se hunda». Además, la mujer se detestará a sí misma y después del parto no estará satisfecha de su prestación personal. La parturienta debe disciplinarse y repetirse: «Yo misma lo he

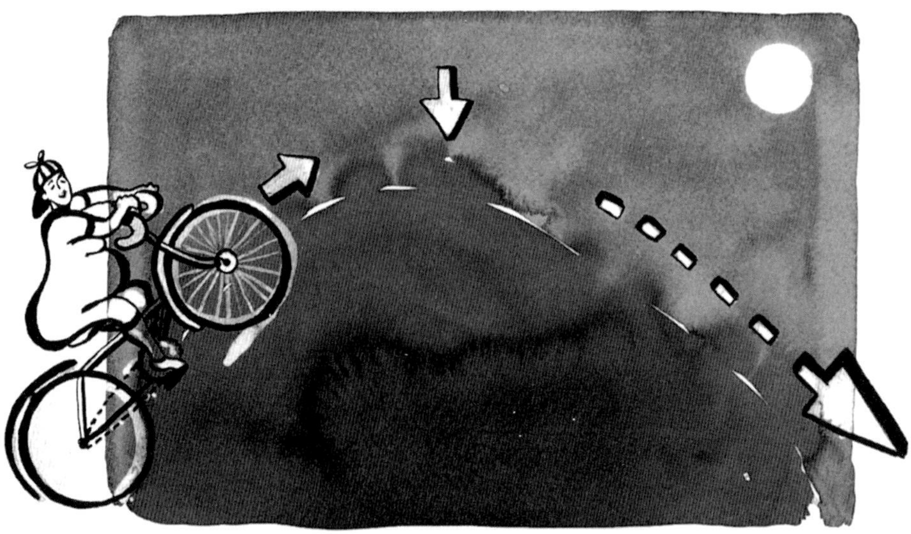

El parto se puede comparar con escalar una montaña alta.

querido y voy a tener este bebé cueste lo que cueste, ya no me puedo echar atrás». Aconsejamos a la parturienta que de vez en cuando se hable, se dé ánimos y no se deje llevar por las emociones.

Desfallecer por momentos y volver a la disciplina

A pesar de todo, seguramente existen momentos en que la mujer desfallece y cree que ya no puede más. No tiene la menor importancia. La mujer no debe sentirse ridícula en esos momentos. Éstos son exactamente los momentos en que necesita que la comadrona le levante los ánimos, la calme y le diga cuánto falta todavía. Puede desahogarse llorando y después volver al ataque. La comadrona sabe qué tiene que hacer para animarla y volver a encarrilarla. La pareja, la amiga o la madre también pueden levantarle el corazón en un momento como éste. Sólo hace falta que alguien que la conozca le toque la fibra sensible en el momento acertado y le diga unas palabras alentadoras: «¡Venga, tú puedes! Con cada contracción el bebé está más cerca». A veces, tan sólo es cuestión de un pequeño gesto, un ademán. Mostrar un poco de simpatía puede ser de gran ayuda. Un parto es una tarea colosal y todo el mundo puede tener algún momento de desespero. No son momentos para que la mujer se juzgue a sí misma, sino para que piense que su cuerpo siempre puede un poco más. El cuerpo femenino está preparado para esto. Es fuerte y siempre tiene reservas, aunque la mujer piense que está hecha migas, agotada y que ya se le ha acabado la cuerda. La mujer debe tener presente que está viviendo uno de los instantes más sanos de su vida. Debe someterse de nuevo a la disciplina para seguir adelante. Algunas veces le será útil darse ánimos ella misma: «¡Venga, esto es normal! ¡Ya no me puedo echar atrás! ¡Así pues, adelante!».

● **Beatrijs:** *«Hace algún tiempo asistí el parto de una remera profesional de alta competición. Cuando al día siguiente estábamos charlando sobre el parto, ella lo comparó con una competición de remo. El dolor y la satisfacción que sintió correspondían a la euforia que sentía después del éxito en una competición. Carin dijo: "En el parto me acordé de mis competiciones pasadas. Cuando estoy en medio de una competición, estoy agotada y tengo dolores musculares, me pregunto a veces: 'Dios mío, ¿por qué estoy haciendo esto?'. Es una especie de contradicción. Cuando compites, por una parte, debes dar lo mejor de ti y usar todas tus reservas y, por la otra, te debes imponer una buena disciplina, la disciplina para seguir adelante aunque tengas dolores musculares y oigas esa vocecita interior que te tienta para que abandones. Para mí, el parto fue igual. Debes desinhibirte, no fijarte en el tiempo y no reprimirte, pero al mismo tiempo debes mostrar perseverancia y una gran disciplina para poder llegar hasta el final amargo. Cuando cruzas la meta con gran dolor y dificultad, la satisfacción es enorme e intensa. El placer de esta experiencia es la razón por la que muchos atletas participan en competiciones de alto nivel. Estos recuerdos son también la razón por la que algunos caen en el mundo de las drogas. ¡Desde el momento del parto me he sentido inmersa en una borrachera de euforia!".».*

Visualizar ayuda

Visualizar significa representar mentalmente una imagen o fantasía positiva. De esta forma, se puede visualizar que se está descansando sin llegar a dormir. Cuando un parto se prolonga demasiado, generalmente es imposible que la mujer se duerma entre contracciones por más cansada que esté. Es bueno que sea así porque si se durmiera entre contracciones podría resultar contraproducente. Si la mujer duerme, se ve

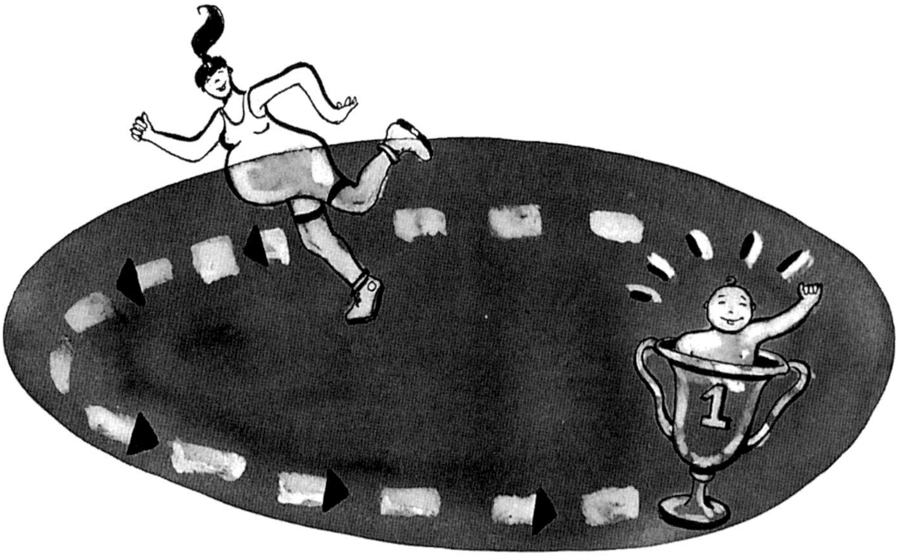

La recompensa de la competición.

sorprendida por una siguiente contracción y no está preparada para recibirla. Para conseguir descansar sin dormir, se puede intentar visualizar una imagen determinada. Por ejemplo, la mujer puede pensar que está en su lugar favorito de vacaciones, contemplando una puesta de sol, en una noche calurosa y sensual de verano. Se puede imaginar que oye los grillos y se deja llevar por este sueño mientras le llega el olor de hierba fresca.

Con la ayuda de esta técnica, también puede cambiar una actitud negativa en otra positiva. Cuando se siente desanimada, una imagen visualizada puede animarla otra vez. Por ejemplo: puede imaginarse que es una corredora de maratón que va en cabeza corriendo a un ritmo imparable. Nunca había tenido unos músculos tan flexibles y una respiración tan equilibrada. El cuerpo está en perfecta armonía y no siente ni un ápice de cansancio. De forma lenta pero segura va dejando atrás a los demás contrincantes y sabe que va a ganar. Por unos instantes nota el cansancio, pero continúa porque al final ya vislumbra la copa de oro que le aguarda.

Otro ejemplo: la embarazada puede imaginarse que sube una montaña empinada en bicicleta, lentamente pero sin hacer paradas. Nota cómo el dolor le quema los músculos, pero no hay nada que le prive de llegar a la cima de la montaña. Algunas veces tiene que apearse para descansar, pero más tarde puede reemprender su camino con nuevas fuerzas y aunque esté chorreando sudor, se siente sana y fuerte y sabe que lo conseguirá.

SUGERENCIA

Si está muy cansada o se encuentra desmoralizada, visualizar imágenes positivas puede ayudarla a encontrar energía y fuerzas para seguir adelante.

Frenar las contracciones inconscientemente

El miedo inconsciente puede ser la causa de que las contracciones cesen. La comadrona debe ser capaz de descubrir cuál es el problema, analizarlo y ofrecer el asesoramiento necesario. Una experiencia traumática del pasado también puede bloquear el parto.

- *Mariël: «Els tuvo un primer parto muy rápido. Tuvo a Freek, un niño con el síndrome de Down (o mongólico). Freek era un chaval de cuatro años que iba a la escuela normal y estaba creciendo la mar de bien. Els estaba encantada con él y por esta razón decidió no someterse a ninguna biopsia de corion o una amniocentesis en su segundo embarazo. Creyó que no sería justo para Freek; como si tuviera miedo de volver a tener un hijo con síndrome de Down. Quizás a él le causaría la impresión de que era un hijo menos deseado que un hijo "normal".*
  »Como éste era su segundo parto, esperaba que fuera mucho más rápido. Pero la dilatación no parecía avanzar. Fui hasta cuatro veces a su casa, pero después de muchas horas de respirar profundamente con cada contracción, Els sólo había dilatado cuatro centímetros. Le pregunté si algo le preocupaba o la molestaba. Els se echó a llorar y me dijo que todavía tenía muy presente el nacimiento de Freek. La alegría del nacimiento se convirtió en estupor cuando vio que era mongólico. Inconscientemente, ahora tenía miedo de que volviera a pasar lo mismo. No se había sometido a una biopsia de corion y no sabía si esta vez llevaba otro mongólico. Cuando Els se sacó de encima toda la pena y el miedo, empezaron las contracciones y al cabo de dos horas nació Marta, una niña sana».

- *Beatrijs: «Els fue víctima de incesto cuando era joven y nos informó sobre este suceso en uno de los controles prenatales. El parto se le hacía cuesta arriba. Cada vez que entraba para ver cómo iba la dilatación, las contracciones cesaban y volvían a aparecer tan pronto como yo me iba. Parece ser que Els estaba aterrorizada por el examen vaginal. La situación cambió cuando le prometí que sólo lo haría cuando fuera totalmente indispensable. El parto se desarrolló después de forma tan rápida que ya no tuve que hacerle ningún examen».*

El progreso del trabajo de parto puede a veces bloquearse por otras razones como, por ejemplo, si la mujer está intranquila por algún motivo o si echa de menos la presencia de un ser querido a su lado. Aunque el bebé ya esté listo para nacer, las contracciones se hacen esperar.

- *Beatrijs: «Clara tenía dos hijos mayores de un matrimonio anterior que querían presenciar el parto. A las cuatro salieron los niños del colegio y a las cinco, Clara me llamó porque tenía contracciones cada cinco minutos. La examiné y vi que había dilatado tres centímetros. Iba para largo. A las ocho de la tarde, me presenté otra vez en su casa porque Clara no daba señales de vida. Las contracciones habían cesado y la dilatación no había avanzado. Clara metió a los niños en la cama y yo me fui a casa. No había pasado ni una hora cuando su marido, que ya había llegado a casa, me llamó urgentemente. Las contracciones eran cada minuto. ¡Tenía que darme prisa! Clara empezó a empujar cuando la enfermera y yo hacía tan sólo un cuarto de hora que habíamos llegado. Y al cabo de poco ya tenía al bebé en sus brazos».*

Este caso ilustra el hecho de una madre que espera el momento oportuno para dar a luz. La presencia de los niños la intranquilizaba. Las verdaderas contracciones llegaron cuando finalmente se sintió tranquila, es decir, cuando cayó la noche, el marido ya estaba en casa y los niños estaban en la cama. Un caso parecido es el de Anna. Anna rompió aguas cuando su marido estaba de viaje en el extranjero. Anna misma nos explica: «Fue muy extraño, yo no tuve que hacer nada. Dos días más tarde llegó Ernst y las contracciones llegaron automáticamente. Como si hubiera estado "esperando" a que Ernst llegara. Estoy muy contenta de que la comadrona y el ginecólogo me dejaran esperar». Otro caso es el de Lidwien: «Mi marido y yo llevamos un negocio. Durante la semana estamos ocupadísimos. Tenía miedo de que me tocara parir en medio de la semana. No sé si será coincidencia o no, pero hasta ahora, las tres veces he dado a luz en un fin de semana y de noche».

5 La etapa de los pujos

Los pujos, unas ganas incontenibles de defecar

Cuando una comadrona oye de repente comentarios tipo: «Necesito evacuar» después de que la mujer haya estado horas y horas sufriendo contracciones o cuando oye los ruidos consabidos que se emiten cuando la mujer empuja con el vientre, sabe que ya ha llegado la hora. Ha empezado la etapa de la expulsión, la urgencia por empujar. Esta urgencia es un reflejo fisiológico: es un estímulo natural, una necesidad instintiva a la que no se le puede oponer resistencia. No hay que hacer nada. La mujer empuja involuntariamente. De forma automática, aguanta la respiración o pega un grito mientras los músculos abdominales se contraen con todas sus fuerzas. Los sonidos que se emiten al empujar son típicos y la comadrona los reconoce a la legua. Son una especie de gritos profundos y sofocados lanzados con cada pujo. La parturienta sólo nota que debe empujar o defecar. Las heces que se encuentran en el recto se ven empujadas por la cabeza del bebé y deben salir primero. Cuanto más espacio se crea, mejor. Las comadronas ya están acostumbradas a esto y la parturienta no debe avergonzarse. Es más: las comadronas siempre están contentas con los excrementos porque esto significa que el parto avanza bastante.

● *Beatrijs: «Las contracciones de Annalisa durante la dilatación fueron excelentes. Estuvo dando vueltas y haciendo cosas en casa. De vez en cuando se tumbaba o se ponía de rodillas delante del sofá mientras se apoyaba en el asiento con los antebrazos y con las piernas un poco abiertas. En esta postura pudo aguantar durante horas y no necesitó a nadie. Su marido le servía una taza de té de vez en cuando y le daba un masaje en la parte baja de la espalda. Después de ocho horas de contracciones, empezó a tener ganas de empujar y quiso sentarse en la silla de partos. Lo preparé todo y llamé a la enfermera de sobreparto para que me ayudara. Cuando Annalisa ya estaba lista sentada en la silla y la enfermera y yo estábamos enfrente dándole ánimos, las contracciones empezaron a demorarse. Antes habían ido llegando cada uno o dos minutos, pero ahora, en cambio, tardaban unos diez minutos. Cuando la necesidad de empujar también desapareció, le dije que continuara tranquilamente tal como estaba antes en el sofá y que nosotras esperaríamos en la sala continua con un café. Tan pronto como la dejamos sola, las contracciones volvieron a aparecer con toda su fuerza y rapidez. ¡Era increíble! Ni ella misma se lo creía. Cuando volvió a sentir la urgencia por empujar, volví a sentarme junto a ella y las contracciones volvieron a ceder. Entonces le dije que sería mejor que empujara a solas con su marido. Él la sostenía agarrada por atrás. De tanto en tanto, entraba sin hacer ruido para escuchar el ritmo cardiaco del bebé y acto seguido volvía a desaparecer en el cuarto contiguo. Le di instrucciones para que me llamara cuando notara que la vagina se abría y notara una sensación de quemazón en los labios de la vulva. Al cabo de una hora de empujar, me llamó para que entrara y dos minutos más tarde, apenas con tres pujos más, nació un niño. La placenta fue expulsada inmediatamente y Annalisa no sufrió ningún desgarro. ¡Estaba muy orgullosa! A la postre resultó que el problema era la vergüenza. Me contó que le daba mucho miedo tener que defecar mientras estuviera empujando. Y efectivamente, esto fue lo que le sucedió y, por lo tanto, estuvo muy contenta de que no estuviéramos presentes en ese momento. Parece ser que en circunstancias normales, tener que defecar también le produce mucha vergüenza y que siempre lo hace cuando no hay nadie en casa. Esto era lo que se le hacía más difícil de todo el parto y no fue capaz de contárnoslo antes».*

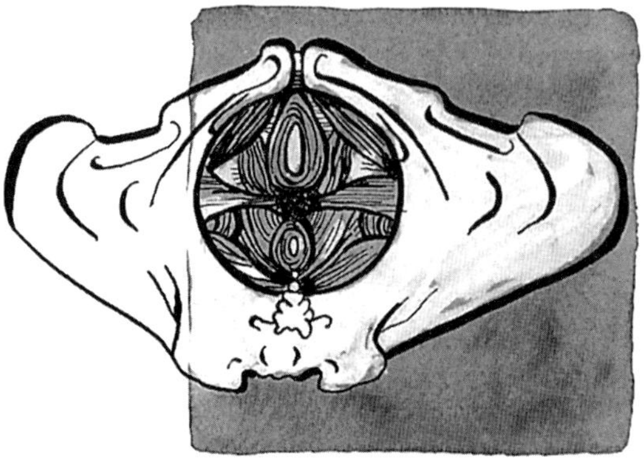

El suelo de la pelvis es una especie de trampolín muscular.

La expulsión: el punto final

Cuando la dilatación es completa –es decir, unos diez centímetros– en principio ya no hay ningún impedimento para que el bebé empiece a salir. Llegado este momento, la función de las contracciones ya no es la de procurar que el cuello uterino se abra, sino la de empujar el bebé hacia fuera, atravesando la pelvis y el canal del parto. El útero y la vagina forman una unidad, una cavidad hueca con una curvatura. Al final de este canal del parto se encuentra una especie de trampolín formado por músculos: el suelo pelviano. En este suelo pelviano se localizan la vagina y dos aberturas más: el ano y la uretra (el meato urinario).

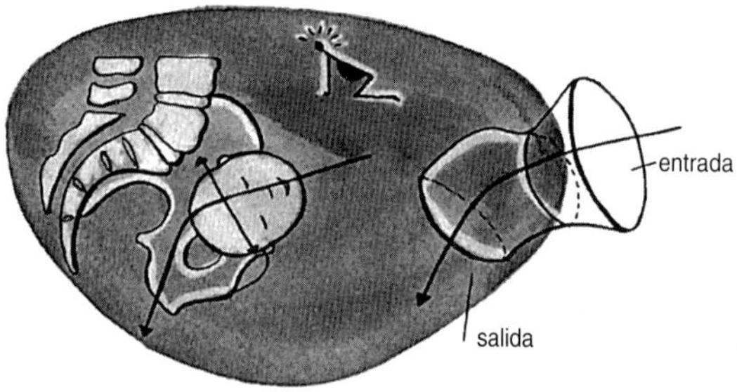

El canal del parto a gatas.

Cuando el útero empieza con la expulsión, el bebé debe bajar por la vagina, pasando por la pelvis y salir por el resistente suelo pelviano. La etapa de la expulsión en un primer parto es una tarea ardua, ya que los tejidos no han perdido todavía la rigidez y por lo tanto se requieren contracciones vigorosas. Cuando se trata de un segundo parto, el camino ya está allanado y la vagina y los tejidos de su alrededor ya han ganado elasticidad. Por esta razón, un segundo o consecutivo parto resulta siempre más fácil. Algunas veces, un segundo hijo puede nacer con tan sólo un par de buenos pujos. Todo depende naturalmente de la posición de la cabeza y el tamaño de la pelvis en proporción con el de la cabeza del bebé. ¡Y por supuesto también de la fuerza de las contracciones!

El viaje por el canal del parto

Al nacer, la cabeza del bebé debe efectuar una rotación de un cuarto para poder pasar por el canal del parto. Es lo que se conoce como

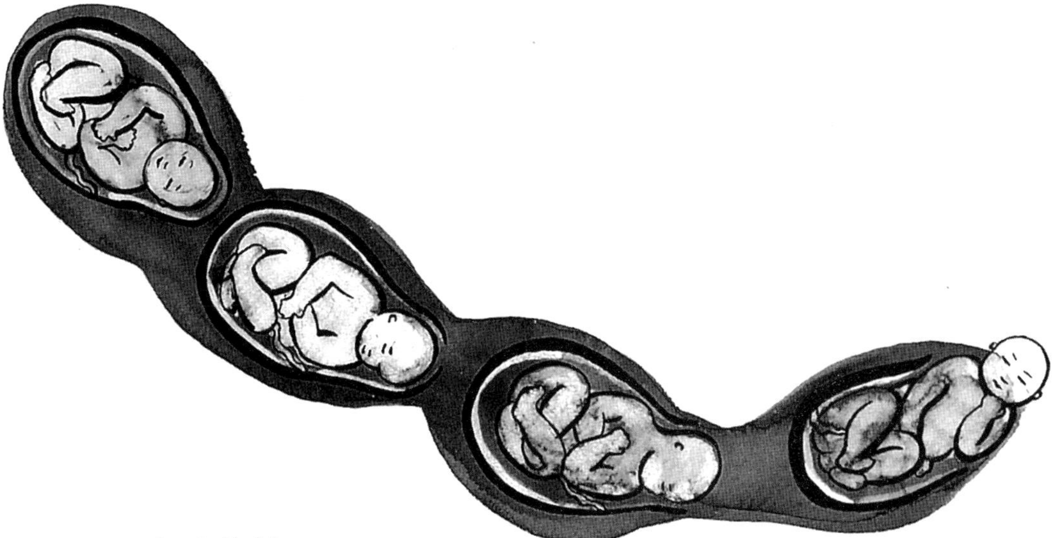

La rotación interna.

rotación interna de la cabeza en el canal del parto. Cuando empieza el parto, el bebé está mirando hacia abajo, en dirección al ano. En el momento en que el bebé nace, vuelve a girar automáticamente la cabeza hasta la posición inicial. Es lo que se conoce como *rotación externa de la cabeza*. Ésta es la presentación más normal al nacer.

El cráneo del feto (y del recién nacido también) es flexible y moldeable. Los huesos craneales todavía no se han soldado, por lo que tienen cierto grado de movilidad y se pueden deslizar unos encima de otros. De esta manera, el cráneo puede deformarse y adaptarse a las medidas del canal del parto para permitir el paso del bebé. Las contracciones vigorosas son imprescindibles para poder descender por el canal del parto, para que la cabeza se deforme y para que el feto pueda ser expulsado. La fuerza de las contracciones hace posible que una cabeza relativamente grande y en una buena posición (como en la ilustración) pueda pasar sin dificultad por el canal del parto. La cabeza de un recién nacido tiene una forma apepinada característica debido a este paso efectuado por el canal. Aparte de esta deformación, algunas veces también se presenta una acumulación de líquido en forma de chichón. Esto también es fruto del paso del bebé por el canal. Estas deformaciones desaparecen sin problemas después del nacimiento. Al cabo de un par de horas, el bulto ya se ha reducido y al cabo de un par de días ya no se nota nada. El canal del parto es mucho más elástico en un segundo o sucesivo parto y, entonces, la deformación de la cabeza del bebé es mucho menor.

Los pujos son inevitables

Cuando se instaura la urgencia por empujar significa que la dilatación ya es completa, es decir, se ha dilatado diez centímetros. En este caso, el útero ya está totalmente «abierto». La cabeza del bebé empieza a expulsarse del útero. Esto junto con la presión en el suelo pelviano produce una necesidad inevitable por empujar a la que no se le puede ofrecer resistencia. Puede darse el caso también de que la mujer sienta ganas de empujar cuando la dilatación no se ha completado. En estos casos, el útero está empujando las membranas y el bebé hacia el final del cuello uterino,

SUGERENCIA

Cuando sienta la necesidad de empujar, avise inmediatamente a la comadrona o el ginecólogo, si todavía no está con usted.

encima del suelo pelviano y el ano con contracciones muy fuertes, y esto provoca ganas de empujar en plena contracción. También puede ser que parte del líquido amniótico de las membranas cuelgue por la abertura del cuello uterino y ejerza presión sobre el ano. Algunas mujeres sienten necesidad de empujar cuando tan sólo han dilatado cuatro centímetros. Lo importante es que a la mujer no le entre el pánico. La necesidad de empujar es siempre una buena señal. No significa que el bebé llegue «inmediatamente», pero sí que es motivo para llamar directamente a la comadrona. Ella acude al hogar de la embarazada y después de examinarla puede determinar las causas que provocan la urgencia por empujar.

Los pujos no tienen precio

Cuando se sienten verdaderas ganas de empujar es imposible oponer resistencia. Aunque no se haya alcanzado la dilatación completa, es imposible resistirse y no empujar en el momento culminante de la contracción. Existen bastantes malentendidos al respecto y muchas mujeres nos preguntan si ya han dilatado completamente cuando les indicamos que ya pueden empujar si sienten ganas de hacerlo, o bien nos preguntan si primero no deberíamos mirar cuántos centímetros han dilatado. Todavía existe la idea de que cuando se tiene una contracción y ganas de empujar pero la dilatación no es completa, se debe jadear a la desesperada para no empujar, ya que de lo contrario se podría «perjudicar» al bebé. Esto no es cierto. No hay ningún problema en empujar cuando se llega al punto álgido de la contracción. No se fuerza ni se rompe nada. Lo único que puede ocurrir es que los tejidos del cuello uterino y los labios de la vagina se hagan más gruesos porque acumulan más líquido. Es lo que se conoce como *edema*, pero no comporta ningún peligro.

Empujar cuando el bebé se presenta de nalgas

Existe una excepción en la que no se debe empujar: cuando el bebé se presenta de nalgas. En este caso se debe hacer todo lo posible para reprimir la urgencia por empujar hasta que el ginecólogo o la comadrona haya constatado que el útero está totalmente dilatado. En los partos con presentación de nalgas o podálica, algunas veces, los pies o el culito del bebé empiezan a asomar por la abertura del útero antes de que la dilatación sea completa. Las

SUGERENCIA

No intente reprimirse si tiene ganas incontenibles de empujar. Siempre puede empujar tranquilamente un poco. Cuando llegue al punto álgido de la contracción y quiera empujar, siempre puede hacerlo aunque la comadrona o el ginecólogo no esté con usted. Los pujos no tienen precio y nunca deben desaprovecharse. Mientras la comadrona llega, usted ya puede ir empujando al bebé un poquito más hacia abajo aprovechando la fuerza de expulsión del útero.

SUGERENCIA

Si su hijo llega de nalgas y quiere reprimir las ganas de empujar, pruebe poniéndose de rodillas con los codos apoyados en un sofá. Es la mejor forma para oponer resistencia. Con esta posición, las nalgas de la mujer no cuelgan y se reduce la presión sobre el suelo pelviano entre contracciones.

nalgas del bebé son mucho más estrechas y afiladas que la cabeza y con una pequeña abertura tienen suficiente para salir. Las nalgas del bebé ejercen presión sobre el suelo pelviano y pueden ocasionar unas ganas increíbles de empujar. Si la mujer no puede contenerse, el bebé podría nacer parcialmente. Para las nalgas no supone ningún problema, pero la cabeza no podría pasar por la abertura del cuello uterino y esto es peligroso. Por esta razón, cuando el bebé se presenta de nalgas, algunas veces es esencial reprimir las ganas de empujar. La mejor manera de hacerlo es intentando jadear como un perro. Si la mujer no lo consigue puede empujar unos momentos de forma suave y después volver a intentar el jadeo.

Permanezca sentada

No existe motivo alguno para cambiar inmediatamente de posición cuando sienta la necesidad de empujar. Tanto si ya ha dilatado completamente como si no, la mujer puede empezar a empujar en la misma postura que estaba cuando ha soportado las contracciones de la dilatación. Quizá la comadrona querrá controlar más a menudo el ritmo cardiaco del bebé, pero esto también lo puede hacer mientras la mujer está tumbada en la cama o debajo de la ducha. Para evitar que el fetoscopio (véase la pág. 64) se moje, debe sacar la barriga hacia fuera.
La posición de rodillas colgando sobre la cama o el sofá es excelente tanto para recibir las contracciones como para empujar. Si la mujer había buscado refugio en el cuarto de baño, puede permanecer tranquilamente allí sentada. No es necesario cambiar de sitio cuando sienta necesidad de empujar. Es más, cuando la transición entre la dilatación y los pujos es brusca puede suceder que las contracciones pierdan fuerza. Las contracciones fuertes son necesarias para poder expulsar al bebé. La fuerza del útero es imprescindible, sobre todo cuando se trata del primer hijo.
En algunos casos, los bebés acaban naciendo en la bañera o debajo de la ducha. Como se sabe, tomarse una ducha o bañarse tiene un efecto reforzante sobre las contracciones y cuando éstas ya son muy enérgicas, puede resultar bastante incómodo tener que encontrar otro lugar para empujar. Por estos motivos, al final se acaba dando a luz en los sitios más inesperados: delante de la mesa de la cocina, del inodoro, de la estufa, de la lavadora, debajo de la ducha o en la bañera. La comadrona sabe adaptarse a todas las circunstancias.

SUGERENCIA

Si ya tiene ganas de empujar, pregunte a la comadrona si puede hacerlo en el lugar donde se encuentra en esos momentos. Mientras ella lo prepara todo, usted puede hacer que la cabeza del bebé descienda un buen trecho sin sentirse observada. De esta forma, sin observadores tiene más posibilidades de que las contracciones no aflojen.

Miedo al escenario

Cuando algunas mujeres se dan cuenta de que el parto ya es inminente, les entra el pánico: «el miedo al escenario». Esto ocurre a menudo cuando la comadrona anuncia que la dilatación es completa y va a hacer los preparativos. Puede suceder más tarde o más temprano. Pero en cualquier caso no es raro que la angustia les encoja el corazón al saber que el bebé está a punto de llegar. Bajo estas circunstancias, se puede estar retrasando el parto inconscientemente.

El tipo de miedo que se suele tener es muy característico. Se teme por ejemplo que el bebé no sea sano. Generalmente, los padres que ya tuvieron un hijo con algún problema son presas de este tipo de miedo, pero también los que esperan a su primer hijo. Algunas mujeres creen que la cabeza del bebé no podrá salir por el agujero tan estrecho y de forma involuntaria frenan las contracciones. El miedo a sufrir desgarros también tiene un papel importante, así como las historias aterradoras de amigas que pasaron por experiencias espeluznantes. En estos momentos, también se pueden tener dudas sobre la maternidad y las responsabilidades que comporta. En resumidas cuentas, se trata de miedos que pueden frenar las contracciones. Hablar sobre estos temores es una buena terapia. Como mínimo, la mujer se desahoga y, en la mayoría de los casos, la comadrona consigue quitarle un peso de encima. El bebé puede (casi siempre) salir por el agujero y no se producen desgarros cuando se empieza a empujar.

Debido a este «miedo al escenario», las comadronas ya no suelen hacer un examen vaginal inmediatamente cuando la mujer empieza a sentir ganas de empujar, sino que dejan que la mujer continúe a sus anchas mientras la comadrona realiza los preparativos, continúa controlando la frecuencia cardiaca del bebé pero, al mismo tiempo, intenta dejar a la mujer tranquila todo el tiempo que sea posible. Siempre y cuando ella esté de acuerdo.

- *Maria: «Enseguida tuve unas contracciones muy fuertes. Empezaron a la una de la madrugada y a las tres ya había dilatado seis centímetros. Una hora y media más tarde empecé a sentir ganas de empujar. No sé lo que pasó, pero de repente, las contracciones aflojaron. Entonces noté que la cabeza iba bajando y me entró un pánico increíble: ¡una cosa tan grande no podría salir por allí! Tuve miedo hasta el final. Ahora estoy convencida de que éste fue el motivo por el que las contracciones aflojaron. De repente, ya no me atrevía. Tuve que usar mis propias fuerzas porque las contracciones para empujar eran casi inexistentes. Y fue muy agotador. Duró tanto tiempo que la comadrona ya me quería mandar al hospital. Cuando me comunicó esto, todo empezó a ir mejor. Mientras ella llamaba al ginecólogo, yo me puse a empujar como una loca. Las contracciones volvieron a hacer acto de presencia. Al final di a luz en casa, por los pelos. Naturalmente, la cabeza pudo salir. Debido a este miedo, estuve empujando casi tres horas».*

- ***Beatrijs:** Astrid estaba esperando a su cuarto hijo. Siempre había tenido partos muy rápidos. Así que cuando me llamó, enseguida me presenté en su casa. Al poco, la examiné: ¡dilatación completa! Era cuestión de esperar a que empezara a empujar, pero no sentía todavía la necesidad. Al cabo de dos horas de espera nos fuimos a ver nuestro programa favorito en la tele. Al cabo de cuatro horas, tampoco tenía contracciones. Después de estar un rato charlando con ella, me contó que una amiga suya había tenido un hijo con una cardiopatía. El niño fue ingresado en el hospital inmediatamente después del parto y lo operaron enseguida. Como consecuencia, Astrid no podía creer que después de tener tres hijos totalmente sanos, ahora volvería a tener otro sano. De forma inconsciente, estaba muerta de miedo y creía que su hijo nacería con algún problema. No quería enfrentarse*

todavía a la realidad, inconscientemente estaba sufriendo estrés... Decidí quedarme a dormir con ella y esperar a ver qué pasaba. El bebé se encontraba en buen estado y no había prisa. Las dos juntas decidimos que a partir de ese momento haríamos ver que estaba embarazada, sin ir de parto. Cuatro horas más tarde empezaron las contracciones mientras Astrid dormía. Se despertó cuando sintió una gran presión. Su marido me despertó y me fui a la habitación de matrimonio. Llegué justo a tiempo para coger al bebé.
El bebé nació con un gran chorro de líquido amniótico y empezó a llorar antes de que acabara de salir del todo. ¡Un niño precioso de cuatro kilos de peso y otra vez completamente sano!

Los pujos son a veces horribles

En muchos libros se explica que las mujeres sienten un gran alivio cuando después de horas de recibir contracciones, pueden empezar a empujar. La sensación de estar activa haciendo algo se supone que es más reconfortante que estar encajando contracciones dolorosas. Se supone que empujar debe ser menos doloroso que dilatar, pero no obstante igual número de mujeres nos comentan que empujar es horrible. Para estas mujeres, empujar no es un alivio sino un crimen. No es tanto debido al dolor que se siente sino al temor de que todavía pueda empeorar más. La parturienta debe saber que cuando el dolor ya es insoportable mientras está empujando, el bebé nacerá enseguida.

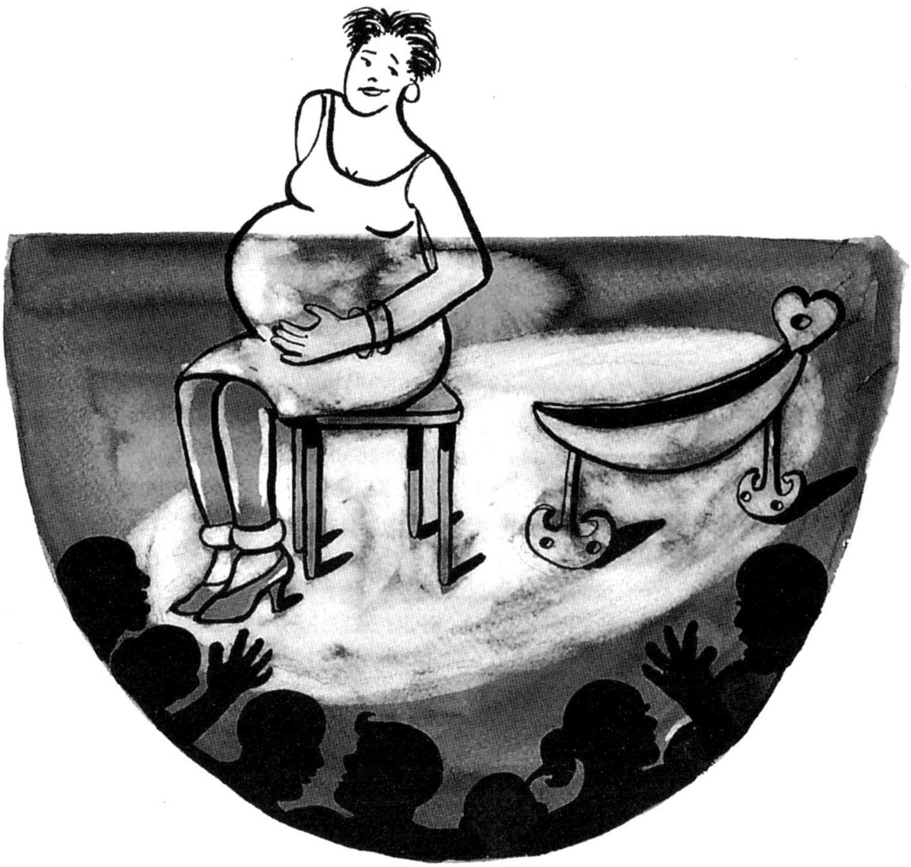

Algunas veces se tiene miedo al escenario.

SUGERENCIA

Tardar en empujar no es malo, pero es preferible no hacerlo demasiado tiempo. Dese ánimo y déjese llevar por las ganas de empujar.

- *Carola: «Ese enorme bombo que no da su brazo a torcer, esa bola de piedra que lo pone todo tenso y lo estira hasta lo imposible... Y luego, ¿aún encima tienes que intensificar ese dolor y esa sensación de quemazón pujando activamente?... Parece una tarea imposible de realizar, pero si te sabes dominar, la contracción se hace cargo de todo y pasa, sin más. Al final, resultó mejor de lo que esperaba».*

Empujar es automático

«Coloque la barbilla contra el pecho, inspire y empuje tan fuerte como pueda. Inspire otra vez, venga, venga, puje, continúe empujando. Y otra vez, contenga la respiración.» A un lado de la cama se situaba la enfermera de sobreparto cogiendo una pierna. Al otro lado de la cama se situaba el marido, que empujaba la cabeza de la mujer hacia delante y aguantaba la otra pierna. La comadrona se situaba al frente dando ánimos a la parturienta y ésta yacía en medio, morada por el esfuerzo que estaba realizando con cada pujo. Ésta era la típica escena de un parto en los años setenta y ochenta en Holanda.

Actualmente, son pocas las veces en que la comadrona tiene que dar ánimos a la parturienta tal como se ha descrito en el párrafo anterior. Se trata de los casos en que el bebé debe ser expulsado con celeridad porque, por ejemplo, los latidos del bebé parecen espaciarse. Pero con los años, esta práctica se ha ido abandonando y no se estimula a la mujer de forma tan insistente. Si las contracciones son fuertes y la mujer siente ganas de empujar, los pujos son automáticos. Y si no se tienen ganas incontenibles de empujar es señal de que no hace falta empujar tan fuerte, aunque la dilatación sea completa. En estas circunstancias es mejor dejar tranquila a la mujer y de esta forma, al no ser observada, las contracciones se hacen más fuertes. Ella misma va empujando cuando siente ganas y sin necesidad de agotarse demasiado, la cabeza va descendiendo y las ganas de empujar van en aumento.

Los estudios científicos han demostrado que esta manera de empujar «suavemente» es beneficiosa no sólo para la mujer sino también para la oxigenación del bebé. Si el cuerpo no pide unos pujos muy enérgicos, no hay ningún problema en empujar un poco más de las dos horas que son normales en un primer parto o más de una hora en el caso de un segundo o posterior parto. La duración de la etapa de los pujos depende de cada situación. La comadrona decide cuánto tiempo es prudencial que una mujer en particular empuje.

Un bebé afronta bien el parto

Un bebé sano puede afrontar el parto perfectamente. Incluso existen indicios de que el parto comporta una especie de estrés positivo que prepara al bebé para afrontar la vida fuera del útero. La presión que sufre la cabeza del bebé durante el parto produce un aumento de la segregación de adrenalina y una hormona de la glándula tiroides que luego harán posible que el bebé pueda regular su temperatura corporal. Esta misma presión también se encarga de que el bebé no respire antes de que nazca. Además, al comprimirse la caja torácica en el estrecho canal del parto, se exprime el líquido de los pulmones para que más tarde los alvéolos puedan llenarse mejor de aire. Los bebés nacidos por vía vaginal están mejor preparados que los bebés nacidos por cesárea para afrontar tanto los primeros y cruciales momentos de vida como las primeras veinticuatro horas en este mundo.

LOS ESTUDIOS CIENTÍFICOS

En el libro *A guide to effective care in pregnancy and childbirth*, los autores Enkin, Keirse y Chalmers describen la investigación que llevaron a cabo con un grupo de mujeres sanas que iban a dar a luz a su primer hijo y que no siguieron ningún curso de preparación para el parto. Las mujeres se dividieron en dos grupos. Las del primer grupo podían hacer lo que quisieran cuando tuvieran ganas de empujar; no se les dio ningún tipo de instrucción y resultó que empujaron de forma breve de tres a cinco veces durante una contracción. Aguantaron la respiración en períodos de tiempo muy cortos o incluso resoplaron mientras pujaban.

A las mujeres del segundo grupo se les dio instrucciones para que aguantaran la respiración durante un tiempo (de diez a treinta segundos) y para que empujaran tres veces con todas sus fuerzas en cada contracción. La etapa de expulsión fue mucho más corta en este segundo grupo de mujeres, pero la oxigenación del bebé antes e inmediatamente después del parto fue mucho peor. Al empujar de forma enérgica (sobre todo en posición horizontal) los vasos sanguíneos de la madre pueden comprimirse algunas veces. Esto dificulta el transporte de sangre a la placenta. Si, además, la madre aguanta la respiración durante un tiempo, esto puede acarrear a la larga consecuencias negativas para la oxigenación del bebé. Por lo tanto, no hay pruebas de que la manera antigua de empujar ofrezca ventajas. La expulsión del feto es más corta, pero el estado del bebé empeora.

6 Posiciones para empujar

Las posiciones clásicas

La posición horizontal para dar a luz es relativamente nueva. A lo largo de los siglos, las mujeres han parido a sus hijos en las más variadas posiciones: de pie, en cuclillas, de rodillas o de otras maneras. Hace tan sólo unos dos siglos que las mujeres empezaron a parir tumbadas. La razón principal fue la creación de instrumentos para agilizar el parto y recursos para controlar el ritmo cardiaco del bebé. A finales del siglo XVII se inventó el fórceps. Un invento fantástico que por primera vez permitió agilizar el parto cuando el bebé se hacía esperar. Pero, evidentemente, el fórceps sólo se podía usar si la mujer se encontraba en posición horizontal con las piernas levantadas. Así pues, la posición horizontal se adoptó en aquellos partos que podían presentar anomalías y complicaciones.

Más tarde, la posición horizontal acabó adoptándose en el resto de los partos normales. La razón principal fue la introducción hacia 1850 de un nuevo invento: la llamada trompetilla, un instrumento de madera que permitía escuchar los latidos del bebé. Este invento supuso de nuevo un gran avance, ya que con él, las comadronas y los parteros podían finalmente averiguar cuál era el estado del bebé en el útero. El resultado fue de nuevo el mismo: la mujer debía permanecer en posición horizontal porque sólo así se podía escuchar bien el ritmo cardiaco del bebé.

Y además, la posición horizontal también resultaba más cómoda para las comadronas y los médicos. De esta forma, se instauró la costumbre de parir en posición horizontal.

¡Libertad para empujar!

En el siglo XX –a finales de los años sesenta– un nuevo invento hizo posible que las mujeres recuperaran la libertad de movimientos durante el parto. Se inventó el fetoscopio: un aparato que emite unas ondas sonoras con una frecuencia muy alta a través del vientre de la madre y que las válvulas cardiacas del corazón del bebé reflejan como un eco. Estas ondas sonoras no son audibles para el oído humano, pero gracias al fetoscopio pueden oírse. El fetoscopio permite escuchar los latidos del bebé en cualquier posición. Por este motivo, las mujeres han recuperado la libertad de movimientos a la hora del parto y especialmente cuando están empujando. Parir en posición horizontal es inevitable en tan sólo aquellos partos en los que se presenta alguna anomalía y se debe hacer uso del fórceps o la ventosa.

Una mujer adopta distintas posiciones durante el parto si no se le indica qué tiene que hacer y se la deja a su aire. Se cuelga sobre el sofá, se tumba en la cama, se apoya en su marido, se cuelga del picaporte o se arrodilla. Todas estas

SUGERENCIA

Cambie a menudo de postura cuando esté en la etapa de los pujos. Si mientras está empujando tiene libertad de movimientos, usted misma encontrará la postura que le sea más cómoda, eficaz y le duela menos. Si no consigue cambiar de posición porque le resulta demasiado doloroso y se nota tensa, la comadrona le indicará la posición que a usted le resultará más favorable. Ir cambiando de posición puede facilitar el paso de la cabeza del bebé por la pelvis.

posturas tienen sus ventajas y desventajas. Pero lo importante es que la mujer se sienta a gusto. Si la etapa de los pujos se hace difícil, la comadrona puede sugerir cambiar de posición para agilizar el parto. Cuando se tiene que hacer uso del fórceps o la ventosa en el hospital, no se puede elegir: la posición horizontal es entonces indispensable. A excepción de aquellos hospitales que disponen de lo que se llama un «romarad». Esto es una especie de espaldera circular que permite que la mujer pueda parir cómodamente en cualquier tipo de posición y aunque se deban usar el fórceps o la ventosa. No existe todavía en España.

El papel de la fuerza de la gravedad

Aparte de la fuerza de las contracciones y la fuerza de la presión que se ejerce al empujar, existe otra fuerza que tiene un papel muy importante cuando se da a luz: la fuerza de la gravedad. La fuerza de la gravedad es la responsable de que el nacimiento del bebé se acelere o se ralentice en la última fase de la expulsión, es decir, cuando ya se divisa la cabeza del bebé. La fuerza de la gravedad facilita el parto cuando la futura madre está en posición vertical: de pie, de rodillas o en cuclillas. En esta posición, la cabeza se vislumbra mucho antes y después de cada contracción no retrocede con tanta facilidad como sucede cuando la parturienta se encuentra en posición horizontal. La fuerza de la gravedad es de gran ayuda en los casos en que el parto es difícil y lento. Por el contrario, cuando el parto se desencadena de forma muy rápida como, por ejemplo, cuando se trata de un segundo o tercer hijo, a veces es necesario frenar la expulsión para minimizar los desgarros. En estos casos es conveniente adoptar una posición más horizontal como, por ejemplo, a gatas o tumbada sobre la espalda. De esta forma puede conseguirse que la fuerza de la gravedad no precipite la cabeza del bebé por el último trecho del canal del parto.

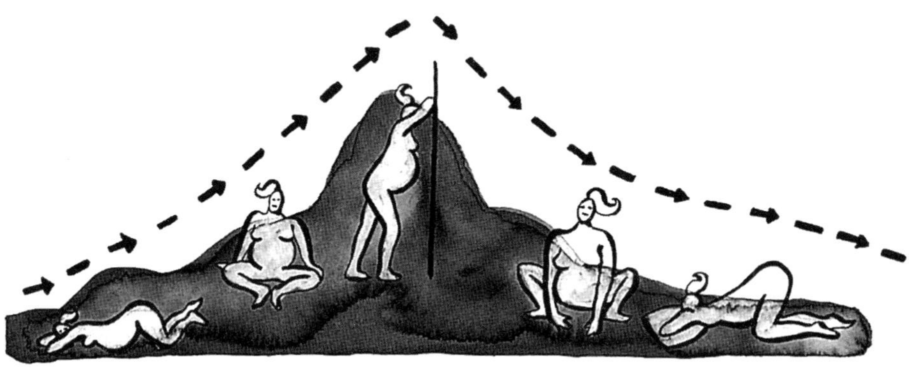

Todas las posturas son buenas para empujar.

SUGERENCIA

Si decide dar a luz de lado, es mejor que se coloque levantando un poco la pierna de arriba y apoyándola encima de unos cojines bien mullidos. De esta forma estará cómoda y guardará el equilibrio durante las últimas contracciones de la dilatación y el inicio de la etapa de la expulsión.

De lado

La posición de lado resulta bastante cómoda para sufrir las últimas contracciones de la dilatación cuando el cansancio ya ha hecho mella en la mujer. Ésta puede descansar entre contracciones y puede cobijarse debajo del edredón, y cuando empieza a aparecer la necesidad de empujar, ya se encuentra en una posición excelente. Cuando la cabeza ya está a punto de ser expulsada, la comadrona o el marido o acompañante deben alzar una pierna de la parturienta para crear suficiente espacio para que la cabeza pueda salir.

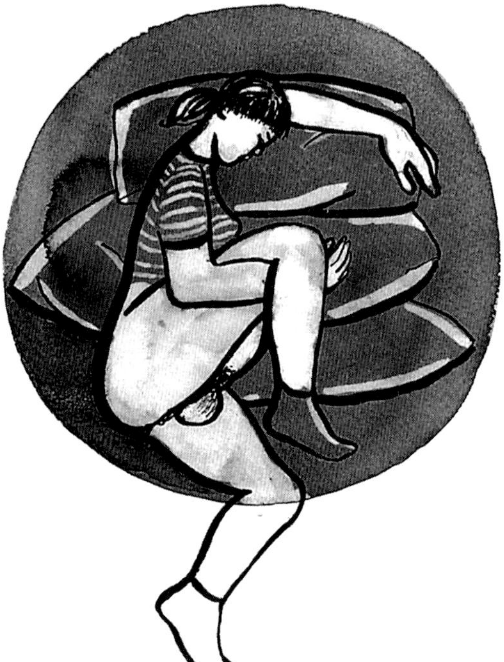

La posición tumbada de lado es excelente para empujar.

De rodillas

Ponerse de rodillas para empujar es una posición muy natural. Es una posición que permite a la mujer guardar el equilibrio al mismo tiempo que tiene facilidad de movimiento y, además, en la etapa de los pujos se puede ir modificando la postura según las circunstancias.

Hay varias maneras de arrodillarse. En la «posición de rezar», se mantiene el cuerpo erguido. Si la mujer se inclina un poco hacia delante, puede apoyarse en el suelo. Para apoyarse puede usarse también un sofá, una cama, una silla o una pelota canguro. No importa lo que sea mientras proporcione un buen apoyo.

Al mantenerse las caderas bajas (en la posición de rezar) la fuerza de la gravedad hace que se acelere la expulsión. Por el contrario, si se mantienen las caderas un poco alzadas (en la posición de a gatas) la gravedad no puede presionar hacia abajo y se puede frenar un poco el final del parto.

En esta posición (a gatas o apoyándose en el sofá o en la cama) el bebé nace detrás de la madre. La comadrona hace que el bebé se escurra hacia delante entre las piernas de la madre para que ésta lo pueda coger o si no la madre también puede darse la vuelta y pasar la pierna por encima del cordón umbilical y de esta forma se sitúa de cara al bebé. Esto puede sonar algo complicado pero cuando llega el momento, ocurre casi sin pensárselo. En ambos casos es tan sólo cuestión de un segundo y un movimiento.

Lo más bonito de parir en la posición de rodillas –y en todas las posiciones verticales–

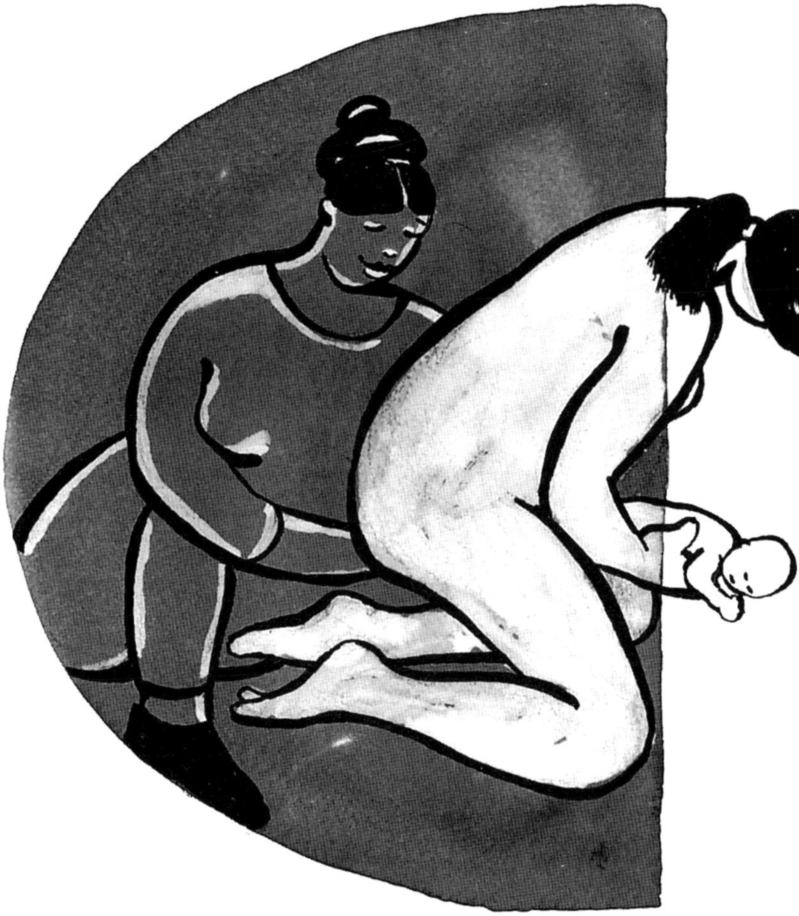

Inmediatamente al nacer, el bebé se pasa entre las piernas de la madre hacia delante.

SUGERENCIAS

Una posición de rodillas bastante cómoda es situarse enfrente de su pareja con los brazos alrededor de su cintura. De esta manera puede apoyar la cabeza en su pecho cuando necesite desconectarse un poco del mundo exterior sin dejar de estar en contacto con su ser querido o la persona que la acompaña. Es también una buena manera de concentrarse sin que otros la distraigan. Esta posición es excelente para los partos en el hospital, donde suele haber más gente pululando alrededor que en un parto en casa.

Póngase debajo de las rodillas algo blando como una colchoneta plástica o un cojín dentro de una bolsa de basuras. Le acabarán doliendo las rodillas si tiene que permanecer mucho rato en esa posición. Un cojín colocado encima del sofá para apoyarse también le resultará útil por si lo quiere morder o para poder amortiguar completamente sus gritos.

Asegúrese de que tiene un espejo de mano en casa. Le será muy útil a su pareja o acompañante si quiere mirar en él mientras usted esté pujando en posición vertical. Nuestra experiencia nos confirma que a las parturientas no les gusta mirar lo que está ocurriendo allí abajo. El suelo pelviano y la vagina sufren tal presión que puede resultar algo turbador y angustiante. Lo que sí puede resultar bastante alentador es palparse la vagina por la parte exterior con la mano para notar cómo la cabeza del bebé hace abultar la piel, ya que es señal de que el final está cerca.

es que la madre es la primera en ponerse en contacto con su hijo. Enseguida puede ver al bebé. No hace falta que la comadrona le pase el bebé a la madre. Si está preparada puede cogerlo ella misma.

En cuclillas

Ponerse en cuclillas es una postura muy natural para todo el mundo. Es la posición que el ser humano adopta cuando se sienten ganas de hacer las necesidades pero no hay ningún retrete cerca. En esta posición, la presión en el suelo pelviano aumenta considerablemente, se refuerza la necesidad de empujar y la mujer nota a la perfección en qué dirección debe hacerlo. En definitiva, se trata de una posición confortable en la que la mujer permanece

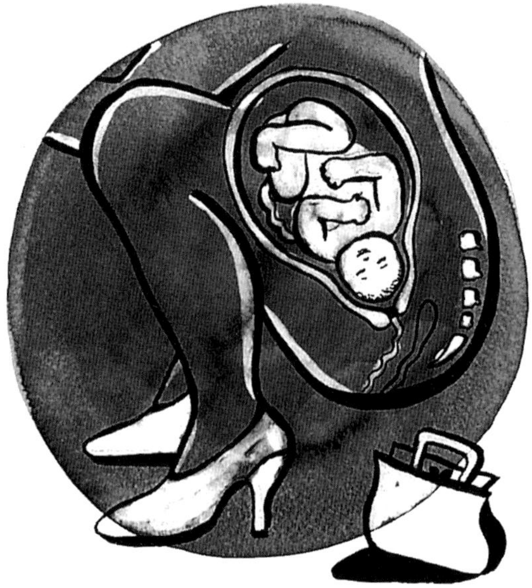

La posición en cuclillas sujetada.

SUGERENCIAS

Hay muchas posturas que son ideales para cuando se empieza a empujar, por ejemplo, de pie y apoyándose en una mesa, colgada de los brazos de un hombre fuerte o de rodillas. En todas estas posturas en las que las piernas no están demasiado abiertas y levantadas, la abertura de la pelvis se ensancha un poco, lo cual facilita el encajamiento de la cabeza del bebé.

El váter es un buen lugar si empieza a tener ganas de empujar. Sentirse aislada en una habitación pequeña favorece las contracciones y, además, el inodoro tiene una altura ideal para sentarse. Pruebe también un taburete o una silla de la cocina debajo de la ducha. Si nota una sensación de quemazón en la vagina, significa que la cabeza ya está bajando y entonces es hora de abandonar el cuarto de baño. Tampoco es recomendable quedarse en el váter empujando si el parto es muy rápido (en el caso de un segundo hijo). El cuarto de baño no es el sitio ideal para traer un hijo al mundo.

Tenga cuidado al final del parto cuando la cabeza ya está a punto de salir. Es aconsejable empujar con las piernas lo más separadas posibles y las nalgas casi tocando el suelo. En esta postura, la salida de la pelvis es algo más espaciosa y, por consiguiente, el bebé puede pasar con más facilidad por el último trecho del canal del parto. Las mujeres lo intuyen sin problemas.

En la posición en cuclillas, se puede mover la pelvis con facilidad, hecho que ayuda a expulsar al bebé. Apoye todo su peso sobre los dedos de los pies y mientras esté empujando intente hacerse una bola con la espalda. Esta postura ayuda a empujar correctamente y es un excelente ejercicio durante el embarazo.

Algunas comadronas y algunos hospitales disponen de una especie de barra para poder apoyarse cuando se decide parir en cuclillas. Esta barra se puede colocar encima de la cama si la mujer quiere parir allí en cuclillas.

Si no tiene a nadie en quien apoyarse cuando esté en cuclillas, puede hacerlo colocando la espalda contra la pared o el sofá. Esta posición es recomendable en el parto de un segundo o tercer hijo, porque en estos casos ya no se tiene que empujar tanto. Esta posición también es aconsejable si la comadrona llega tarde. De esta forma, usted misma puede coger el bebé.

sentada y no se derrocha energía de forma innecesaria. No obstante, es esencial encontrar un punto de apoyo para no perder el equilibrio. Esto se consigue apoyándose en las rodillas de alguien que esté sentado detrás de la mujer en una silla o en el sofá.

La silla de partos

Los orígenes de la silla de partos se remontan al pasado. En los viejos manuales de las comadronas se podían observar infinidad de diseños de taburetes y sillas con un agujero en medio para que la mujer pudiera parir con facilidad. La silla o taburete de partos formaba parte indiscutible de los instrumentos de trabajo de una comadrona. Además, en el siglo XVIII toda familia acomodada tenía su propia silla, mientras que en las clases más pobres, la silla se iba pasando de unas casas a otras según fuera menester. Las sillas usadas por las familias reales estaban talladas y decoradas con joyas. Las ilustraciones holandesas, alemanas y francesas del siglo XVI, al igual que las procedentes de la China de la misma época, demuestran que la silla de partos era de uso muy corriente en aquellos tiempos. Actualmente, y puesto que dar a luz en cuclillas está volviéndose a poner de moda en el mundo occidental, se han lanzado al mercado sillas de partos en modernos diseños. Se puede elegir entre una serie de modelos que en principio reúnen todas las condiciones. La mayoría de las comadronas holandesas lleva consigo una cuando asiste a un parto. En España, algunas comadronas que asisten partos en casa, disponen de ella, al igual que las clínicas que practican el parto natural. En los hospitales tradicionales no suelen haber sillas de parto.

La utilización de la silla de partos es muy recomendable, en especial para las mujeres que paren por primera vez. La silla o taburete se coloca encima de una manta en el suelo y

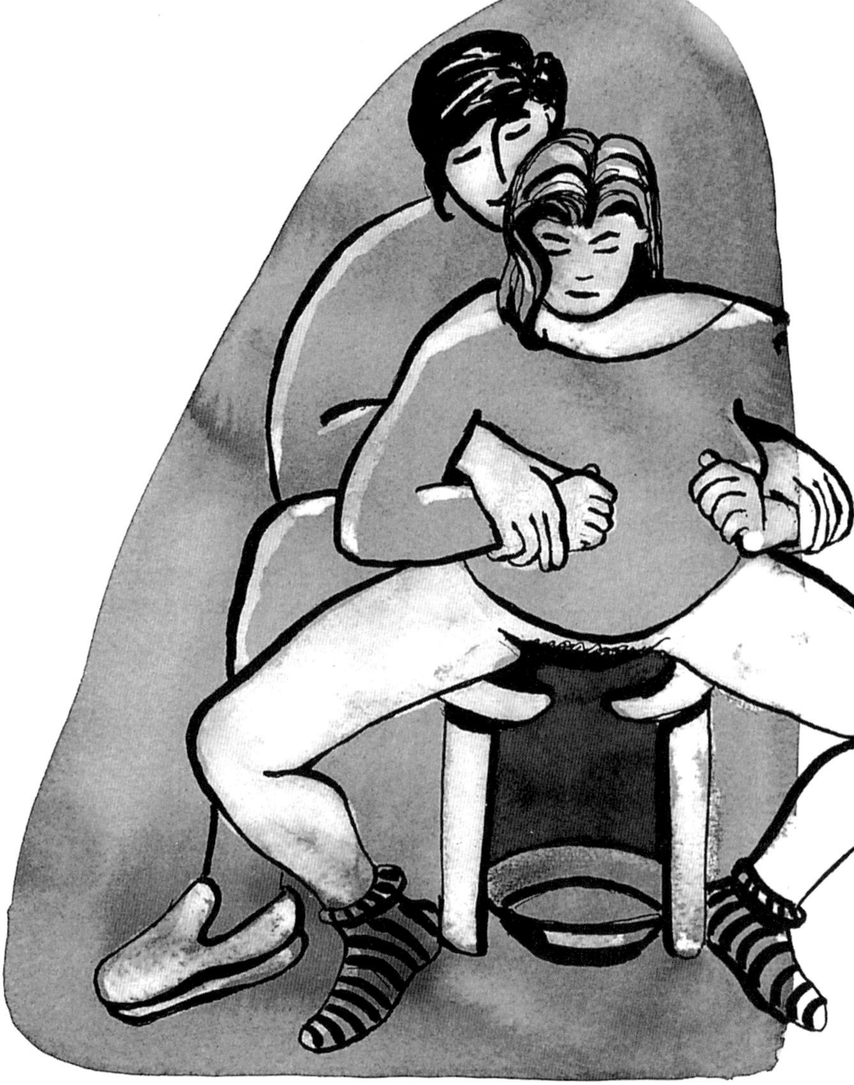

La silla de partos es muy cómoda para las mujeres que paren por primera vez.

detrás se coloca una silla donde el marido o el acompañante puede sentarse. Esta persona se convierte en un auténtico respaldo regulable contra el que la parturienta puede apoyarse entre contracciones y, además, de esta forma el acompañante puede acercar la cabeza al lado de la cabeza de la parturienta para animarla. La comadrona suele sentarse en un taburete bajo o sobre un cojín, o simplemente en una silla, y sigue el transcurso del parto a través de un espejo de mano. Cuando llega el final del parto debe arrodillarse o ponerse en cuclillas para ayudar a que el bebé nazca. Algunas veces quita la silla de partos al final de la etapa de la expulsión y la mujer pasa las últimas contracciones en cuclillas sobre el suelo. La ventaja de esta posición es que se encuentra muy cerca del suelo y resulta más fácil coger al bebé al nacer. A continuación, la comadrona hace sentar a la mujer encima de dos compresas sanitarias bien gruesas para que con la presión se reduzca la pérdida de sangre de los posibles desgarros que se hayan producido.

Si la comadrona no quita la silla de partos, entonces se encarga de que el bebé aterrice suavemente encima de una almohada colocada debajo de la silla. Puede usarse también una colchoneta plástica de las que se usan para vestir encima a los bebés o simplemente un cojín. Los padres pueden ver desde la silla el nacimiento del bebé, y si la almohada es bastante alta, la madre misma lo puede coger. De lo contrario, la comadrona se lo entrega.

Aunque la silla de partos es muy práctica, tampoco es indispensable usarla siempre. Si se tiene una silla de partos se puede caer en la tentación de quererla usar durante toda la etapa de la expulsión, pero es más lógico y natural ir cambiando de posición para encontrar la postura que le resulte más cómoda a la parturienta.

Tumbada u horizontal en cuclillas

La posición horizontal, tumbada sobre la espalda, también es conocida como posición horizontal en cuclillas. En esta posición, se consigue un ensanchamiento de la pelvis igual al que se consigue en la posición vertical en cuclillas. Cuando empieza la etapa de la expulsión y cuando la cabeza del bebé no ha empezado a descender, es mejor colocar los pies planos encima de la cama. La cabeza del bebé puede bajar así con más facilidad. Al final, las piernas pueden levantarse (en cuclillas horizontal) para conseguir que la salida de la pelvis se ensanche y la cabeza del bebé pueda salir fácilmente.

En la posición horizontal, el bebé está obligado a subir una inclinación para superar el canal del parto. Esta posición no saca partido de la fuerza de la gravedad sino todo lo contrario. Por esta razón, la cabeza tarda más en salir. La posición horizontal es por lo tanto adecuada

SUGERENCIAS

Cuando empiece el parto, meta una almohada en una bolsa de la basura. Así evitará que se manche de sangre y líquido amniótico. Esta almohada también la puede usar para apoyarse y arrodillarse encima cuando esté dilatando y empujando y por supuesto para que aterrice el bebé.

Si está empujando en la silla de partos, es aconsejable ponerse de pie de vez en cuando, por ejemplo, cada quince minutos. Muévase hacia delante y estire las piernas mientras la comadrona la sujeta. Su marido puede darle un masaje para desentumecer las piernas y las nalgas. De esta forma se evita la acumulación de líquido en los labios vaginales y la vagina. Aunque tampoco es una tragedia si esto le ocurre, siempre es mejor prevenirlo. Después del parto todo vuelve de nuevo con rapidez a su sitio.

Otra posición bastante cómoda para variar es colocarse a gatas. Desde la silla de partos puede tirarse con cuidado hacia delante con la ayuda de la comadrona hasta quedarse de rodillas con las manos apoyadas en el suelo.

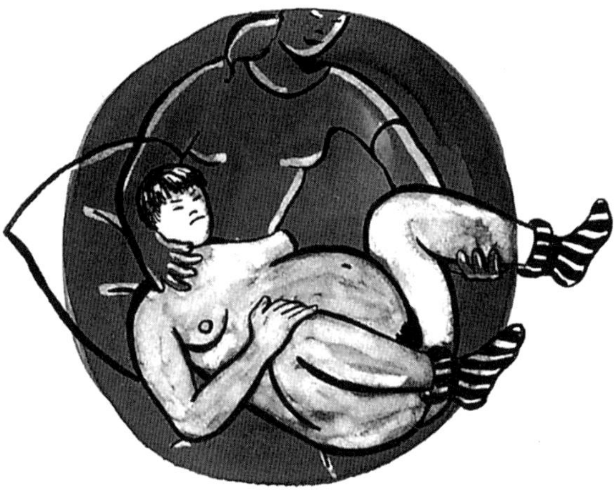

La posición horizontal en cuclillas.

en un parto muy rápido que deba frenarse un poco y también supone un buen cambio si ya se ha estado empujando durante mucho tiempo en otra posición. Existen otros casos en los que es inevitable adoptar esta posición: cuando se debe aplicar el fórceps o la ventosa. Para el bebé tampoco es conveniente que la madre permanezca mucho tiempo empujando tumbada sobre la espalda. El útero con el feto dentro, la placenta y la bolsa de líquido amniótico pesan unos seis kilos al finalizar el embarazo. Este peso comprime los vasos sanguíneos de la madre, con lo cual circula menos sangre hacia el corazón de la madre y la placenta. A la larga, la oxigenación del bebé puede empeorar. Por este motivo, es mejor cambiar de posición si los pujos se prolongan demasiado. Además, empujar durante mucho tiempo en posición horizontal es muy agotador porque constantemente se deben levantar las piernas y la cabeza para conseguir que la espalda se encorve hacia delante. Este tipo de esfuerzo, contrario a la fuerza de la gravedad, es un despilfarro de energía. Energía que se podría emplear para empujar el bebé hacia abajo. Otra desventaja del parto horizontal es que puede crear una sensación de desigualdad. La comadrona, el ginecólogo, la enfermera de posparto y el futuro padre están situados a un nivel más alto que la parturienta y todos deben mirarla hacia abajo. Todos miran con gran expectación la vagina de la madre, que se encuentra a la vista de todos los presentes. Sin duda alguna, esto puede incomodar bastante a cualquier mujer. Si a esto le añadimos el hecho de que la mujer necesita ayuda para tirar hacia sí las piernas mientras empuja, se llegará a comprender que muchas mujeres se sientan desvalidas y perdidas.

LOS ESTUDIOS CIENTÍFICOS

Varias investigaciones han demostrado que las mujeres que dan a luz de pie o sentadas, como media tienen que empujar menos que las que lo hacen tumbadas. Esto es debido a que en estas dos primeras posiciones se saca partido de la fuerza de la gravedad y también porque la presión que se ejerce sobre el útero es mucho mayor cuando se está derecha, provocando esto a su vez unas contracciones más enérgicas.

Una investigación realizada por los estudiantes de la escuela de comadronas de Amsterdam en 1985 reveló que en los partos en posición vertical se producen menos desgarros del perineo (la piel entre la vagina y el ano) y, además, también se tienen que practicar menos episiotomías que en los partos en posición horizontal. Sí que se producen más desgarros en los labios vaginales, pero en su gran mayoría no requieren puntos de sutura y no son demasiado molestos después del parto.

SUGERENCIA

Hay indicios de que es contraproducente empujar la cabeza de la parturienta hacia delante mientras ésta esté empujando. Existe la posibilidad de que se produzca una ligera dislocación de las vértebras que podría causar molestias a la parturienta después del parto. Para más seguridad, es mejor que nadie pruebe a empujar el mentón de la mujer hacia su pecho. Se recomienda, en cambio, colocar un cojín extra detrás de la cabeza o cambiar de postura.

● *Eline: «Me había preparado para dar a luz sentada. Había leído un libro al respecto, había hecho ejercicios de preparación en cuclillas y había alquilado una silla de partos. Mi comadrona no tenía silla, pero le pareció bien que yo quisiera parir de esta forma. "¡Como si quieres hacerlo de cabeza!", me dijo.*

»Al final, llegó el día. Después de sufrir contracciones durante una noche y un día, empecé a empujar. Ya tenía preparado un plástico con la silla encima. Enseguida me senté en ella, pero al cabo de poco, tuve ganas de tumbarme. Estaba tan cansada que no me podía aguantar encima de la silla. Así que me pasé casi una hora empujando echada en la cama, exactamente como yo pensé que no quería hacerlo. Y en cambio, me fue muy bien. Enseguida me pusieron a mi hija encima de mi vientre y ya no la solté más. Después del parto, dejé que me lavaran encima de la cama. Me encantó la manera como me trataron. Si tengo que volver a hacerlo otra vez, volveré a probar la silla, pero si no lo consigo de nuevo, no pasa nada».

La posición semivertical

Las comadronas y los médicos se han inventado una nueva posición, la semivertical, ya que la posición clásica horizontal la encontraban poco elegante. En esta posición, la mujer se sienta encima de unos cojines de manera que queda un poco más derecha. La ventaja que aporta es que la mujer puede participar más en el parto y sobre todo que el enorme útero no comprime los vasos sanguíneos.

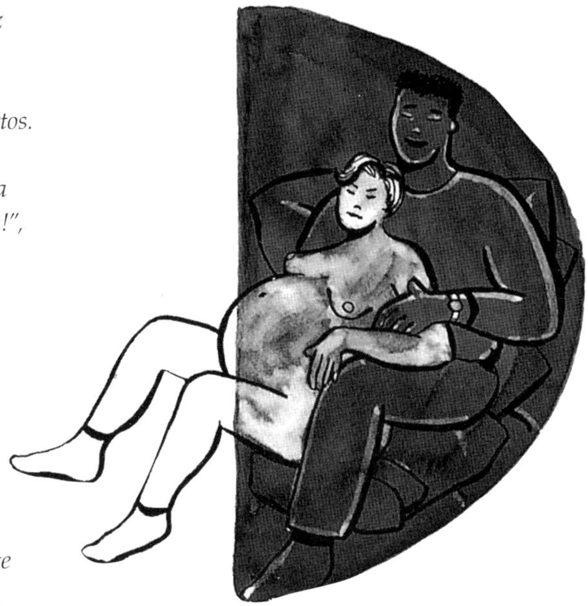

La posición semivertical.

La posición semivertical o medio sentada es una posición intermedia entre la vertical y la horizontal. Es una posición muy cómoda para el inicio de la etapa de la expulsión, sobre todo cuando se trata de un segundo o posterior parto. En la mayoría de los casos, el parto se desarrolla de una forma tan rápida que no hace falta la intervención de la fuerza de la gravedad. La desventaja de esta posición es que el bebé se ve prácticamente empujado contra la cama. Aparte de no poderse sacar partido de la fuerza de la gravedad, hay que mencionar también que el colchón oprime un poco la pelvis. Esto provoca la imposibilidad de que la pelvis se ensanche todo lo que puede y, por lo tanto, la cabeza tiene más dificultad para pasar. Así pues, es bueno saber que un parto iniciado en posición semivertical acaba siempre en posición horizontal, ya que generalmente no hay suficiente espacio para que nazca la cabeza. Tan pronto como se ve la cabeza, la mujer debe echarse para atrás, levantar las piernas y sujetarse las rodillas.

Parir de pie

En muchas otras civilizaciones, parir de pie es muy corriente. Existen muchos grabados e ilustraciones de mujeres pariendo en esta posición. Estas mujeres buscan siempre un apoyo como puede ser, por ejemplo, una cuerda atada en el cielo raso de la choza, o uno o más ayudantes que la sostienen. Incluso un árbol puede ser una buena ayuda. En nuestra civilización es un poco difícil sostenerse en un árbol, pero sí se pueden encontrar otros puntos de apoyo o para colgarse: la mesa de la cocina o el cuello del marido.
Un parto de pie suele ocurrir cuando el parto transcurre de forma muy rápida y las ganas de empujar cogen por sorpresa a la mujer, mientras, por ejemplo, se dirige hacia su habitación. Pero también puede resultar bastante cómodo empujar de pie cuando se trata de un parto tranquilo y normal, sobre todo al inicio del mismo, cuando la cabeza todavía debe encajarse más en la pelvis.
La ventaja de empujar de pie es que la mujer tiene total libertad de movimiento.

Puede ir variando la posición ligeramente y adaptarse a las circunstancias. La última fase de la expulsión se puede realizar doblando las rodillas hasta quedarse en cuclillas y traer así el hijo al mundo. Aunque también se puede acabar de parir de pie.

● *Berenice: «En aquellos tiempos, mi comadrona todavía no tenía demasiada experiencia con los partos verticales y por esta razón no era muy partidaria de ellos. Pero el parto de mi tercer hijo fue tan rápido que llegó tarde. Incluso Peter, mi marido, tampoco estuvo conmigo porque se encontraba en el piso de abajo llamando a la comadrona. Me acababa de levantar de la cama porque me dio la impresión de que tenía ganas de evacuar y de repente noté que la cabeza descendía. Yo misma cogí a Myrthe de pie, en la habitación. Fue un momento realmente íntimo, yo sola con mi hija. No me entró el pánico, solamente me quedé muy sorprendida. ¡Igual que Peter cuando subió! Los tres juntos pudimos disfrutar de este momento especial durante un cuarto de hora hasta que llegó la comadrona. Me felicitó por nuestra hija y por el hecho de haberme salido con la mía y haber dado a luz de pie».*

Sobre la pelota canguro

En los últimos años se ha puesto de moda apoyarse en una pelota canguro para dar a luz. Esta silla de partos alternativa puede adquirirse en las jugueterías por poco dinero. La pelota canguro no debe estar muy hinchada, de lo contrario, no ofrece apoyo alguno. La pelota se coloca entre las rodillas del acompañante y hace

SUGERENCIA

Si decide parir de pie puede usar una mesa o un armario para apoyarse. Una cómoda o la cama de un hospital suelen tener una altura muy adecuada. También puede colgarse de una cuerda en un gancho o de su pareja ¡si lo aguanta!

SUGERENCIA

La pelota canguro puede ser muy útil para sentarse debajo de la ducha en la etapa de la dilatación. Cuando esté de rodillas también le servirá para poder apoyarse encima.

la función de respaldo y también de apoyo para los brazos. La ventaja de esta pelota es que se pueden ir modificando las posturas según el momento y las necesidades. Cuando se empieza a empujar, resulta bastante cómodo sentarse encima: derecha con las piernas un poco separadas. Entre contracciones, la pelota puede hacerse rodar arriba y abajo para dar un masaje en la zona lumbar y la rabadilla.
Al finalizar el parto, la mujer puede apoyarse un poco hacia atrás para que la pelvis cuelgue libremente y así se crea más espacio para que la cabeza pueda salir. Las piernas se mantienen más abiertas que antes. Después del parto, se aparta la pelota para que la mujer pueda sentarse encima de las toallas en el suelo y pueda coger a su hijo con total comodidad.
La placenta se expulsa en esta posición.

Otras posiciones para el parto en el hospital

Si la mujer debe dar a luz en el hospital bajo prescripción médica, significa que gozará de menor libertad de movimiento. En la mayoría de los casos debe permanecer conectada al aparato CTG (un monitor para controlar el corazón del feto) y algunas veces también puede tener un tubito colgando del brazo si le dan suero.
De todas formas, esto no significa que tenga que dar a luz obligatoriamente en la posición horizontal. Existen toda una serie de posiciones que se pueden llegar a adoptar con plena libertad para poder dar a luz de forma bastante confortable, ya sea en el hospital o en la clínica.

SUGERENCIAS

Colocarse en cuclillas sobre la cama para empujar es una posición muy favorable. Para ello es necesario que una persona la sostenga a cada lado y que usted pase los brazos por los hombros de sus ayudantes. Esta posición es muy confortable si decide parir en vertical encima de la cama. No se ponga nunca de cuclillas en una cama del hospital sin ayuda. De hacerlo, se vería sola a una altura considerable, la cama puede ser inestable y, por lo tanto, peligrosa en su situación.

Otras posiciones prácticas en la cama son: acostada de lado y a gatas (a cuatro patas o apoyándose en el cabezal de la cama). Puede ir intercambiando estas posiciones si lo desea. Su pareja o acompañante le ayudará a moverse.

Si lo que desea es empujar de pie, pero debe continuar cerca del aparato CTG, puede apoyarse en la cama, ya que en los hospitales suele ser alta. Cuando lo crea conveniente puede doblar las rodillas y ponerse en cuclillas sin dejar de permanecer colgada de la cama.

Otra posibilidad es empujar en la silla de partos. La silla puede colocarse en el suelo encima de una toalla absorbente junto al aparato CTG y con una silla detrás para su pareja. Intente crear un rincón acogedor en la sala de partos. Puede cambiar la cama de sitio y colocarla arrinconada junto a la pared.

Es posible dar a luz también de pie cuando el bebé se presenta en posición podálica. En este caso puede empujar en la silla de partos que se coloca al lado de la cama. Si hay complicaciones, el paso de la silla a la cama es rápido y fácil. Discútalo antes con su ginecólogo.

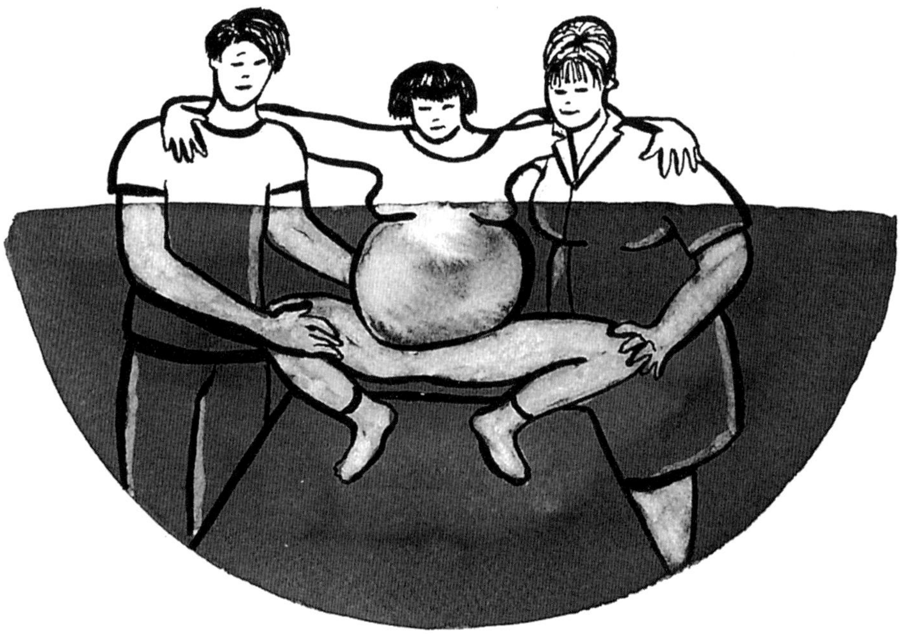

En el hospital también se puede conseguir una óptima libertad de movimientos.

La inestabilidad pélvica y las posiciones para dar a luz

Desde principios de los años noventa, existe un trastorno del embarazo que parece ir en aumento: sinfisiólisis, o bien inestabilidad pélvica. En este libro no se trata este trastorno con profundidad, pero para resumir podríamos decir que las hormonas del embarazo relajan las articulaciones y esto produce molestias «normales» y leves en algunas mujeres. Pero en otras, las molestias toman proporciones más preocupantes. En estos casos más graves, los ligamentos y las cápsulas que unen las distintas partes de la pelvis se ablandan tanto que ésta se vuelve inestable. Lo que en un principio es un fenómeno positivo durante el embarazo –la pelvis gana en flexibilidad para

SUGERENCIA

Si tiene dolores «normales» en la zona pélvica es muy importante que se mueva con cuidado e intente evitar movimientos asimétricos. Por ejemplo, al salir de la cama y del coche debe hacerlo con las dos piernas al mismo tiempo. Evite tener que subir muchas escaleras y, si lo hace, descanse los pies en cada peldaño. Si está hundida en una silla, primero debe tirar su peso hacia delante y luego levantarse. Camine con pasos cortos.

permitir el paso del bebé– para estas mujeres se convierte en una dolencia permanente.

La inestabilidad pélvica produce dolor especialmente en el hueso púbico, las caderas, las ingles y detrás en la rabadilla. Las molestias arremeten cuando se realizan determinados movimientos como subir escaleras, ir en bicicleta o mantenerse derecha sobre un pie. En cierto modo, estas molestias son normales: el embarazo siempre ha ido unido a la inevitable aparición de pequeñas dolencias. Las futuras abuelas que asisten a los controles prenatales con sus hijas suelen decir: «¿Ahora tienen un nombre para eso? Antes también lo teníamos nosotras, pero luego desaparecía». Los dolores pélvicos ligeros son normales. Seguir una vida sana y descansar son esenciales para reducir las molestias. El uso de una faja o un chal atado al vientre pueden ser de una gran ayuda.

En algunos casos, las molestias son tan graves que la situación debe calificarse de anormal y se aconseja el asesoramiento de un fisioterapeuta o de un quinesiterapeuta. Parece ser que las mujeres padecen actualmente esta forma grave y anormal de inestabilidad pélvica mucho más que sus antecesoras. Todavía no está muy claro cuáles son las causas y el porqué esta afección se da con más frecuencia en estos últimos años.

Hay una serie de principios que las mujeres que padecen inestabilidad pélvica grave deberían seguir a la hora del parto. Por ejemplo, al empujar no deberían agacharse demasiado ya que estar en cuclillas, con las nalgas casi tocando el suelo, hace que la pelvis se ensanche y estas mujeres ya tienen una pelvis más ancha de lo normal. Lo mismo sucede con la posición horizontal en cuclillas, es decir, en la cama. Por lo tanto, no se recomienda la posición en cuclillas –ni vertical ni horizontal– si se padece inestabilidad pélvica.

La posición que se suele recomendar a las mujeres con inestabilidad pélvica grave es la semivertical con los pies planos sobre la cama. No obstante, se debe tener en cuenta que al final del parto siempre se acaba dando a luz en cuclillas porque las piernas deben levantarse para poder crear espacio para que la cabeza y los hombros puedan salir. En cambio, si se da a luz en la silla de partos, este problema queda resuelto. Es importante que la silla no se ajuste a una altura demasiado baja y que las piernas de la mujer no estén demasiado separadas. La silla de partos es muy conveniente para las mujeres con este tipo de dolencia. La pelota canguro también resulta bastante segura. Por último, otra posición apropiada es de rodillas, apoyándose encima de un sofá o en el regazo del acompañante.

Generalmente, la mayoría de mujeres con dolencias pélvicas pueden parir por vía vaginal sin problemas bajo la asistencia de la comadrona. Si se sigue el asesoramiento de un profesional y se lleva una vida sana antes y después del parto, las molestias pélvicas suelen remitir casi siempre al cabo de un tiempo y finalmente desaparecen.

7 Consejos para su pareja

El papel de la pareja durante el parto en casa

La pareja o el marido de la futura madre es un ayudante importante de la comadrona. También acude durante el parto, o poco después, a la casa de los nuevos padres, una enfermera de sobreparto: es un sistema único, que sólo existe en esta forma en Holanda, donde la nueva madre cuenta, a partir del parto, con la ayuda de una enfermera, que acude cada día (ocho horas laborables) a su casa durante una semana; la ayuda con los cuidados al bebé, la lactancia, las tareas domésticas, como cocinar, comprar, lavar, limpiar, cuidar del hijo mayor, recibir visitas, etc., y hace que todo en casa marche sobre ruedas sin que la nueva madre tenga que preocuparse por nada. De esta manera ésta puede dedicarse plenamente a su nuevo bebé (en España algunas comadronas que asisten partos en casa llevan consigo una acompañante que la ayuda en su trabajo durante el parto). Cada vez que la comadrona debe marcharse durante el parto, le da instrucciones a la pareja, le indica los pasos que debe seguir y concierta con él la próxima visita. La comadrona también le informa sobre cuándo tiene que avisarla, por ejemplo, cuando se rompe la bolsa de las aguas. Generalmente, la comadrona le explica al marido o acompañante todo lo que puede esperar en las horas siguientes. Le da consejos sobre cómo se deben recibir las contracciones y le hace sugerencias para conseguir que éstas se refuercen. La pareja *se encarga* de todo en casa. Él es el personaje más importante para su mujer durante el parto. La comadrona y su acompañante controlan desde la línea de banda que el parto se desarrolle sin problemas y que todo vaya bien, pero luego desaparecen otra vez de la vida de los padres. Por el

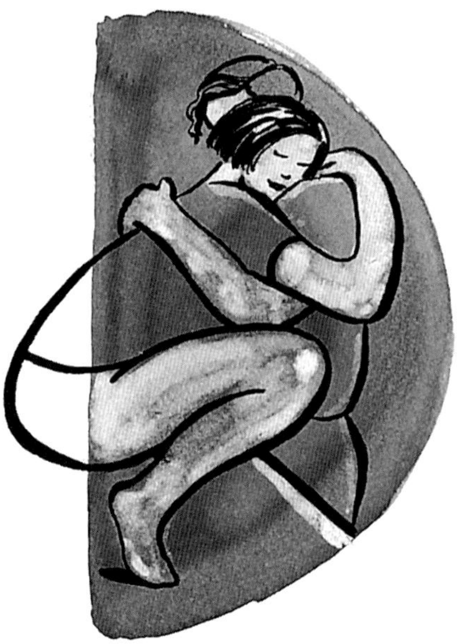

La pareja de la parturienta es un ayudante importante de la comadrona.

SUGERENCIAS

Procure que su nido esté calentito y tener todo tipo de provisiones en casa. Ponga la estufa, encienda unas velas, desconecte el teléfono y tenga la nevera bien llena.

Intente no hablar cuando la mujer tenga una contracción, no haga ruidos. Recuerde que ella necesita toda su concentración para encajar la contracción. En esos momentos, prácticamente no puede ni hablar ni escuchar. Para mayor tranquilidad de la parturienta, le desaconsejamos absolutamente correr por la casa, dar portazos, arrastrar sillas o llamar por teléfono a voces. Durante el parto se deben evitar todos los ruidos fuertes.

Haga un recorrido por la casa con la comadrona y otra persona que asista el parto. Ellas tienen que saber dónde están todas las cosas y cómo funciona todo para poder llevar a cabo su trabajo.

Si es posible, ayude a la comadrona a descargar los instrumentos de trabajo y la silla de partos del coche. Las comadronas suelen ir siempre cargadas de bultos al llegar y al partir. Es de agradecer cuando alguien les echa una mano con todos los bultos. ¡Sobre todo cuando hay muchas escaleras!

No se compadezca de su mujer o su novia. No hay nada más desalentador que tener un acompañante al lado con cara de compasión porque está muerto de miedo de que ella se pueda morir de dolor. De forma indirecta y sin darse cuenta, estará comunicando a su mujer que no confía en absoluto en la situación. Esto desanima a cualquiera. Aconsejamos a los maridos y acompañantes que confíen en su mujer y lo demuestren también. Muéstrese comprensivo, pero sin que sienta lástima por ella. Piense que ella está viviendo un momento glorioso en su vida. ¡Está dando a luz a un hijo! Usted sabe a la perfección que ella es capaz de hacerlo y la debe convencer de ello. Intente adelantarse a sus necesidades. Permanezca siempre a su disposición, pero sin estorbar y sin querer ser imprescindible. La mayor ayuda que puede brindarle a su mujer es mostrarle la confianza de que puede hacerlo sola.

contrario, la madre emprende una nueva vida con su pareja y sus seres queridos, y es importante que conserve y comparta con ellos los recuerdos de este acontecimiento tan intenso que es el parto. Por esta razón, es tan importante que la pareja pueda participar y ayudar a la mujer en el parto. Si la pareja sentimental no puede estar presente en el parto, la madre, una hermana o una amiga pueden desempeñar este papel. En muchas civilizaciones es muy normal que el futuro padre no esté presente en el parto y son las mujeres de la familia las que lo sustituyen.

- ***Beatrijs:*** *«Todavía me acuerdo del parto de Erica. Su marido, David, estaba muy nervioso. No dejaba de moverse sin cesar entre el sofá y la estantería. No paraba de rascarse la cabeza*

SUGERENCIAS

No se sienta rechazado o ignorado. Algunas veces, los hombres creen que tienen que hacer algo para mitigar el dolor de su mujer. Tienen la sensación de que se les está haciendo un llamamiento solamente porque su mujer está sufriendo un gran dolor. No pueden digerir la sensación de impotencia que sienten al no poder ayudarla. Por este motivo, es muy importante que comprendan que la única manera de parir es con dolor. Nadie puede quitarle a la mujer ese dolor, nadie puede sustituirla en la tarea, ella lo debe hacer sola. La mujer puede hacer frente a la situación mucho mejor cuando se le reconoce su capacidad y su independencia. A los hombres les aconsejamos que no le den más vueltas al tema, que lo dejen todo en manos de la mujer, pero que permanezcan siempre a su disposición.

Aunque su mujer no requiera ayuda constante, es importante saber prestarle atención y dedicación en el momento oportuno. Se trata de mostrar una especie de solaridad pero a distancia. Algunas veces se plasma en un gesto, una taza de té o precisamente sabiendo cuándo tiene que dejarla sola. Encárguese de que no haya nadie molestando a su alrededor. Algunas veces, desaparecer durante un rato también ayuda. No se sienta rechazado en esos momentos. Una buena idea sería aprovechar para echar una cabezadita o hacer alguna compra. Intente establecer «contacto telepático» con su mujer, intente estar emocionalmente con ella, pero sin usar demasiadas palabras. El contacto visual es esencial. Hablar es una actividad racional y la mujer puede distraerse haciéndolo y, por consiguiente, se podrían estar frenando las contracciones. Intente comprender que su mujer necesita encerrarse en sí misma y sumirse en sus pensamientos.

y de hacer ruido. De vez en cuando se sentaba junto a su mujer y la observaba con la frente arrugada y con cara de impotencia. A la larga, Erica acabó preocupándose por él. Él no lo iba a soportar… Y mientras tanto, el parto no avanzaba. Entonces decidí tener una charla con David en la cocina. Y efectivamente, David creía que su mujer no saldría viva del parto. Me costó mucho convencerlo de lo contrario, pero al final lo conseguí. A partir de ese momento, estuvo más calmado y Erica se pudo concentrar en las contracciones. Al final fue un parto la mar de normal».

- ***Beatrijs:*** *«Todavía me acuerdo como si fuera ayer del caso de un parto en el que el marido tuvo que estar casi ocho horas seguidas al lado de la cama de su mujer sin poder hacer nada, sin poder decir ni pío. Con cada contracción, la mujer se concentraba en los zapatos del marido y por muy extraño que parezca, esto le daba paz y tranquilidad. Si el marido se iba al baño por unos instantes o tenía que sacar al perro, ella no podía aguantar las contracciones bien. Después me contó que el sentimiento de solidaridad que su marido le había mostrado fue lo que le hizo aguantar todo el parto. Fue precisamente su actitud lo que más la ayudó: no dijo nada durante todo el tiempo e hizo lo que se le pedía en cada momento sin protestar y sin mostrarse impaciente. Éste es, por supuesto, un ejemplo exagerado, pero dice mucho de cómo un hombre puede ayudar en un parto».*

Puede ser que mientras usted se esfuerza por hacerlo todo bien, su mujer lo aparte o le diga algo desagradable en un momento dado. Si es posible, hágale saber más tarde que no se siente molesto por ello. Es tan sólo una reacción al dolor y a las contracciones. Todos tenemos nuestros malos momentos.

Si hace falta actúe de intermediario de su mujer: «Clara quiere tumbarse de lado». Algunas veces también puede aclararle algo a su mujer, por ejemplo, repitiendo las palabras de la comadrona: «La comadrona dice que ya puede ver el pelo del bebé...» o «Jadea un poco ahora...».

Su mujer le necesita mucho más en la etapa de la expulsión que en la etapa de la dilatación. Por ejemplo, cuando esté sentada en la silla de partos, le necesita literalmente de apoyo. Usted se convierte entonces en un respaldo viviente. Se trata de una posición en la que hay mucho contacto físico. Notará que cada contracción va llegando y podrá ayudar a vencerla en el momento adecuado. En esta posición, puede susurrarle palabras a su mujer para animarla. Entre contracciones, su mujer puede descansar en sus brazos. Si su mujer pare de rodillas, se apoyará en su regazo. Se trata de una posición muy íntima también y usted puede serle de una ayuda inestimable.

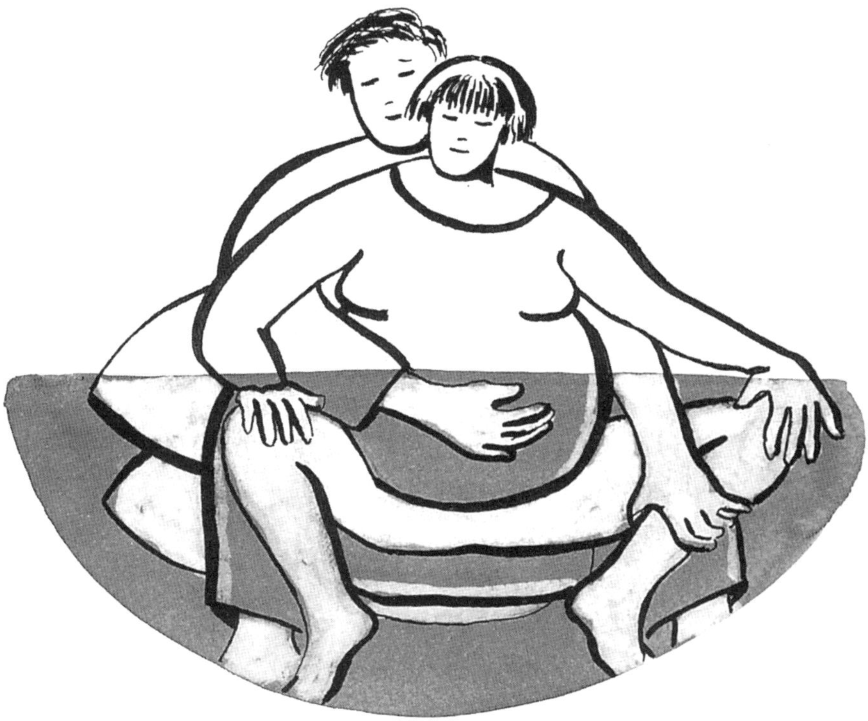

Su pareja es un respaldo viviente.

Halague de vez en cuando a su mujer o pareja y dele ánimos en el momento oportuno: «Estás preciosa, lo estás haciendo muy bien, empuja una vez más, así, sí... estoy tan orgulloso de ti...». Si su mujer pasa por un momento determinado muy difícil, recuérdele que ya falta poco para el final.

Si usted está sentado detrás de su mujer mientras ella está empujando y quiere ver salir la cabeza del bebé, pídale a la comadrona o a la enfermera de parto que coloque un espejo de mano a la altura adecuada.

Usted se dará cuenta de que la cabeza del bebé está saliendo cuando vea una zona oscura, mojada y brillante en la vagina. Notará que avanza con cada contracción y que retrocede un poco entre contracciones. Cuando ya pueda ver un poco más de la cabeza, podrá apreciar una arruga o un pliegue en la misma. Los huesos del cráneo están generalmente un poco aprisionados unos encima de otros y la piel de la cabeza se arruga. La cabeza tiene una forma apepinada después de pasar por el canal del parto. Si es la primera vez que lo ve, pensará que no es normal. ¡Pero sí lo es! Siempre y cuando la comadrona no diga nada, es señal de que todo es normal y de que va bien.

Inmediatamente después del parto, los bebés suelen tener un color morado más que rojizo. Esto también es normal. Tan pronto como el bebé empieza a respirar, la piel se vuelve rápidamente rosada o rojiza. No todos los bebés lloran inmediatamente al nacer. Algunos bebés empiezan a respirar después de uno o dos gritos. En otras ocasiones, la comadrona debe ayudarlos a que empiecen a respirar. En estos casos, la comadrona aspira con una sonda de goma los residuos de sangre y mucosidades de la boca y después estimula la respiración del bebé secándole la piel con un masaje. Estos procedimientos son totalmente normales después de un parto y en este caso también; si la comadrona no hace ningún comentario en especial es que todo marcha bien.

Cuando su mujer llegue a las últimas contracciones, enseñe a otra persona que asista al parto, como por ejemplo una ayudante de la comadrona o familiar suyo, cómo funciona su máquina fotográfica. Pídale que saque fotos justo después del parto. Así usted no tendrá que ocuparse de esto y además podrá salir en las fotos con su mujer y su hijo.

Si se baña al bebé por primera vez, unas dos horas después de haber nacido, usted mismo puede encargarse de ello. Será una tarea muy agradable para estrenarse como padre. Si es posible, hágalo cerca de su mujer y así ella también podrá presenciarlo. Generalmente, la bañera es el sitio donde los bebés abren sus ojos por primera vez para observar a su alrededor. Es muy emocionante vivirlo junto a su mujer. La comadrona o su acompañante le enseñará enseguida la manera más práctica para bañar al bebé y vestirlo.

Después del parto, tómese todo el tiempo que sea necesario para poder hablar con su mujer sobre el transcurso del parto. A la mujer que acaba de parir le gusta poder pasar revista de todos los incidentes del parto con usted, la persona que tiene más cerca emocionalmente. Uno se acordará de detalles que al otro le pasaron por alto. Esto es importante para conseguir una imagen completa de lo que fue el parto. Puede que también les resulte muy útil hacer esto al día siguiente del parto en presencia de la comadrona. Es una práctica muy provechosa para asimilar este gran acontecimiento que es el parto.

8 La última fase del parto

Cuando el bebé supera la última dificultad

Al inicio de la etapa de la expulsión, se nota presión en dirección al ano y, por consiguiente, se siente la necesidad de defecar. Es como si estuviera empujando una piedra que no se mueve ni un solo milímetro. En esta fase, el cráneo debe adaptarse al tamaño y la forma de la pelvis y, por esta razón, la cabeza se deforma un tanto. Esta deformación requiere tiempo, pero en un momento dado –quizá después de una hora– la mujer nota que la «piedra» empieza a moverse. ¡Finalmente empieza a moverse! La cabeza del bebé comienza a rotar hacia delante, en dirección al clítoris. La parturienta nota una sensación de quemazón en la parte alta de la vagina (esta sensación es distinta de la que se nota en los labios de la vagina cuando empieza a asomar la cabeza). En la última fase de la expulsión suceden muchas cosas más. A partir del momento en que la comadrona ya puede ver la cabeza del bebé, la presión que ejerce la cabeza es tal que la mujer empieza a pujar con todas sus fuerzas de forma automática. Se necesita bastante

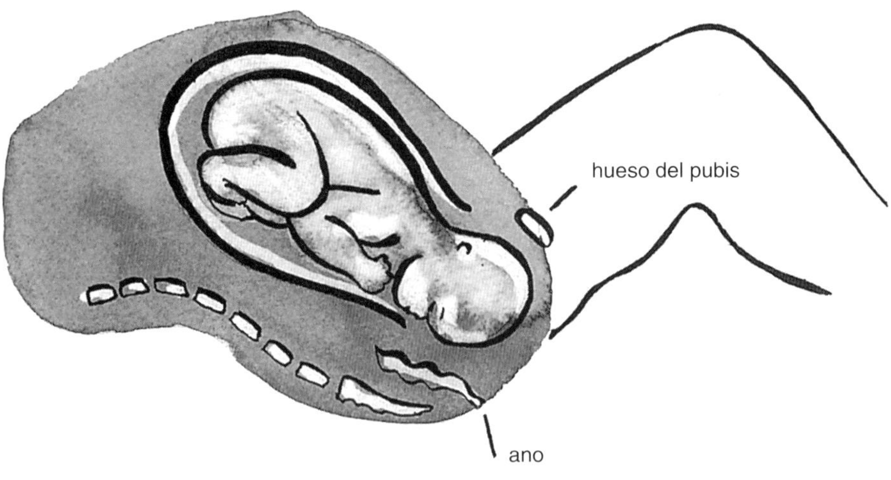

Al final del parto, la cabeza rota hacia delante justo debajo del hueso del pubis.

fuerza para vencer la resistencia que ofrece la resistente musculatura del suelo pelviano.

- *Iris: «Antes del parto, siempre pensé: voy a dar a luz a mi hijo en un abrir y cerrar de ojos. Pero luego no fue en absoluto como me lo esperaba. Durante la primera hora estuve empujando con la impresión de que no estaba pasando nada. ¡Totalmente frustrante! La comadrona no perdió nunca la confianza, esto me hizo aguantar hasta el final. Al cabo de una hora y media, vi algo negro en el espejo. ¡Por fin la cabeza! Pero luego, todavía pasaron tres cuartos de hora hasta que mi hija Medy nació. Nunca me hubiera imaginado que tardaría tanto tiempo en parir un bebé de tres kilos y medio. Cuando estaba embarazada por segunda vez, la comadrona me dijo que este segundo bebé pesaría medio kilo más que el primero. Por eso pensé que volvería a ser un parto muy pesado. Pero, en cambio, esta vez ya se vio la cabeza cuando justo empezaba a tener ganas de empujar. La expulsión duró tan sólo un cuarto de hora. Incluso tuve que respirar un poco profundamente para poder frenar las contracciones, si no habría ido todo demasiado rápido. ¡Y eso que Tijmen pesó cuatro kilos! Toda la dificultad que tuve con Medy no fue en vano. ¡Fue una especie de inversión para el segundo parto!».*

Una sensación de quemazón

Cuando la cabeza del bebé empieza a asomarse en la abertura de la vagina, al principio avanza con cada contracción para luego retroceder un poco entre contracciones. En un momento dado, la cabeza se hace visible después de una contracción y ya no retrocede más: la cabeza permanece «fija» en la vagina. A partir del momento en que la cabeza se ve desde el exterior, la vagina se estira de forma considerable. El perineo –la zona entre la vagina y el ano– es generalmente bastante grueso y duro, pero al final de la expulsión es muy fino debido al estiramiento que sufre. La parturienta nota que esa zona está en tensión, como si estuviera muy «llena», como si la vagina y los labios de la vulva ardieran. Las mujeres suelen alarmarse por esto. Temen que la cabeza no pueda salir y que la vagina y los labios se vayan a desgarrar. Esta sensación de quemazón es normal. Es bastante intensa pero por fortuna dura poco. Es muy importante mantener la calma y recordar que ya falta poco para que el bebé nazca.

El parto de un segundo hijo

El primer parto dura mucho más y el dolor es más prolongado que en el parto de un segundo o tercer hijo. Un segundo parto suele ser mucho más intenso y el dolor que la mujer experimenta al empujar es mucho más violento y difícil de sobrellevar que en un primer parto.
En un segundo parto, la urgencia por empujar llega también antes de lo previsto y además suele ser mucho más fuerte que la primera vez. Cuando ya se ha abierto camino una primera vez, la etapa de la expulsión es todavía mucho más rápida en los sucesivos partos. Esto se debe a que los músculos del suelo pelviano han ganado en elasticidad con el primer parto

SUGERENCIA

La comadrona puede colocar una manopla caliente en la vagina y los labios para aliviar el dolor. El agua caliente relaja la piel y calienta la musculatura del suelo pelviano y, por consiguiente, se puede estirar con más facilidad. De esta forma, se consigue crear más espacio para la cabeza y no resulta tan doloroso.

y después ya se estiran con más facilidad tan pronto como la cabeza llega a la vagina. Al ser el parto mucho más rápido, también es mucho más doloroso. Si la embarazada nota que el parto transcurre demasiado deprisa, puede adoptar una postura que le permita controlar un poco los últimos pujos. Una buena posición es, por ejemplo, a gatas o de rodillas apoyada encima de la cama o el sofá. Acostarse en la cama es también muy práctico. Si, por otra parte, la mujer necesita un poco más de fuerza (hay que tener en cuenta que los siguientes bebés suelen ser un poco más pesados), entonces puede ponerse en cuclillas apoyando la espalda contra el sofá, la pared o la cama. O puede dejar que su marido la sostenga o hacer uso de la silla de partos... Generalmente, cuando la cabeza ya sale algo, ya no hace falta empujar más. La fuerza de la gravedad del útero hace el resto del trabajo. La comadrona pide entonces a la parturienta que respire profundamente o que jadee como un perro, en vez de empujar, para dejar que la expulsión de la cabeza –el obstáculo más grande e importante del parto– transcurra de una forma fluida. Por esta misma razón, es posible que la comadrona le pida al final que empuje solamente entre dos contracciones. De esta forma, el final de la expulsión transcurre más despacio y hay menor posibilidad de sufrir desgarros.

Es posible que en un segundo o tercer parto, la mujer sienta miedo al tener que empujar porque ya sabe lo que le espera. Se siente dominada por la necesidad de empujar y de pronto se siente amenazada por las circunstancias inevitables: el parto ya es casi un hecho. No se puede hacer nada por escapar de esta realidad, mientras que la mujer preferiría tomarse un descanso o quizá mejor: desentenderse de todo. En estos momentos, la comadrona debe desplegar toda su capacidad persuasiva para que la parturienta dé el paso decisivo. Al final, el bebé siempre nace, aunque la parturienta prácticamente no haya empujado, ya que la fuerza propia del útero es suficiente para completar la expulsión. El único aspecto negativo es que la expulsión se habrá prolongado demasiado tiempo y de una forma innecesaria.

- *Rosa: «Ya llevaba un tiempo con contracciones aptas para empujar, pero no me veía con valor para hacerlo con fuerza. Seguía gimiendo para ahuyentarlas y esperaba que la comadrona no se diera cuenta. Cada vez que notaba la necesidad de empujar, no tenía ganas de hacerlo. Afortunadamente, la comadrona me dejó hacer. Me dijo que teníamos todo el tiempo del mundo y que le parecía muy normal que me sintiera así. Pero al cabo de una media hora, me dijo que ahora ya sí tenía que suceder. Sander y ella empezaron a empujar y yo tenía que cooperar. Una vez superado el primer obstáculo ya no pude parar y nuestro cuarto hijo nació después de un pujo muy largo. ¡Se llama Estrella!».*

- ***Mariël:** «Cuando ya había dilatado completamente, me entró el pánico. Todavía me acordaba de lo doloroso que fue empujar en mi primer parto. No me atrevía a empujar porque tenía miedo de que esta vez iba a ser todavía peor. Pero al final resultó mejor de lo que me imaginaba. Cuando estaba pensando que lo peor todavía tenía que llegar, salió de repente la cabeza disparada. No tenía que haberme asustado tanto. ¡Al final, ni siquiera sufrí un desgarro!».*

Empujar y jadear

La fase final de la expulsión debe ser gradual. Es importante no expulsar la cabeza de golpe con un solo pujo, sino hacerlo de forma progresiva. De esta manera, la piel y la musculatura del suelo pelviano se pueden estirar pausadamente y la posibilidad de sufrir desgarros es menor. En general, la mujer misma lo nota y hacia el final del parto empuja

SUGERENCIA Al final del parto, cuando la comadrona ya puede ver la cabeza, le puede ser de gran utilidad intentar relajar el suelo de la pelvis entre contracciones para crear más espacio. Esto se consigue estando quieta y concentrándose imaginando que la vagina «se abre».

con cuidado. Así, la cabeza estira poco a poco la vagina y los músculos del suelo pelviano. Algunas veces, la mujer siente la necesidad de empujar al bebé de golpe en una sola contracción. En este caso, la comadrona interviene e indica claramente a la parturienta cuándo debe empujar y cuándo jadear. Ella guía a la mujer en el último tramo del parto para evitar desgarros innecesarios en la vagina y los labios. Si la comadrona decide en cambio que el bebé debe nacer rápidamente (por ejemplo cuando el ritmo cardiaco del bebé decrece), entonces la incita a que empuje con ganas y, si lo cree necesario, practica una episiotomía para acelerar el nacimiento y evitar un desgarro mayor.

Las desventajas de la episiotomía

La mayoría de las mujeres sufren algún pequeño desgarro en la vagina o los labios de la vulva en su primer parto. Aunque la comadrona siempre intenta limitar estos desgarros al máximo, procurando que al final se empuje de forma gradual, es casi imposible evitarlos y, de hecho, tampoco es grave. Muchas mujeres sienten temor ante la posibilidad de sufrir desgarros en el parto, pero la verdad es que generalmente no notan nada cuando se produce uno. Esto es debido a que la vagina sufre una gran presión y el perineo –el trozo de piel entre la vagina y el ano– se vuelve insensible. Los desgarros suelen producirse en los puntos que ofrecen menor resistencia y donde hay menos músculos: exactamente en el perineo, donde convergen los músculos del suelo de la pelvis. El desgarro más común que se produce en esta zona es superficial, nace en la vagina y va en dirección al ano. Algunas veces también se pueden producir pequeños cortes en los labios de la vulva.

La incisión que se realiza al practicar la episiotomía es lateral; partiendo de la vagina corta los músculos en diagonal y por lo tanto no presenta un trazado natural como un desgarro. Por esta razón, las mujeres que han sufrido una episiotomía tienen más molestias después del parto y al reanudar las relaciones sexuales. Un desgarro, en cambio, suele sanar sin dejar cicatrices y después de seis semanas es del todo imperceptible.

Si la parturienta está en condiciones de poder elegir, un desgarro es siempre preferible a una episiotomía. Por esta razón, las comadronas y los ginecólogos se moderan con el uso de la tijera. Prefieren que el perineo se desgarre un poco y, así, los músculos del suelo de la pelvis permanecen intactos. De hecho, raras veces es imprescindible una episiotomía.

- *Karin: «Mi madre sufrió grandes desgarros al dar a luz a su primer hijo y guardó siempre muy malos recuerdos de ese primer parto. Yo tenía mucho miedo de que me pasara lo mismo. Cuando nació Tomás dije con gran alivio: "No he tenido ningún desgarro, ¿verdad?". Porque la verdad es que no noté nada. Pero cuando la comadrona "examinó los daños", me dijo que había un pequeño desgarro. Los puntos de sutura fueron mejor de lo que esperaba. Fue algo molesto, pero me anestesiaron, así que tampoco noté casi nada».*

SUGERENCIA

Si usted ha sufrido un desgarro considerable en un primer parto, le aconsejamos que dé a luz a gatas la próxima vez. En esta posición, se frena la fuerza de la gravedad, con lo cual la última parte de la expulsión acostumbra a transcurrir de forma paulatina.

LOS ESTUDIOS CIENTÍFICOS

Un estudio de 1995 de las ginecólogas Maria Pel y Marion Heres de Amsterdam demostró que la episiotomía –que en un principio es una medida para prevenir posibles desgarros– no reduce la posibilidad de un desgarro mucho mayor en el que se daña el músculo orbicular del ano. Además, la mayoría de las mujeres que han sufrido una episiotomía tienen muchas más molestias y dolor y tardan mucho más tiempo en poder reanudar las relaciones sexuales después del parto. Las conclusiones que se sacaron de este estudio es que la episiotomía sólo es justificable en aquellos casos en los que debido al estado del bebé es necesario acelerar el nacimiento. En todos los demás casos, la episiotomía hace más mal que bien.

Un momento impresionante

La cabeza del bebé va avanzando y la entrada de la vagina se va estirando. De forma lenta pero segura, la cabeza es cada vez más visible y entre contracciones ya no retrocede. Y de repente… la cabeza sale disparada. Al mismo tiempo que esto sucede, la comadrona comprueba si existe una vuelta del cordón alrededor del cuello. Si es así, la comadrona se lo quita para que el bebé tenga más espacio para nacer. A continuación, nace un hombro seguido del otro y después sigue el resto del cuerpo. Una vez que la cabeza ha salido, el resto le sigue muy rápido. Entonces se produce ese momento impresionante…

De repente, el misterio se desvela. De repente, queda al descubierto lo que estuvo escondido durante nueve meses. Toda la atención se centra en la maravilla que acaba de nacer. Lo primero que todo el mundo hace es mirar si le falta algo y esperar a que llore. El primer encuentro es tan arrollador que los padres y todos los presentes no pueden dejar de maravillarse. El bebé suele ser de un color morado al nacer y después de respirar un par de veces adquiere una tonalidad rosada. Nace a menudo manchado de grasa, algo de sangre materna o materia fecal de cuando era un feto. Generalmente, el sexo del bebé no es lo primero que los padres miran, aunque durante el embarazo hayan mostrado bastante curiosidad por saberlo. Lo que importa es que el bebé esté sano.

La comadrona y la acompañante son las únicas que mantienen la sangre fría, ya que su trabajo no ha terminado todavía. Si es necesario, la comadrona usa una sonda para aspirar los restos de líquido amniótico, mucosidad o sangre de la boca y nariz del recién nacido.

A continuación examina el bebé y sin que nadie se dé cuenta determina qué puntuación obtiene en la escala de «Apgar». Éste es un sistema de puntuación para valorar el estado

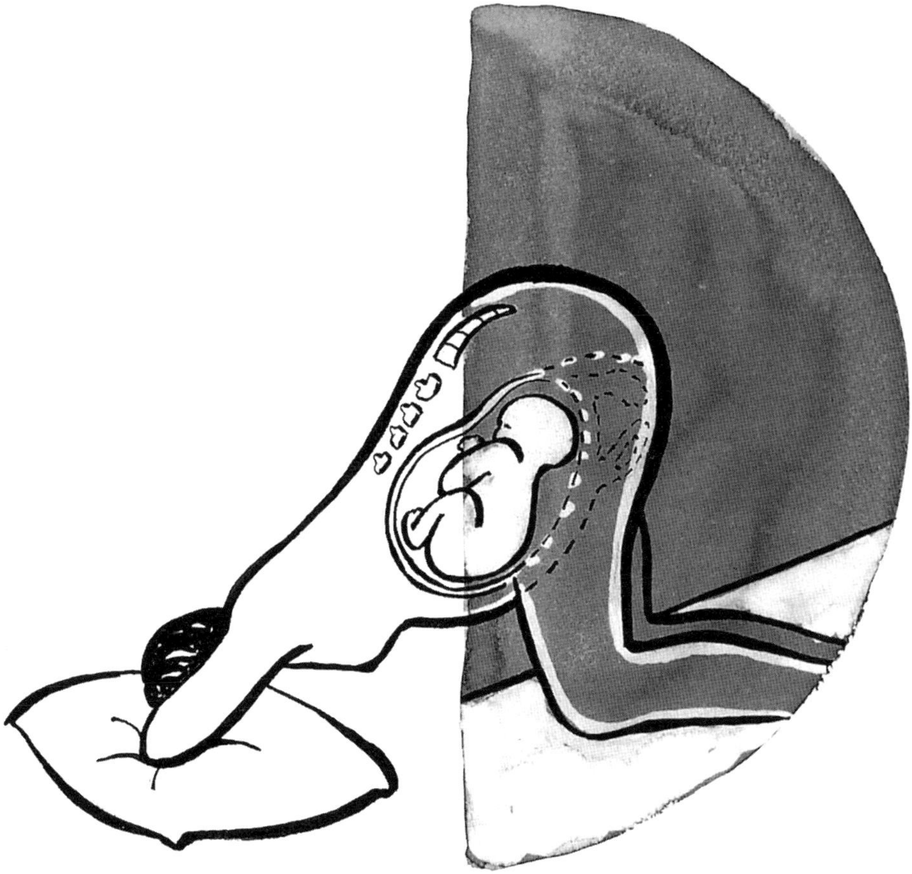

La posición de rodillas y codos.

general del bebé y se tienen en cuenta: la frecuencia cardiaca, el color de la piel, el tono muscular y, por supuesto, la respiración. Este examen se realiza primero al minuto de nacer y una segunda vez al cabo de cinco minutos. Si todo está bien al cien por cien, el bebé recibe el primer «diez» de su vida. La comadrona se mantiene siempre en un segundo plano durante estos primeros momentos para no estorbar en la primera toma de contacto entre padres e hijo. A partir de este momento las «profesionales» ya no tienen mucho que hacer, tan sólo encargarse de que el bebé mantenga la temperatura corporal. La comadrona se encarga de ello tapando al bebé.

Una tormenta de contracciones y un nacimiento torpedo

Algunas veces, un parto se desencadena de forma tan rápida que el bebé sale literalmente lanzado. Las comadronas holandesas suelen llamarlo «un torpedo». Las contracciones son tan fuertes y tan seguidas que el fenómeno recibe el nombre de «tormenta de contracciones». En estos casos, el bebé es expulsado con gran fuerza, está un poco aturdido después de un parto tan relámpago y puede tardar un poco (aproximadamente un minuto) en empezar a respirar. Generalmente, empieza a respirar por sí solo cuando se le seca

frotando de forma vigorosa con una toalla caliente. De lo contrario, se le suministra oxígeno para estimular la respiración.
La madre recién estrenada también suele quedarse algo aturdida después de un nacimiento torpedo, ya que antes de que pueda darse cuenta ya tiene a su hijo en brazos. La experiencia resulta casi irreal y puede pasar un tiempo antes de que aflore el instinto maternal en la madre.

- *Paula: «Mi primer parto fue muy normal. El bebé tardó doce horas en llegar a partir de la primera contracción. Al final ya estaba preparada para la llegada del bebé y me sentí aliviada cuando ya pude empezar a empujar. Me sentí madre desde el primer momento en que mi hija nació. El segundo parto fue muy distinto. Me desperté por la noche con contracciones cada minuto. El dolor era tan intenso que tenía que hacer todo lo posible para no dejarme llevar por el pánico. Una hora y media más tarde tenía a mi hijo en mis brazos. Me quedé totalmente aturdida cuando nació Luc. Tuve la sensación de que la naturaleza me había tomado el pelo, de tan rápido como fue todo. Después del parto necesité algo de tiempo para recuperarme antes de poder prestar atención al bebé. Y tardé unos dos días en mostrarle mi afecto maternal como hice con mi hija desde el primer momento».*

«Nacido con manto»

Las comadronas no son muy partidarias de romper la bolsa de las aguas cuando esto no sucede de forma espontánea. Una bolsa de las aguas intacta durante el parto puede ofrecer varias ventajas. El feto y el cordón umbilical disponen de más líquido a su alrededor durante las contracciones y el útero tiene mayor cabida. Esto hace que el feto, la placenta y el cordón umbilical disfruten de más espacio en la etapa de las contracciones. Otra ventaja es que con cada contracción, las membranas ejercen una presión constante sobre el cuello del útero, de forma que beneficia la dilatación, aunque la cabeza no esté aún muy encajada en la pelvis. Por último, las membranas protegen al bebé de muchas infecciones del exterior en el parto. De todas formas, algunas veces también existen buenas razones para provocar la rotura de la bolsa de las aguas artificialmente, por ejemplo: es una buen manera de acelerar las contracciones cuando éstas son muy débiles y la dilatación no avanza.
Algunas veces, el bebé nace con la bolsa en la cabeza. En este caso, no se ve primero el pelo del bebé sino que aparece una membrana azul transparente. La bolsa es tan resistente que no se rompe por sí sola. Si la comadrona deja que la naturaleza siga su curso y deja la bolsa intacta, es posible que el bebé nazca dentro de la bolsa de las aguas. Entonces se dice popularmente que el bebé ha nacido «con el manto puesto». Si el parto es tan rápido que la comadrona no llega a tiempo, también existe una pequeña posibilidad de que el bebé nazca «con manto». Inmediatamente después del parto se debe quitar la bolsa para liberar la cabeza y dejar que el bebé respire. Es creencia popular que estos niños nacidos «con manto» serán clarividentes y poseerán talentos especiales. Se asegura que muchos músicos y pintores famosos en la historia nacieron «con manto».

SUGERENCIA

Si tiene la impresión de que su parto ha ido demasiado deprisa, mantenga a su hijo todo el tiempo con usted y mírelo constantemente. De esta forma se acostumbrará más pronto a la idea de que ya es madre. Contar a otras personas cómo transcurrió el parto también ayuda a sobreponerse a la experiencia.

9 Directamente después del parto

Una curación milagrosa

Dar a luz no es una enfermedad, pero se puede hablar de una curación milagrosa al finalizar el parto si se tiene en cuenta que el dolor intenso de repente da paso a una alegría igual de intensa y a una deliciosa sensación de alivio. La borrachera del dolor se convierte en la borrachera de la victoria. Una mujer que acaba de dar a luz tiene el mundo a sus pies. De pronto, el sufrimiento ha cesado y puede recoger los frutos del enorme esfuerzo que ha soportado. ¡Es un momento del todo glorioso!

Lo único que queda es una molestia en la entrepierna. El suelo de la pelvis está resentido por la presión que la cabeza del bebé ha infligido al salir y a menudo se ha producido una laceración. Además, la mayoría de las puérperas empieza a temblar un par de minutos después del parto. Los temblores se apoderan del cuerpo sin que la mujer pueda oponer resistencia alguna. Esos temblores son una reacción física al parto y a las hormonas muy normal.

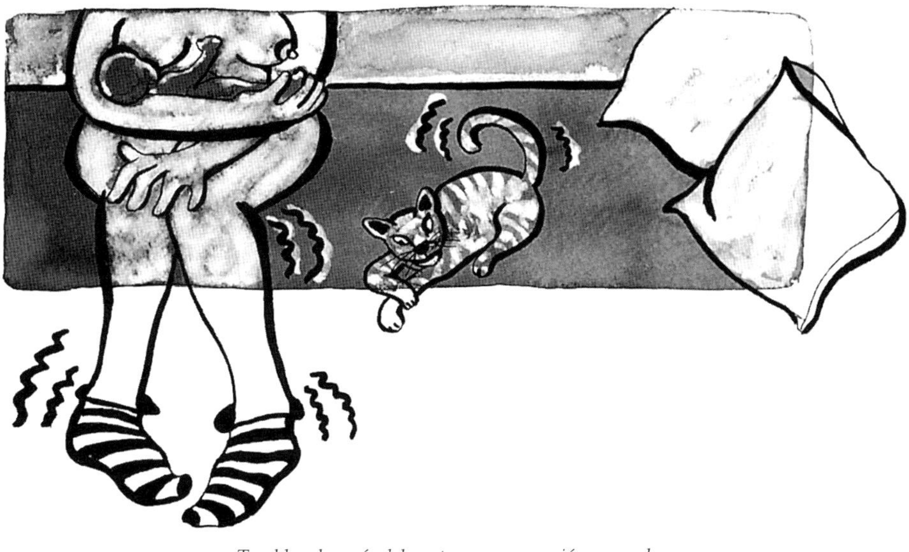

Temblar después del parto es una reacción normal.

- *Wanda: «Cuando ya llevaba horas pensando que esto no se acabaría nunca, de repente llegó el fin. Primero sólo me sentí muy aliviada de que el dolor hubiera cesado. Fue como si me hubiera quitado de la espalda una mochila muy pesada y me hubieran dado alas. Después, poco a poco me empecé a dar cuenta de que había dado a luz a un hijo. Jesse lloraba y se agitaba mientras la comadrona aspiraba el líquido amniótico de su boca. Pensé: "¡Está bien!, tiene de todo, no le falta nada", y sin pensármelo más, lo cogí. Cuando estreché ese cuerpo tan pequeñito, calentito, mojado y desnudo, me sentí como la niña de las cerillas. Como si me hubiera visto recompensada con una lluvia de oro y ducados porque había cumplido con mi misión. ¡Estaba tan contenta y tan orgullosa! Ahora lo comprendía, había superado la prueba y la recompensa que recibía, un hijo sano, era mucho mayor de lo que nunca me hubiera imaginado. Lo que sentía no podía compararlo con ninguna vivencia de mi pasado y nadie me la podría quitar nunca».*

No hay prisa

Una vez ha nacido el bebé y si todo ha ido bien, no hace falta hacer nada durante los primeros veinte a treinta minutos. No hay razón alguna para apresurarse a cortar el cordón umbilical o para expulsar la placenta. En los primeros minutos, la placenta todavía bombea sangre hacia el bebé. Por este motivo, se ha convertido en una tradición esperar a que la placenta deje de pulsar. Entonces, se colocan dos pinzas en el cordón umbilical y se corta en medio. De esta forma se evita la pérdida de sangre.
Generalmente se honra al padre con este acto simbólico que es cortar el cordón umbilical. Él tiene el privilegio de separar a la madre y el hijo. El cordón umbilical es un cordón resistente envuelto en una sustancia parecida a la gelatina: gelatina de Wharton. Por esta razón se debe cortar con fuerza con unas tijeras especiales bien afiladas (la comadrona las facilita). No existen nervios en el cordón umbilical y, por lo tanto, el bebé no sufre cuando se corta.
Si el grupo sanguíneo de la madre es factor rhesus negativo, la comadrona extrae algo de sangre del cordón umbilical (de la parte inmediata a la placenta) para determinar el grupo sanguíneo del bebé. Puede darse el caso de que un poco de sangre del bebé se haya infiltrado en el sistema sanguíneo de la madre durante el parto. Si esto sucede cuando el bebé es Rh positivo y la madre es Rh negativo, la madre produce anticuerpos contra la sangre Rh positiva de su hijo. Esto se convierte en un verdadero problema en el siguiente embarazo si el bebé vuelve a ser Rh positivo, porque entonces la madre destruye la sangre del bebé. En estos casos, el bebé puede sufrir una forma grave de ictericia y anemia y algunas veces es necesaria una transfusión. Con tal de evitar estos problemas, la madre de un bebé positivo recibe una inyección en las primeras 48 horas después del parto, para evitar que produzca anticuerpos. Desde que se toman estas medidas preventivas, la incompatibilidad del factor rhesus prácticamente ha dejado de ser un problema.

- *Claire: « Lo que más me gustó de mi segundo parto fue la sensación de paz cuando nació Timo. Mi primer parto tuvo lugar en el hospital porque Irina había hecho caca en el líquido amniótico. Sus pulmones contenían algo de líquido amniótico y, por este motivo, enseguida se la llevaron para poder "aspirarla" bien y para oxigenarla en la incubadora. No había otra alternativa, pero fue muy extraño no poder tenerla a mi lado. La segunda vez, di a luz en casa. Enseguida me pusieron a Timo en mi regazo y nadie dijo nada, ni la comadrona ni la enfermera de sobreparto. De vez en cuando palpaban mi vientre y le echaban una mirada al bebé, pero a decir verdad, casi no me di cuenta de eso. Era como si estuviéramos los tres solos: Rens, mi marido, Timo y yo. Fueron unos momentos muy solemnes, sagrados y a la vez muy íntimos. Me marcaron mucho y no los olvidaré nunca».*

La expulsión de la placenta

La placenta, también llamada secundinas o decidua, es una especie de torta adherida al interior del útero. Cuando el bebé ya ha nacido, el volumen del útero y sus paredes se encogen hasta un tercio de su estado anterior. La placenta se desprende de la pared del útero y, a continuación, el útero se contrae y comprime los grandes vasos sanguíneos que van a la placenta para procurar que la hemorragia sea mínima. La puérpera nota al cabo de unos diez minutos un calambre o una contracción. Éste es el momento en que la placenta se desprende y poco después «nace».

- *Mariël: «Imke dio a luz a su tercer hijo. Ya tenía dos hijas de cuatro y seis años. Las niñas estuvieron presentes en el parto. Con los ojos muy abiertos, vieron que su hermanito nacía con un buen chorro de líquido amniótico. "¿Es eso zumo de frutas?", me preguntó la pequeña. Y un poco más tarde cuando salió la placenta, me dijo convencida: "Ya veo que también ha podido comer algo".».*

En un parto en posición vertical, la placenta suele ser expulsada de forma automática. La fuerza de la gravedad hace que se desprenda con facilidad y luego sólo se tiene que empujar un poco para que salga. En esta posición horizontal, el esfuerzo es mayor y la comadrona debe aprisionar con fuerza el abdomen mientras la mujer empuja. Esto es necesario porque, después del parto, el vientre está muy blando y si la mujer empuja sola, lo único que consigue es abombarlo. En este caso, la placenta podría quedarse rezagada detrás del hueso del pubis.
Si la comadrona cree que la placenta tendrá dificultades para desprenderse porque, por ejemplo, las contracciones no son muy fuertes, entonces administra una inyección de oxitocina para conseguir que el útero se contraiga con fuerza. A continuación ofrecemos una serie de sugerencias para facilitar la expulsión de la placenta.
La intervención del ginecólogo es imprescindible si la placenta no ha sido expulsada al cabo de una hora. Tratamos sobre este tema en el capítulo 19: Las razones más comunes para acudir al hospital.
La comadrona examina la placenta después de haber sido expulsada. Si las membranas están todavía intactas, enseña a los padres cómo estaba colocado el bebé en su «tienda de membranas». En la parte interna de la placenta

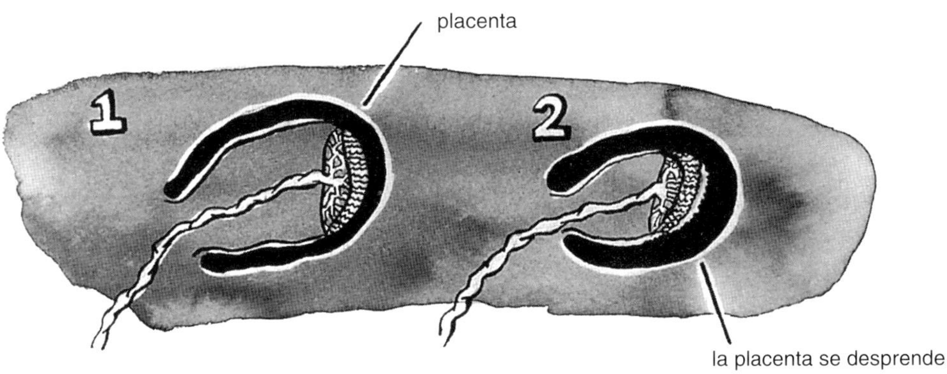

El desprendimiento de la placenta.

SUGERENCIAS

Inmediatamente después del parto, dé el pecho a su hijo. Así se estimula la segregación de oxitocina, que hace contraer el útero y facilita el desprendimiento de la placenta.

Si la placenta no se desprende, es muy importante crear un ambiente tranquilo al igual que en la etapa de la dilatación. El mejor remedio es estar a solas con la pareja mientras el bebé mama. Tápese bien con las mantas y no piense más en la placenta. Concéntrese en el bebé. Al cabo de un rato, descubrirá que la placenta ya se ha desprendido y entonces podrá expulsarla.

Si la placenta ya está desprendida y quiere expulsarla, puede soplar con fuerza dentro de una botella o contra el dorso de la mano. De esta manera, conseguirá aumentar la presión en la cavidad abdominal para facilitar la expulsión. En las zonas rurales de México, las comadronas más tradicionales introducen la punta de su trenza en la garganta de la puérpera. Ésta siente entonces arcadas y la placenta se expulsa fácilmente. ¡Con un dedo también funciona!

se puede apreciar el bonito dibujo que forman los vasos sanguíneos. Este dibujo se parece a un árbol (de la vida) con numerosas ramificaciones o a la hoja rojiazul veteada de la col lombarda. Por ello, antes se les contaba a los niños holandeses que los bebés salían de una col lombarda.

Es muy importante que la placenta sea expulsada completamente. Si la comadrona duda de que haya sido expulsada entera, entonces el ginecólogo debe realizar un control bajo anestesia para asegurarse de que no hay tejidos de la placenta en el útero. Todo residuo debe ser eliminado, de lo contrario podría producirse una hemorragia considerable en el período del puerperio. Afortunadamente, son pocas las veces en que un trozo de placenta no es expulsado. En cambio, sí puede suceder más a menudo que un trozo de membrana permanezca en el útero, pero no es tan grave. Esto significa que en la etapa del puerperio, el útero tiene más posibilidades de infectarse. Por esta razón, la comadrona controla siempre el posible aumento de la temperatura corporal. Dar el pecho es un remedio probado para conseguir que el útero se contraiga y que se expulse cualquier trozo de membrana que haya podido quedar en el útero.

¿Qué hacer con la placenta?

Existen varias maneras para deshacerse de la placenta. Puede depositarse en el cubo de la basura, siempre y cuando esté bien empaquetada. De esta forma, los basureros no corren peligro de entrar en contacto con la sangre y los perros tampoco podrán llevársela. Para evitar este segundo caso, es mejor sacar la bolsa de la basura justo en el momento en que se efectúe la recogida.

Otra posibilidad es enterrar la placenta en algún sitio, por ejemplo en el jardín. Si no se dispone de tiempo para hacerlo de forma inmediata, se puede congelar la placenta en el congelador de la nevera. En algunas ciudades holandesas, la comadrona se lleva la placenta a un centro de recogida. En los hospitales, las placentas se destinan generalmente al campo de la cosmética o para fines científicos.

SUGERENCIA

En Holanda es tradición enterrar la placenta en el jardín y plantar encima un abedul como símbolo de la vida futura del bebé. Los abedules viven muchos años y son muy fuertes. En España también las mujeres que dan a luz de forma natural, suelen enterrarla en su jardín y plantar encima un árbol. Si usted da a luz en una clínica (privada) y quiere enterrar la placenta, no olvide decir que se la quiere llevar a casa.

Las hemorragias

La cantidad de sangre que se pierde después del parto varía entre una taza de café y dos platos hondos de sopa y, a veces, incluso más. Un litro es el máximo de lo que se considera normal. Hay que tener en cuenta que durante el embarazo, el cuerpo ha producido un litro de sangre extra y que, por lo tanto, después del parto se puede perder uno sin problemas.

Los puntos de sutura

Al poco de parir, la comadrona examina la vagina y los labios de la vulva de la puérpera para determinar si se requieren puntos de sutura. Después del parto, la madre preferirá probablemente disfrutar del bebé sin interrupciones. Además, justo después del parto, la vagina ya no soporta nada más y dar unos puntos de sutura es lo último que la nueva madre necesita en esos momentos. No obstante, se tiene que suturar. La comadrona comprende que le resulte desagradable y la examina con todo cuidado. Si tiene que dar unos puntos de sutura, primero anestesia la zona de forma que no sienta ninguna molestia.

Las laceraciones superficiales cuyos bordes se cierran uno contra el otro no hace falta suturarlas porque se curan por sí solas. Por el contrario, las heridas cuyos bordes son irregulares y no coinciden, deben suturarse para que después tengan un buen aspecto. Los músculos del suelo de la pelvis también suelen sufrir desgarros. En estos casos es indispensable realizar la sutura para recuperar la función muscular y para asegurarse de que el suelo de la pelvis recupera su resistencia original. Por las mismas razones, una episiotomía también debe siempre suturarse.

Cuando se da a luz en casa, la comadrona realiza la sutura mientras la puérpera está situada al borde de la cama o del sofá con los pies colocados encima de dos elevaciones o encima de las rodillas de la comadrona, que está sentada sobre un taburete o la silla de partos enfrente de ella. De esta forma, la comadrona dispone de espacio y una buena visibilidad para dar los puntos de sutura. La enfermera de sobreparto prepara todos los instrumentos y asiste a la comadrona en su tarea. El marido o acompañante se encarga de que haya una buena iluminación para trabajar.

Cuando se ha producido un desgarro muscular, la sutura debe realizarse por capas: primero la parte interna de la vagina, después los músculos y, por último, la piel. Esta tarea requiere algo de tiempo. En la mayoría de los casos, si los desgarros se han producido en los labios de la vulva no hace falta suturarlos. La comadrona también se encarga de que si hay dos rozaduras que se encuentran una justo enfrente de la otra no vayan a sanar pegadas. Para evitar este problema, la comadrona recomienda colocar una gasa untada en aceite para bebés entre los labios de la vulva después de miccionar los primeros días después del parto.

SUGERENCIA

Para evitar el escozor después de cada micción, puede orinar mientras se esté duchando o enjuagarse con agua tibia o infusión de manzanilla al mismo tiempo que lo esté haciendo. Además, la manzanilla tiene un efecto curativo y suavizante. También le puede ser útil orinar mientras esté sentada en un barreño con agua caliente. De esta forma la orina se mezcla con el agua y no quema al ponerse en contacto con la herida.

● *Maryse: «La sutura fue para mí la interrupción de la fiesta. Te crees que ya ha pasado todo y entonces empieza de nuevo. Tuve todo el rato a mi bebé conmigo y esto me ayudó a desviar mi atención de esa sensación tan desagradable allí abajo. Además, la enfermera de sobreparto estuvo dándome conversación todo el rato mientras yo le iba apretando la mano. ¡Fue una gran ayuda!».*

El control del bebé

Aproximadamente una hora después del parto en casa, la comadrona examina de forma detallada al bebé. Es bonito ver cómo lo hace. La mayoría de comadronas realizan este examen al borde de la cama misma, de forma que la madre puede seguir todo el procedimiento y asegurarse de que el bebé está bien. La comadrona controla que al bebé no le falte nada, que las vértebras y el paladar estén bien soldados y en los varones comprueba que tenga los testículos bajados. Comprueba los reflejos del bebé, palpa las clavículas para saber si están intactas, mira la cadera y el ano y ausculta el corazón y los pulmones. Por supuesto, también se pesa al bebé al nacer. Normalmente, un recién nacido pesa entre 2.500 y 4.000 gramos. En cambio, no se mide inmediatamente al bebé, ya que para hacerlo se deben colocar las piernas totalmente estiradas y esto no es bueno para la cadera. La talla media de un recién nacido suele ser de 48 cm y la mayoría de los bebés no difieren demasiado de esta medida.

Después de nacer, al bebé se le da una gotita de vitamina K en la boca. La vitamina K es necesaria para favorecer la coagulación de la sangre. Se ha demostrado que la leche materna contiene pocas cantidades de esta vitamina. Por este motivo, los bebés que se alimentan con lactancia materna deben tomar un suplemento de vitamina K durante las primeras semanas de

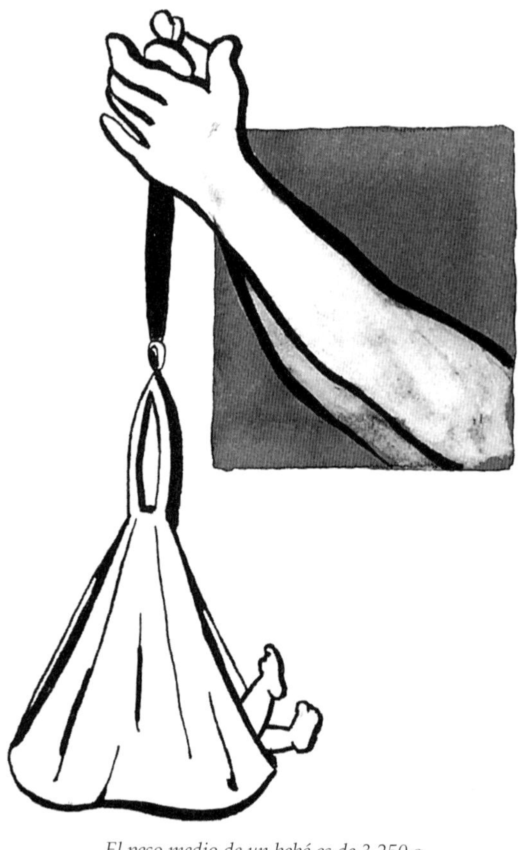

El peso medio de un bebé es de 3.250 g.

vida. Cuando el bebé ya ha crecido algo, produce él mismo esta vitamina en los intestinos.
El primer control al bebé, nacido en el hospital, es diferente: poco después del nacimiento la comadrona se lo lleva a Neonatología para que el pediatra le haga el primer examen (afortunadamente cada vez es más habitual en las maternidades que coloquen al bebé sobre el vientre de su madre y que esperen unos minutos hasta que el cordón umbilical deje de latir para cortarlo. Este momento es único y muy especial). Cuando el neonatólogo termine de atender al bebé (aspiración de mucosidades, revisión general, test de Apgar y la inyección de la vitamina K) la matrona lo aseará, lo vestirá y lo entregará de nuevo a la madre. En algunos hospitales ponen al bebé inmediatamente en el pecho para estimular la subida de leche. En otros, esperan unas horas hasta que desaparezcan los efectos de la anestesia. A las tres o cuatro horas le retirarán a la parturienta el suero, la sonda y el catéter de la espalda (en caso de epidural).

- *Hélène: «Tuve a mi hijo en mis brazos desde el momento en que nació hasta que la comadrona Remy empezó a examinarlo. Una hora exactamente. La comadrona se sentó al borde de la cama y me puso al bebé encima de la barriga mientras ella lo observaba. De esta manera yo podía ver todo lo que pasaba y, al mismo tiempo, el bebé permanecía calentito. No lloró ni un momento. Cuando la comadrona comprobó los reflejos para caminar dejó que lo hiciera encima de mí. Al final lo puso en la balanza para pesarlo. Luego me lo devolvió diciéndome: "Declarado apto por el gremio de las comadronas".».*

Los entuertos uterinos

Los entuertos uterinos o las contracciones de sobreparto pueden aparecer enseguida después del parto. En primer lugar, estos entuertos deben facilitar el desprendimiento de la placenta. Después, en la etapa del puerperio se encargan de que el útero se contraiga bien y se vuelva a encoger. Los entuertos uterinos son molestos. Pueden resultar bastante dolorosos, a veces tanto que se debe practicar la respiración profunda como si se tratara de una contracción normal. Como ya se ha recibido la recompensa –un bebé– estos entuertos le parecerán del todo inútiles a la puérpera. No obstante, tienen una función muy importante: los entuertos se encargan de limitar la hemorragia después del parto y de que tanto la sangre, el líquido o posibles restos de membranas sean expulsados del útero. Gracias a esto, el útero se encoge rápidamente y elimina todos los residuos. Los entuertos ayudan a prevenir una infección.
Después del nacimiento del primer hijo, los entuertos no suelen ser muy dolorosos. Pero después de un segundo o tercer hijo suelen ser peores. Se podría decir que cuanto más rápido es el parto, más entuertos se sufren después del mismo. Esto es debido a que el útero está más estirado y más relajado que en el primer embarazo y necesita contracciones más enérgicas para encogerse para evitar de esa manera excesivas hemorragias.
Un parto rápido no es la única causa de los entuertos. Dar el pecho también los provoca. Tal como ya se ha explicado con anterioridad, cuando el bebé succiona el pezón, se produce

SUGERENCIA

Antes de ponerle el primer pañal a su hijo, úntele el culito con aceite o crema protectora. De esta manera, las primeras heces duras –el meconio– no se le pegarán a la piel y se pueden limpiar con facilidad. El aceite de oliva o de girasol funcionan también a la perfección.

oxitocina. La oxitocina se encarga de que los pequeños músculos de las glándulas mamarias se contraigan de forma que empujen la leche hacia el pezón. Es el llamado «reflejo de la subida de la leche». La oxitocina es una hormona que también hace contraer el útero y, por lo tanto, la lactancia materna propicia los entuertos, gracias a los cuales el útero se contrae rápidamente y recupera su vieja forma.

La reaparición de la faja posparto

Antaño, a las mujeres que acababan de dar a luz se las enfajaba con unas bandas de algodón con cintas que se enrollaban y ataban muy ceñidas al vientre y las caderas con el propósito de «cerrar la pelvis».

- *Beatrijs: «Mi madre tuvo ocho hijos y todavía hoy se jacta del delicioso momento después de cada parto en que la comadrona con ayuda de la enfermera de sobreparto la ataba con las bandas. "Después del parto notabas una agradable sensación de firmeza en el vientre y las caderas", así lo describía mi madre. "El útero no se descolgaba de un lado para otro y los intestinos se volvían a colocar en su sitio original. Además también iba muy bien contra el dolor de los entuertos. El útero permanecía recto en el vientre, bien apuntalado por dos bandas. Con esta faja también era más fácil salir de la cama el primer día para ir al lavabo. Era mucho más fácil moverse. Al cabo de unos cinco días me lo sacaba. No entiendo por qué las suprimieron".».*

No puede haber ningún mal en rehabilitar esta faja. La pelvis, al igual que los músculos del abdomen, pueden beneficiarse de esta ayuda extra. Al fin y al cabo, los músculos del abdomen no se usan en absoluto los primeros días después del parto. Por lo tanto, es mejor darles un apoyo y procurar que vuelvan a su posición original que dejarlos que cuelguen a sus anchas. Los músculos del abdomen permanecen inactivos si no se les presta atención. En cambio, si se ven forzados a ocupar su antigua posición, pueden empezar

SUGERENCIAS

Si después del parto sufre entuertos uterinos, tómese una o dos tabletas de paracetamol. La leche todavía no le ha subido y los entuertos no deberían arruinarle el placer de los dos primeros días. Si es posible evite tomar fármacos tan pronto como le suba la leche.

No se asuste si pierde un coágulo en el váter. Los primeros días puede acumularse algo de sangre en el útero. La sangre se coagula y algunos grumos pueden ser tan grandes como del tamaño de un puño y tienen la apariencia de un pedazo de hígado. Para evitar que se acumule sangre en exceso, le recomendamos dar el pecho a menudo durante las primeras veinticuatro horas después del parto. Orinar a menudo también ayuda a que el útero se contraiga. Tener la vejiga llena puede dificultar la contracción del útero y propiciar la acumulación de sangre. Puede darse el caso de que no sienta la necesidad de miccionar durante unos días después del parto, con lo cual la vejiga puede estar repleta. Le aconsejamos que se siente en el inodoro cada tres horas para vaciar la vejiga aunque no sienta necesidad de hacerlo. Si después de ocho horas de dar a luz todavía no ha orinado, comuníquelo a su comadrona.

SUGERENCIA

Le recomendamos adquirir un chal cuando se quede embarazada. Los mejores son los de punto (porque ceden un poco) de 2,40 por 0,90 metros.

a participar en los movimientos normales diarios. Es aconsejable empezar a hacer algunos ejercicios abdominales ligeros unos días después de dar a luz. Cuando se hagan los ejercicios, en vez de usar las bandas se puede usar un pañuelo o chal atado bien ceñido a la pelvis y al vientre, o se puede prender con imperdibles. Un chal es multiuso. En el embarazo se puede usar como «sujetador» del útero para contrarrestar el dolor de ligamentos, en el puerperio como faja para la pelvis y el vientre y, finalmente, puede usarse para llevar al bebé colgando.

- *Anna, 67 años de edad y madre de cinco hijos: «Después de parir, te lavaban en la cama y entonces llegaba la comadrona, la señora Van Voorst, para colocarte la faja. La enrollaba muy ceñida y te sentías mucho mejor. Era un momento delicioso..., pues con esa faja ya no tenías ningún problema».*

10 Las primeras veinticuatro horas

Adaptación a «la vida terrestre»

El momento del nacimiento es para el bebé una verdadera revolución. En cuestión de un minuto, el bebé sufre tal transformación que de «animal acuático» pasa a ser «animal terrestre» adaptado totalmente a la existencia en la tierra. El bebé no respira de una forma «normal» mientras está en el útero pero, cuando nace, aparece inmediatamente el estímulo de la respiración. Este estímulo se activa por una serie de factores: la temperatura es de repente mucho más baja que en el útero, en segundo lugar desaparece la presión sobre la cabeza y la cavidad torácica y, por último, le llega menos sangre a través del cordón umbilical. Por consiguiente, también se interrumpe el suministro de prostaglandina desde la placenta de forma brusca y aumenta el nivel de dióxido de carbono en la sangre, lo que hace que se estimule la respiración.
La circulación sanguínea del bebé cambia drásticamente con la primera inhalación. Por primera vez, circula sangre por los pulmones en vez de por la placenta. La conexión entre el lado derecho y el izquierdo del corazón se cierra. Los alvéolos pulmonares se desarrollan y se hinchan de aire. Por primera vez, el bebé se hace oír y ve la luz. Mientras que antes de nacer el bebé reaccionaba ante la falta de oxígeno no respirando, ahora hace todo lo contrario. En resumidas cuentas, el nacimiento supone para el bebé un cambio radical al que se adapta admirablemente.

El primer contacto con el bebé

Los padres reaccionan de maneras muy distintas en su primer encuentro con el bebé. Algunos están muy callados y solamente miran, otros sienten un gran alivio, lloran, se emocionan o dan gritos de alegría. «¡Oh, un bebé, un bebé de verdad!» En algunos casos, pasa bastante tiempo hasta que a alguien se le ocurre la idea de mirar el sexo del bebé.
A menudo es el padre el que se emociona más y la madre mantiene la sangre fría. Ella examina el bebé, mira cómo es su hijo y si está completo.
En la primera hora de vida, el bebé también está ocupado inspeccionándolo todo. Después de haber respirado por primera vez y cuando ya ha dejado de llorar, el bebé suele contemplar con ojos bien abiertos a su alrededor. Mira con detención a su padre y a su madre. Estudia su entorno e intenta atraparlo con sus manitas. Muchas veces, el recién nacido contempla el mundo con una sabia mirada de asombro. Como si todavía viviera en el mundo interior que acaba de dejar. El bebé mira, toca y emite pequeños sonidos. Si la madre reacciona a estas señales y le habla suavemente, se dará cuenta de que el

bebé reacciona y de que, efectivamente, la comunicación con un recién nacido es posible. Cuando el bebé ya ha explorado el nuevo mundo durante una hora o más, duerme profundamente.

Es verdad que es una experiencia muy especial, conocer a una persona que por una parte ya nos es familiar y, por otra, es un extraño y un desconocido. Quizá los padres reconozcan muchos trazos familiares en el bebé, pero también puede ser que no se parezca en nada a sus progenitores. Los padres quizá se habían imaginado a su hijo de una manera que no se corresponde con la realidad. En estos casos, los padres deben hacerse a la idea de que ese hijo es parte de ellos. Para algunos progenitores esto es automático y enseguida se sienten padres de su hijo. Pero otros necesitan algo más de tiempo. El amor maternal, en algunos casos, no se manifiesta de forma automática después del nacimiento del bebé. Muchas veces, una madre debe primero acostumbrarse a su bebé y el amor y el afecto nacen al cabo de unos días, semanas o incluso meses después del nacimiento, y a partir de entonces ya no dejan de crecer. Realmente no tiene mucha importancia cómo reacciona una madre. Lo esencial es darse tiempo para establecer el primer contacto con el bebé y permanecer cerca de él.

- *Lieke: «Con mi segundo hijo Nils, el amor maternal tardó mucho más en manifestarse que con mi primer hijo. Todo fue muy distinto cuando lo vi por primera vez, aunque antes de nacer ya sabía que iba a ser un chico y lo mucho que le iba a querer. Me tuve que reponer de la sorpresa y tardé mucho en hacerlo. Desde el primer momento estuvo siempre conmigo, pero al día siguiente pensé: "Si se fuera de vacaciones una semana no creo que lo echara de menos". Las primeras lágrimas de emoción las derramé al cabo de un par de días cuando caí en la cuenta de que había dado a luz a un hijo, un hijo de los dos. A medida que pasaba el tiempo me fui enamorando más de él. Sobre todo por la noche, cuando me despertaba con sus ruiditos. Era algo muy íntimo darle el pecho a ese pequeño en la penumbra. Al cabo de un tiempo, el amor que sentía por él era igual al que sentía por su hermano mayor, pero debo confesar que tardé bastante. Creo que se debió al hecho de que yo me había formado una idea de cómo iba a ser. Yo había esperado un niño moreno y, de golpe, salió uno rubio que no se me parece en nada, pero que sigue siendo mío. Tuve que acostumbrarme a eso. Ahora ya me he acostumbrado a ver a Nils con su característica cabeza. Y al igual que con el primero, me siento como una loba protegiendo a sus cachorros: lista para enseñar los dientes cuando acecha el peligro».*

- *Alex: «Siempre dije que no quería hijos. Creo que por mi parte era como una especie de negación de la vida, de la misma forma que esos hombres*

SUGERENCIAS

Tanto si el amor maternal o paternal se manifiesta inmediatamente o no, hará bien en mantener a su hijo a su lado todo el tiempo posible durante las primeras veinticuatro horas. El bebé se puede llevar colgando en un chal desde el nacimiento mismo. Ésta es una buena manera de mantener un contacto físico constante con el bebé y de establecer el vínculo maternofilial. Si usted da a luz en el hospital y debe permanecer allí, pregunte si puede tener al bebé a su lado, siempre y cuando su situación médica lo permita.

El contacto con la piel propicia el reflejo succionador del bebé. Por lo tanto, no vista al bebé inmediatamente después del parto. Si le da de mamar desnudo sobre su propia piel, se establece la lactancia con más facilidad. Además, es muy agradable poder estrechar y observar a su hijo desnudo. Vestido con ropas parecerá que le entreguen un paquete. No deje que su hijo se enfríe, en especial la cabeza: el pelo lo tendrá todavía mojado durante un rato. Taparle la cabeza es esencial para mantener la temperatura corporal del bebé.

Después del parto, póngase una camiseta con botones en la parte delantera o cualquier otra prenda bien ancha para que dar el pecho le resulte fácil y para que pueda acercar el bebé desnudo a su propia piel.

Si tiene una bañera en casa, resulta muy reconfortante bañarse con el bebé (¡el padre también!). Es un momento único para contemplar bien al bebé. También puede bañarlo en su propia bañera. La grasa que recubre al bebé –y que siempre es mejor dejarla porque es buena para la piel– no se quita con facilidad, en cambio la sangre y las heces sí. Bañar al bebé con agua caliente es también muy útil para conseguir que pueda recuperar la temperatura si el pequeño se enfrió en el momento del nacimiento.

que se dejan esterilizar debido a la superpoblación mundial u otra tontería de ésas. A pesar de mi actitud, cuando Jelle nació fue como si yo mismo naciera de nuevo. Es extraño pero ya de entrada noté que era parte de mí y no tuve que acostumbrarme a él. Me sentí embriagado, como si el tiempo se hubiera paralizado. Siempre he dicho que él me salvó la vida. De broma, claro, pero en el fondo es cierto».

El primer contacto visual entre madre e hijo

Los investigadores alemanes Konrad y Lorenz llevaron a cabo numerosos estudios en los años cincuenta sobre el vínculo maternofilial en los animales. Estos investigadores llegaron a la conclusión de que los gansos le toman apego por el resto de sus vidas al primer animal con el que establecen contacto. Descubrieron también que, después del parto, algunos animales tienen una especie de «período sensitivo» que es crucial a la hora de establecer un vínculo entre la madre y su cría. Otros investigadores como Marshall Klaus y John Kennell realizaron un estudio sobre este período sensitivo en las mujeres que acababan de dar a luz y llegaron a la conclusión de que el ser humano también pasa por un período semejante. Es más, la mirada de un bebé cuando abre los ojos por primera vez tiene un poder irresistible y magnético. La mirada, el comportamiento y las proporciones del bebé reclaman cuidados. Éste es un llamamiento irresistible que «contagia» no sólo a la madre, sino también al padre y a otras personas. Es interesante constatar que el ser humano es propenso a situar al bebé enfrente de su cara a una distancia de veinte centímetros. Ésa es precisamente la única distancia a la que un recién nacido puede ver de forma clara y perfilada. La madre, el padre, el hermano o la hermana, todos escogen esta distancia de foma automática, por instinto. La madre al dar el pecho mira a su hijo. La

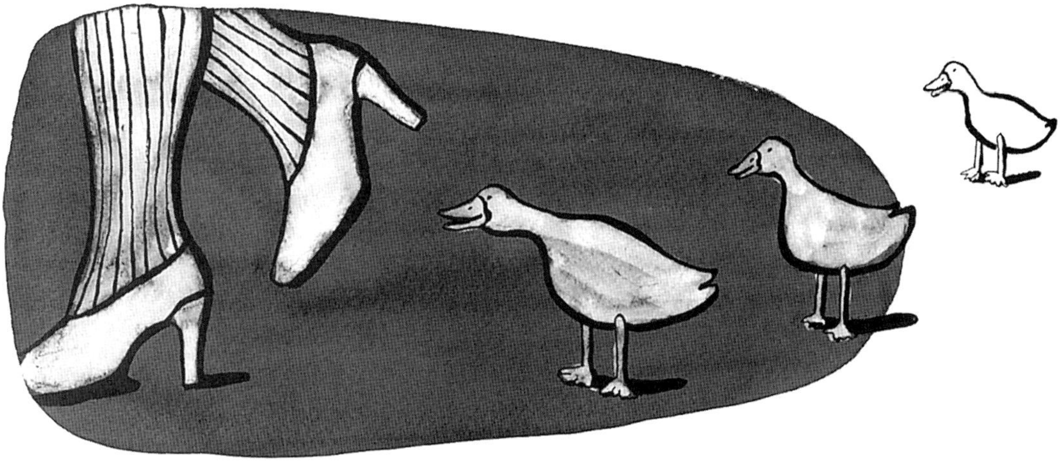

Los gansos le toman apego al primer animal con el que establecen contacto.

distancia entre madre e hijo es también de unos veinte centímetros.
El instinto solo no determina el amor maternal. El cuidado de los recién nacidos tanto en los animales mamíferos como en el ser humano es una cuestión muy compleja en la que influyen muchos factores. No dejará nunca de ser un misterio, ya que hay que tener en cuenta que es muy difícil realizar estudios científicos sobre este tema con seres humanos. Una investigación de este tipo atentaría contra la ética del ser humano y los intereses de los jóvenes padres y sus bebés. Precisamente por estas razones son tan prácticos e ilustrativos los sentimientos y las observaciones de las madres mismas.

- *Ruth: «El ginecólogo decidió que mi bebé debía nacer por cesárea porque estaba colocado de través en el útero. Yo quería una epidural y luego resultó ser una experiencia bastante extraña. No notaba la parte inferior del cuerpo y, por lo tanto, tenía la sensación de que estaba flotando por encima de la mesa de operaciones. Esto me hizo sentir bastante insegura. El asistente que lo hizo seguía instrucciones de otro anestesista con más experiencia y tuve miedo de que no me pusiera bien la inyección. Cuando ya se habían realizado todos los preparativos para llevar a cabo la cesárea, el personal médico empezó a hablar mucho entre ellos y era como si yo no estuviera presente. No me podía imaginar que mi hijo fuera a nacer en breve. Entonces colocaron una pantalla delante de mis narices para que no pudiera ver la zona de la operación. Mucho antes de lo que imaginaba, oí un lloro. Primero me imaginé que era de otro bebé que se encontraba en la sala contigua, pero mi marido me dijo que era nuestro bebé. Me quedé igual. De repente, aparecieron de detrás de la pantalla con un bulto y entonces, sí: ya nunca podré olvidarlo. Me tropecé con dos ojos increíblemente preciosos. ¡Tan claros y tan bonitos! Esa mirada me llegó al alma. Su mirada… Sabía que a partir de ese instante la reconocería entre miles de bebés. En la sala de recuperación tuve que esperar cuatro horas para que me dieran los puntos de sutura. Estaba allí tumbada, sola y de vez en cuando venía la enfermera para ver cómo reaccionaba. Antes de la epidural me habían dado un valium que me impedía que me despertara del todo. ¡Pero después de esa mirada de mi bebé todo me parecía bien!*

Mientras tanto, mi marido permaneció todo el rato cerca de la incubadora donde estaba nuestra hija. Cada vez que me despertaba por unos instantes, veía esa mirada tan bella y conmovedora y me acordaba de por qué estaba allí tumbada. Pasase lo que pasase, entre nosotras dos no había problema alguno. Cuando todo ya hubo pasado, me alegré de no haber sido anestesiada por completo. Gracias a la epidural, no me perdí esa preciosa mirada de los primeros minutos. Si me pongo a pensar, creo que ese momento fue crucial para el inicio de nuestra relación».

- *La historia de Cristina: «Sucedió un jueves por la tarde en mi trabajo. Estaba embarazada de veintiocho semanas de mi segundo hijo cuando, de repente, el vientre me hizo mucho daño y se puso duro como una piedra. Además, también perdía sangre. A duras penas pude darle el número de teléfono de mi comadrona a un compañero mío. Pidió inmediatamente una ambulancia, que me llevó derecha a la sala de operaciones porque la placenta se había desprendido. Perdí mucha sangre con la cesárea y metieron al bebé enseguida en la incubadora. Los primeros días no pude ir a ver a mi hija debido a mi estado físico; estaba muy debilitada. Una enfermera sacó una foto polaroid de la cara del bebé al poco de nacer y me tuve que contentar contemplando esa foto. Cuando cinco días más tarde la pude coger en mis brazos por primera vez sentí poca emoción. ¿Era ese pobre ser con todos esos tubos y esos cables mi hija? No se parecía a nadie y tampoco la reconocía. Cada vez que iba a verla, sentía lo mismo. Me sentía culpable porque se trataba de una muñeca tan frágil y necesitada y precisamente ahora me fallaba el instinto maternal. En cambio, a mi primer hijo, esa bolita de tres años, no le había faltado nunca nada. Mi comadrona no dejó de visitarme y me dijo que al final afloraría mi instinto maternal, pero que seguramente tardaría un tiempo. Con nuestra cámara de vídeo nos hizo una película con nuestra hija desnuda al pecho. Me animó para que fuera sacando la leche de mi seno. Al cabo de dos semanas, me fui casa pero mi hija se quedó allí.*

  »En casa me sentía deprimida. Al principio acudía puntualmente al hospital para llevar la leche, más que para ver a mi hija. Pero un tiempo más tarde, cuando miraba el vídeo y sobre todo cuando contemplaba la foto, se me empezó a partir el corazón. En esos momentos, tenía que ir enseguida al hospital. Cada vez empecé a desearla más. Y cada vez empecé a disfrutar más cuando le daba el pecho. Y cada vez me preocupaba más por su suerte. Ahora, dos años más tarde, todo está bien. Ha sido un proceso muy lento, pero yo vuelvo a ser la de antes y Eva y yo tenemos una relación muy especial. Le di de mamar durante mucho tiempo. Tuvimos que recuperar el tiempo que perdimos separadas y esto cuesta mucho. La foto polaroid la tengo en un marco dorado. Le estaré eternamente agradecida a aquella enfermera por haber tomado esa foto. Y a mi comadrona le estaré eternamente agradecida por haberme persuadido para que le diera el pecho a mi hija».

Celebración por todo lo alto

Un nacimiento es un acontecimiento que se tiene que celebrar. Casi todas las madres quieren enseñar a sus hijos a todo el mundo y quieren contar cómo les fue el parto. Aunque acaba de conseguir una gran hazaña que es comparable a la carrera del maratón, la madre rezuma energía por todos lados. Por esta razón, las horas inmediatas al parto son un buen momento para compartir la felicidad con los más íntimos, para invitar a la familia a ver al bebé y para no escatimar champán.
Y luego, enseguida a ver al recién nacido.
La primera noche, casi no se puede pegar ojo. Pero esto es normal. La madre no puede quitar el ojo de la maravilla recién nacida y una y otra

vez, rememora el transcurso del parto. En las primeras veinticuatro horas después del parto, la madre tiene demasiada adrenalina y endorfina en la sangre y por lo tanto está demasiado despierta y alerta como para poder dormirse. Es como si el cuerpo la mantuviera en un estado de alerta durante esas primeras horas para poder vigilar mejor al bebé. ¿Respira bien? ¿No se ahoga? ¿No tendrá frío? El mejor observador es la madre misma. ¿Dónde se encuentra en un hospital una enfermera que vigile minuciosamente al bebé las veinticuatro horas del día ininterrumpidas? En el mundo animal, las madres también manifiestan este estado de alerta durante las primeras veinticuatro horas. Las crías deben protegerse de los animales depredadores y contra el frío.
Posiblemente, después de la celebración inicial, la madre desea descansar y estar tranquila en casa o en el hospital con el recién nacido. Aproximadamente dos días después del parto, el cansancio se hace más patente y es aconsejable empezar a dosificar las visitas. El hospital mismo tiene sus horarios de visita, que se deben respetar, y si la madre está muy cansada puede pedir que no le pasen más visitas. En casa, el marido o la pareja debe limitar el número de visitas si es necesario para que la madre y el bebé puedan descansar.

Acuéstese con el bebé

El ritmo cardiaco, el borboteo de los intestinos, la voz de los padres, los sonidos apagados del exterior... El feto oye todo tipo de ruidos las veinticuatro horas al día y se mece constantemente con los movimientos de la madre. Está en contacto continuo con su madre. El nacimiento es el momento en el que se separa físicamente de ella. Si además se aparta al bebé de su madre después del nacimiento, esto puede propiciar que el bebé se sienta intranquilo. En la oscuridad y el silencio de la noche es cuando los bebés se encuentran más solos en su cuna. Echan de menos los sonidos familiares y la seguridad que proporciona el contacto físico.
Generalmente, un recién nacido duerme bien si se le acuesta en la cama de los padres o en su propia cuna, pero cerca de los padres. Se despierta un par de veces y, después de darle el pecho, se vuelve a dormir enseguida. De esta forma se interrumpe el descanso de los padres lo menos posible y ninguno de los dos tiene que salir de la cama para consolar o alimentar al bebé. Por la noche es mejor no cambiar los pañales porque con eso sólo se consigue que todos se acaben de despertar.
No hay ningún inconveniente en dormir con el bebé en la misma cama, siempre y cuando los padres no hayan consumido alcohol,

SUGERENCIAS

Si le da miedo dormir con el bebé en su cama, puede enrollar una toalla grande y colocarla alrededor del bebé. Así crea una especie de barricada para protegerle.

Le recomendamos no acostar al bebé en una cama de agua. Si usted duerme en una cama de agua, puede colocar encima un colchón pequeño, o el cuco, o simplemente colocar la cuna del bebé al lado de la cama.

Nunca deje al bebé durmiendo solo en la cama de matrimonio. Podría escurrirse debajo del edredón o las mantas y no tiene fuerzas para liberarse de este peso.

somníferos o drogas. Si los padres duermen mirando hacia el bebé, reaccionan rápidamente ante cualquier movimiento o sonido del bebé. Los padres tampoco deben temer aplastar al bebé por accidente. A fin de cuentas, los padres tampoco duermen unos encima de los otros.

El calor

El cuerpo de un bebé es como promedio unas veinte veces más pequeño que el de un adulto, mientras que la superficie de su cuerpo es tan sólo nueve veces más pequeña. Así pues, un recién nacido tiene relativamente una gran superficie de piel, a través de la cual puede perder mucho calor. Además, los bebés tienen una cabeza relativamente grande y a menudo desprovista de pelo. Por la cabeza también se llega a perder mucho calor sobre todo inmediatamente después del parto, cuando el pelo todavía está mojado y pegajoso por la grasa. Por esta razón, se recomienda ponerle una gorrita al bebé inmediatamente al nacer. Si la cabeza está bien tapada, el bebé puede mantener su temperatura corporal con más facilidad e invertir toda su energía en el crecimiento. Es muy importante llevar un control de la temperatura en los primeros días. Si la temperatura es algo baja (por debajo de 36,5 °C) se debe continuar haciendo uso de la gorra y también de una bolsa de agua caliente. La madre misma le puede proporcionar el calor necesario si lleva al bebé colgado en un chal o si duerme con él en la misma cama. Si, por el contrario, el bebé duerme solo en su cuna, es mejor colocarle durante los primeros días una bolsa de agua caliente. La bolsa de agua se llena con agua (casi hirviendo) a 90 °C hasta el borde para evitar que haya aire. El tapón debe estar bien cerrado y debe asegurarse de que la bolsa no pierde.
A continuación, se debe cubrir la bolsa con la funda protectora y se coloca a la espalda del bebé con el tapón apuntando hacia los pies. Entre el bebé y la bolsa debe colocarse una toalla enrollada para asegurarse de que el bebé no tenga demasiado calor.
Un bebé también puede pasar calor. Especialmente en un día muy caluroso, la madre debe cerciorarse de que el bebé no sufre con las altas temperaturas.
Lo mejor es vestirlo con ropa fina de algodón, ya que el algodón es transpirable y fresco. En cambio, las prendas sintéticas resultan sofocantes. Cuando haga más frío se debe acostar al bebé con una manta de lana. Es mejor no usar un edredón porque no facilita la transpiración. Por consiguiente, el bebé sufre demasiado calor, pero no sabe y no tiene fuerza suficiente para quitarse el edredón de encima. Además, los edredones son mullidos, al igual que los cojines, y cortan el paso del aire en todos esos casos en que, por ejemplo, la cara del bebé se queda taponada debajo.

SUGERENCIAS

En casa, póngale también al bebé una gorra de algodón. Así no perderá calor. Para salir a la calle, use una gorra de lana.

La condiciones ideales para dormir en una habitación son: mantener la habitación fresca y bien ventilada y sobre todo no calentarla demasiado. Estas normas también son válidas para la habitación del bebé. El bebé no necesita demasiada calefacción si está bien abrigado y tiene una bolsa de agua en la cuna por la noche. En una habitación demasiado caliente, el bebé pierde líquidos al respirar y al transpirar.

Las náuseas y los vómitos

Es posible que durante las primeras veinticuatro horas de vida el bebé tenga náuseas debido a la ingestión accidental de líquido amniótico o sangre. El bebé tiene entonces arcadas y vómitos de vez en cuando y al hacerlo puede ponerse colorado o incluso morado, moverse enérgicamente y jadear. No es una señal alarmante, todo lo contrario. Indica que el bebé tiene unos buenos reflejos para toser y vomitar sangre y líquido amniótico. Por otra parte, el hecho de ponerse colorado o morado indica que el bebé tiene una buena circulación sanguínea y suficiente oxígeno. Si el bebé está vomitando debe colocarlo de lado y golpearle suavemente la espalda. ¡Decirle cosas al bebé también le ayudará!

Existen motivos para alarmarse cuando el bebé no deja de dormir y está pálido. En esta situación debe coger al bebé enseguida, intentar despertarlo, soplarle en la cara y hacer la respiración artificial si hace falta. También se debe llamar inmediatamente al pediatra o llevarlo a urgencias.

Un bulto en la cabeza

Un par de horas después del nacimiento, puede aparecer a veces un bultito blando (siempre asimétrico) a la derecha o izquierda del cráneo que puede moverse con el dedo. Este bulto es una acumulación de sangre debajo de la membrana del hueso del cráneo (el hueso parietal), y en el argot médico se le llama «hematoma cefálico». La hemorragia puede producirse al empujar el feto hacia fuera, pero es más común cuando se ha aplicado la ventosa. Con la fuerza de los pujos o con la fuerza succionadora de la ventosa es fácil que explote un vaso sanguíneo debajo de la membrana del cráneo. Esta pequeña hemorragia se corta por sí sola y no comporta ningún problema. El bulto no tiene muy buen aspecto y puede pasar meses antes de que se encoja y ya no sea visible. Si el bebé ya tiene pelo o le crece pronto, se puede disimular un poco.

El instinto de protección

La mujer y su hijo forman una unidad indisoluble durante el embarazo. El bebé es una parte del vientre y el cuerpo de la mujer. La futura madre nota todos los movimientos del bebé y tiene un reflejo innato para proteger el vientre de cualquier peligro externo. Este fenómeno también se ve reflejado después del parto. Al dar a luz, la mujer se divide en dos personas: la madre y el hijo. Pero de todas formas continúa existiendo una especie de radar invisible entre los dos. En cierto modo, la madre ha desarrollado un sexto sentido que le permite proteger a su hijo. El instinto protector maternal empieza a funcionar de forma automática. La madre está en estado de alerta y nota todo lo que puede ser perjudicial al

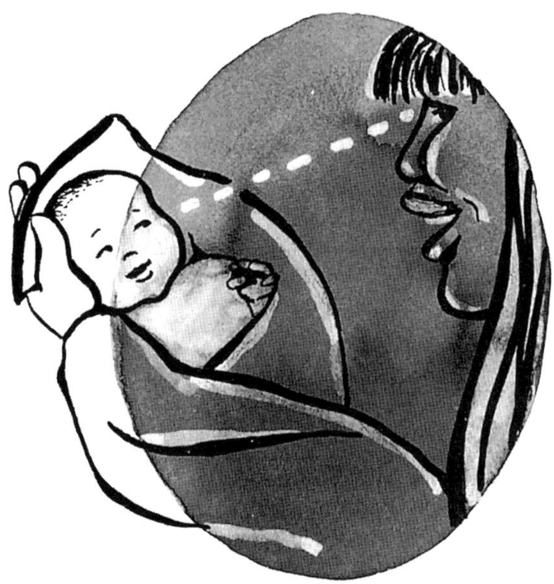

El contacto visual entre madre e hijo refuerza el vínculo maternofilial.

bebé: la corriente, demasiada luz, una abeja en la habitación, lo que sea. Y si el bebé llora por la noche, la madre lo oye enseguida porque, efectivamente, el oído se agudiza después del parto. Casi sin darse cuenta, la madre acude a la cuna de su hijo tantas veces como sea necesario. Es algo natural y automático. La madre se entrega en cuerpo y alma al cuidado del bebé. El contacto con el bebé y la lactancia materna contribuyen a que este instinto maternal no deje de crecer.

La lactancia materna, la verdadera

Varias investigaciones científicas han demostrado que la lactancia materna es la mejor alimentación para el bebé. Los bebés que son alimentados exclusivamente con leche materna durante un mínimo de medio año, tienen menos probabilidades de sufrir más tarde alergia o diabetes. Además, los bebés que se alimentan con leche materna se desarrollan más rápidamente que los bebés que son alimentados con el biberón. La leche materna protege contra enfermedades infecciosas como, por ejemplo, las infecciones del oído medio, meningitis e infecciones de las vías respiratorias. La leche materna también es buena para el desarrollo maxilar. Los pediatras aconsejan alimentar al bebé exclusivamente con leche materna durante un período mínimo de seis meses y después ir introduciendo de forma gradual otros alimentos (verduras y frutas). La lactancia materna es además barata, está siempre disponible y es respetuosa con el medio ambiente.

Antes de la subida de la leche, los senos segregan un líquido especial llamado *calostro* que se caracteriza por su gran capacidad para defender al bebé de posibles infecciones. El calostro es un líquido amarillento que contiene muchos anticuerpos contra gérmenes patógenos.

Además, esta primera leche produce efectos laxantes que ayudan al bebé a realizar sus primeras necesidades. Esto es muy importante ya que el cuerpo del bebé debe eliminar cuanto antes las primeras heces *(el meconio)* para evitar que se acumulen residuos en su sangre. Estos residuos propician la aparición de ictericia.

Para el bebé poder succionar un pezón caliente, suave e impregnado del perfume maternal es una experiencia muy satisfactoria. La mayoría de los bebés sienten aversión por el chupete al nacer porque prefieren «lo auténtico». El pecho materno también tiene una plusvalía ante el biberón; aparte de ser un termo siempre lleno, es al mismo tiempo una fuente de orgullo y satisfacción.

Las madres que, sea por el motivo que sea, no pueden dar el pecho, tienen siempre la alternativa de la lactancia artificial. Aunque la calidad de la leche artificial no es la misma que la de la leche materna, los bebés también crecen satisfactoriamente. No obstante, recomendamos el biberón solamente en casos de necesidad. Un bebé es un ser vulnerable y por lo tanto no hay que escatimar medios para protegerlo y darle sus propias armas de defensa. La lactancia materna contribuye sin duda alguna en este proceso.

● *Mariël: «Tan chiquitina como era y Nica misma escogió la lactancia materna para alimentarse. Al principio intenté darle el biberón pero ella lo rechazó. No importaba lo que hubiera dentro: agua con miel, leche o infusión de hinojo… ponía cara de asco y escupía la tetina. Empecé a preocuparme porque no comía nada y pesaba tan sólo tres kilos. Entonces pensé: "Bueno, venga, una sola vez. Un par de mamadas y luego ya querrá el biberón". Pero al final no fue así. Continuó mamando. Yo no tenía la intención de darle el pecho. Ya tenía en casa los biberones preparados y la leche en polvo. Mis colegas no se lo podían creer. Yo, comadrona que había recomendado a tantas mujeres la lactancia materna, quería darle el biberón a mi hija. Aunque conocía muy bien todas las ventajas de la lactancia materna, estaba decidida a no dar el pecho.*

Afortunadamente, Nica me sacó de ese error. Y al final me gustó tanto dar el pecho que lo hice durante nueve meses. Disfruté mucho de ese vínculo tan especial que se creó entre las dos. Era algo muy especial. Como si al darle mi leche, le estuviera dando también mi amor. Además, dar el pecho también me ayudó a relajarme, probablemente debido a todas las hormonas que se segregan con la lactancia. ¡Qué orgullosa me sentía cuando veía sus muslos rollizos! Crecían gracias a mi leche. Más tarde resultó que Nica es propensa a padecer asma y eccema, o sea, que la lactancia materna fue también por razones médicas una gran ayuda».

La iniciación de la lactancia

Se recomienda dar el pecho tantas veces como sea posible los primeros días de la vida del bebé. Es normal dar el pecho de diez a doce veces en un período de veinticuatro horas. De esta forma, se consigue establecer una buena lactancia y el bebé ingiere el primer líquido nutritivo: el calostro.

El bebé alterna períodos de sueño profundo con períodos de sueño ligero. Estos períodos de sueño ligero son fáciles de reconocer porque el bebé se mueve y emite más sonidos. Éste es, por ejemplo, un buen momento para darle el pecho los primeros días. El bebé se alimenta mientras está medio dormido o justo cuando se acaba de despertar.

Al alimentarse, el bebé no debe sólo succionar el pezón, sino también la aréola, la piel que rodea el pezón. Si el bebé solamente succiona el pezón, puede provocar sensación dolorosa y grietas. Con tal de evitar este problema, sugerimos que se vaya alternando de pecho cada diez minutos para que no se dañen los pezones.

Una ventaja de la lactancia materna es que puede darse cuando el bebé lo requiere: tan a menudo y durante tanto tiempo como el bebé lo pida. No hay un máximo pero sí un mínimo de veces que el bebé debe mamar. La regla de oro es que un bebé con un peso medio debe mamar como mínimo seis veces al día a partir del segundo día de vida.

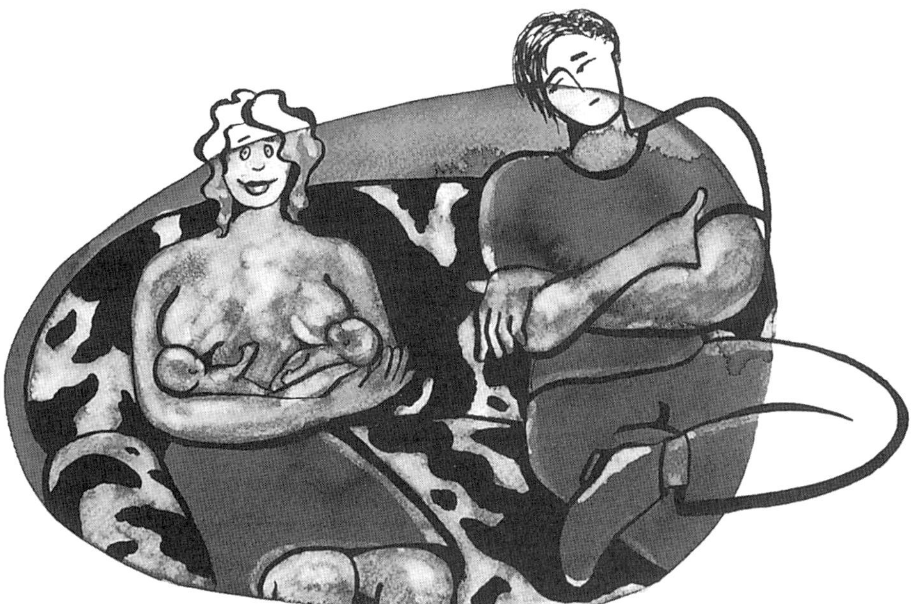

La lactancia materna es con mucho la mejor alimentación para el bebé.

Al principio le será más fácil dar el pecho tumbada de lado, apoyando la cabeza y los hombros en unos buenos cojines. El bebé se coloca también de lado, mirando hacia el pecho. De esta manera puede succionar bien el pezón, mientras usted está relajada en la cama.

Otra posibilidad es dar el pecho sentada, pero esta posición es mejor para cuando haya pasado el puerperio. El bebé descansa entonces en el rincón que forma su brazo. Con la otra mano, oprime el pezón para que adquiera forma de boquilla y así el bebé puede prenderse con más facilidad al pezón y la aréola. Cuando quiera interrumpir la succión, debe introducir el dedo meñique entre las mandíbulas del bebé. Así se evita dañar los pezones.

No se preocupe si el bebé no quiere mamar inmediatamente. Un bebé tiene una reserva de energías de las que puede echar mano hasta que la lactancia no esté del todo establecida. En un principio, estas energías son suficientes para poder sobrevivir unos tres días con poco alimento. Los bebés con poco peso sí deben alimentarse bien desde el principio y si es necesario también se les da un suplemento.

No le dé a su hijo agua porque así le desaparecerá la sed y con ello el reflejo de succión. Siempre es mejor darle muchas veces de mamar porque así se le está dando calorías en vez de líquido únicamente. Estas calorías ayudan al bebé a defecar por primera vez.

No le dé un chupete al bebé. Succionar un chupete implica una técnica muy distinta de la que se requiere para succionar el pecho. Cuando esté mamando podría confundir la tetina del chupete con el pezón materno y no mamará correctamente.

Si la comadrona considera necesario dar un suplemento al bebé, no lo haga con un biberón porque, tal como acabamos de explicar, el bebé puede confundirse. Dele el suplemento con una cucharilla, un cuentagotas o usando una jeringa de plástico (sin aguja, por supuesto) con la punta encorvada, que se puede adquirir en las farmacias. Coloque la jeringa al lado de su dedo meñique sobre la lengua del bebé y mientras el bebé chupa el dedo puede ir inyectando el suplemento. De esta forma el bebé toma su suplemento sin confundirlo con tetinas de goma.

PARTO SEGURO

11 El sitio más seguro para dar a luz

En casa y en el hospital

¿Cuál es el sitio más seguro para dar a luz? ¿En casa o en el hospital? Ésta es una cuestión que se plantea toda futura madre, todo futuro padre e incluso toda futura abuela. Nuestra respuesta es: el sitio más seguro no es ni en casa ni en el hospital. Es en casa y en el hospital. ¿Qué queremos decir con esto?
En todos los países occidentales los partos tienen lugar en hospitales y clínicas y el porcentaje de partos en casa es muy bajo. España, por ejemplo, es uno de los países europeos más reacios al parto en casa, tan sólo 1.000 niños cada año (el 0,2% de los nacimientos) nacen de esta manera. En los últimos años se observa un crecimiento del número de bebés nacidos en un parto natural (tanto en casa como en una clínica o un hospital).
En cambio en los Países Bajos, el parto en el hospital no ha alcanzado nunca la difusión que tiene en otros países y muchas mujeres dan a luz en casa. Es más, con el sistema de obstetricia holandés, las mujeres pueden decidir hasta el último momento dónde quieren dar a luz. En casa es el mejor sitio para dilatar. Todo el mundo está de acuerdo con esto. La comadrona acude a casa de la futura madre para aconsejarla en la etapa de la dilatación y para controlar al bebé. En cualquier caso, la parturienta se queda en casa todo el tiempo que le es posible. Si todo marcha bien, de forma normal, entonces la mujer puede dar a luz en casa, el sitio más seguro para ella en esos momentos. Cuando el trabajo de parto se dificulta o cuando aparece una complicación, entonces la mujer se desplaza al hospital y con la ayuda del ginecólogo se lleva a cabo la parte final del parto. En este caso no queda otra alternativa y el hospital es el sitio más seguro para la parturienta. El ginecólogo toma el relevo y, a partir de ese momento, él es el responsable de la situación porque se trata de un llamado parto «por prescripción médica». En principio, la comadrona se queda al lado de la parturienta hasta que ésta haya dado a luz y la apoya en la última etapa en el hospital y, además, discute con el ginecólogo todos los detalles del parto.

Una decisión sobre la marcha

Antes existía en Holanda la costumbre de preguntar a la embarazada en su primer control prenatal dónde quería dar a luz: en casa o en el hospital. La mujer tenía entonces que tomar una decisión basada totalmente en una suposición: dónde suponía que le gustaría más dar a luz. Una decisión imposible de tomar porque en esos momentos no se tiene todavía idea de lo que va a suceder, no se sabe cómo transcurrirá el parto y tampoco cómo se

sentirá la parturienta en el mismo. Dado nuestro sistema obstétrico holandés, nosotras aconsejamos a la mujer que decida dónde quiere dar a luz mientras esté dilatando porque tan sólo en esos momentos podrá juzgar si tiene sentido desplazarse al hospital o no. En esos momentos, la parturienta sabe finalmente cómo son las contracciones y si el trabajo de parto progresa o no. Mientras la mujer se sienta a gusto en casa, es mejor quedarse en el hogar. Si por el contrario, llega un momento en el que prefiere marcharse al hospital, lo hace sin problemas. La comadrona trabaja con unos hospitales determinados y ella soluciona el ingreso si la mujer quiere dar a luz en el hospital.
En Holanda, cuando la mujer decide dar a luz en el hospital sin prescripción médica (el parto transcurre bien en casa y no hay motivo médico para el ingreso), los gastos corren a cuenta de la parturienta. En la mayoría de los casos, las compañías de seguros no cubren estos gastos, porque el parto en el hospital no supone ninguna ventaja respecto al parto en casa. Esta situación es completamente contraria a la de España, donde sólo se pagan los gastos del parto hospitalario y no del parto en casa. Además, en nuestras latitudes, la embarazada no puede tomar la decisión durante el parto sobre dónde dar a luz como su colega holandesa. Su situación es distinta: la mujer que elige el parto natural, sin violencia, sigue los controles con una comadrona o un ginecólogo que trabaja con esta ideología y su idea principal es dar a luz en casa. Si surge algún problema durante el parto, lógicamente ingresará en el hospital durante el mismo (véase el capítulo 27, Las experiencias de madres españolas). Y si la mujer opta por el parto medicalizado, el lugar donde tendrá lugar el parto siempre es el hospital.

¿Debe preinscribirse en el hospital?

Por regla general, en todos los países occidentales se debe decidir de antemano dónde se va a dar a luz y, por lo tanto, la comadrona, el tocólogo o el ginecólogo se encargan de arreglar el futuro ingreso en el hospital o clínica donde ellos trabajan. Usted no tiene que ocuparse de este asunto. Y si va a tener el bebé en casa y, finalmente, por algún contratiempo, tiene que ingresar en el hospital, no supone ningún problema. Los hospitales siempre cuentan con imprevistos. Una pregunta que se hace a menudo a las comadronas holandesas es si se tiene que realizar una inscripción previa en el hospital en el caso de que la parturienta decida finalmente parir allí. Siempre es aconsejable preguntárselo a la comadrona. Ella le informará sobre su caso en particular. Nosotras aconsejamos a las mujeres que van a dar a luz en Holanda que no lo hagan. Las puertas del hospital están siempre abiertas en caso de necesidad. Las urgencias al fin y al cabo tampoco requieren una plaza reservada y, en el caso de un parto, no se puede saber de antemano cómo transcurrirá. Los hospitales, por otra parte, tienen días más ajetreados que otros pero tampoco pueden planearlo. Inscribirse es tan sólo un trámite administrativo. Si la embarazada se inscribe en un hospital y después decide parir en casa debe reclamar la tasa de inscripción del hospital. Es decir, que es buscarse complicaciones.

¿Hace falta familiarizarse con el hospital?

Generalmente, en Holanda, no hace falta visitar el hospital antes del parto, por si acaso se acaba dando luz allí. La mujer tampoco sabe si este hospital en cuestión tendrá sitio para ella cuando llegue el momento. Es decir, que puede ser que acabe dando a luz en otro hospital. Aquí, en nuestras latitudes, la situación es diferente: la mujer que se decide por el parto hospitalario, sabe generalmente en qué hospital ingresará en el momento del parto. Tanto si usted se decide por el hospital (parto medicalizado) o por una clínica naturista (parto natural), siempre conviene conocer el lugar donde va a dar a luz. Así, usted se siente más familiarizada con él. También es importante informarse con antelación si a la madre se le permite tener al bebé con ella en su habitación y si el hospital apoya la lactancia materna. De este modo se evitan decepciones. Quizás, en caso de que las condiciones no le agraden, tenga la posibilidad de buscar otro hospital.

El propio hogar no es nunca demasiado pequeño

Otra pregunta que las mujeres que optan por el parto en casa suelen hacer a su comadrona: «¿Reúne mi casa las condiciones necesarias para dar a luz? Vivo en un piso muy pequeño». Una casa no es nunca demasiado pequeña para dar a luz. Si se ha podido engendrar un hijo en ella y tiene agua corriente, también es apta para dar a luz. Además, una silla de partos no ocupa más espacio que un inodoro. En resumidas cuentas, un sofá o una cama son suficientes para poder parir en casa. En Amsterdam, muchas veces asistimos a partos en pisos diminutos de una sola habitación, en un tercer piso. Pero no supone ningún problema, ya que para parir no hace falta más de un par de metros cuadrados. Si la parturienta vive en un edificio sin ascensor, debe procurar que la escalera esté libre de obstáculos, ya que puede darse el caso de que tenga que desplazarse al hospital. Algunas veces, la parturienta puede bajar la escalera por su propio pie y desplazarse al hospital en el coche de la familia. Otras veces, la ambulancia la recoge en casa y, en este caso, la escalera debe estar libre para que pueda pasar la camilla. En los casos en que es imposible hacer llegar una camilla hasta la parturienta, queda totalmente descartado dar a luz en casa. Esto puede suceder alguna rara vez, como por ejemplo en el caso de la gente que vive en barcos en los canales holandeses.

Hacer buen uso del hospital

En Holanda el parto de un primer hijo suele acabar más a menudo en el hospital que el parto de un segundo o posterior hijo. Cuatro de cada diez mujeres primíparas tienen que parir en el hospital por motivos médicos. No obstante, esto no es razón alguna para planear de antemano un parto en el hospital. Si al final del parto se requiere la ayuda del ginecólogo y se tiene que desplazar a la mujer al hospital, se hace sin problemas y la parturienta estará satisfecha de haber podido pasar la mayor parte del parto –la dilatación– en casa. Con este sistema se limita la estancia al mínimo y se hace uso del hospital cuando realmente es necesario.

La situación en nuestro país es distinta: el 99,8% de los partos ocurre en el hospital debido al auge del parto medicalizado. Las mujeres que optan por el parto natural en España son mayoritariamente mujeres primíparas. De ellas un pequeño porcentaje finalmente da a luz en el hospital. La mayoría de estas mujeres está muy contenta con su

SUGERENCIA

Compre un equipo para dar a luz en casa cuando el embarazo ya llegue a término, como un protector de colchón de guata absorbente y unas cuantas esterillas absorbentes. Siempre va bien tenerlo a mano durante la dilatación, el parto o en el puerperio.

elección. Otro grupo de clientes para las comadronas que asisten a partos en casa o clínicas privadas son las mujeres, que vivieron su primer parto en el hospital de forma negativa y no desean volver a pasar la misma experiencia. Por ello deciden dar a luz de forma natural en el siguiente parto.

- *Joke: «Por la noche tuve unas contracciones fuertes y por la mañana cuando la comadrona llegó ya había dilatado ocho centímetros. Pero cuando estaba empujando, el bebé giró la cabeza en dirección contraria y por eso no podía descender lo suficiente. Después de empujar una hora y media nos fuimos al hospital en nuestro coche y la comadrona nos siguió en el suyo. En el hospital me tuvieron que aplicar la ventosa. Dos horas más tarde estaba de vuelta en casa y me visitó la comadrona. Estoy contenta del modo en que transcurrió el parto. En casa no hubiera conseguido parir nunca y, en cambio, en el hospital fue sencillo con la ventosa. Las horas en el hospital no fueron sino un* intermezzo: *una interrupción necesaria pero no desagradable. Trasladarme al hospital*

LOS ESTUDIOS CIENTÍFICOS

Es de todos conocido que el sistema obstétrico holandés es seguro. Este sistema que combina el parto en casa con el traslado al hospital cuando existen complicaciones funciona a la perfección en los Países Bajos. No obstante, hay que hacer algunas observaciones sobre los resultados obtenidos en los partos voluntarios en las policlínicas o los hospitales.

En Groningen, Damstra-Wijmenga realizó un estudio comparativo de todos los partos en casa y en el hospital que se llevaron a cabo en el año 1981. Con este estudio demostró que en los partos policlínicos se tuvieron que realizar más intervenciones médicas y surgieron más complicaciones que en los partos en casa.

A principios de los años noventa un grupo de comadronas en Gelderland trabajó en un estudio que se realizó con 1.800 embarazadas. Las mujeres elegían al principio del embarazo si querían dar a luz en casa o en el hospital. El estudio consistió en averiguar si existían diferencias obstétricas entre las mujeres de los dos grupos. La investigación demostró que los resultados eran buenos en los dos grupos cuando la mujer esperaba su primer hijo. Tanto si habían elegido parir en casa o en el hospital, igual número de mujeres tuvieron un parto «por prescripción médica» en el hospital y el estado de los bebés fue igual de bueno en ambos grupos. Los bebés nacidos de las mujeres que eligieron dar a luz en el hospital tuvieron más problemas en las primeras veinticuatro horas de vida. Las conclusiones que se extrajeron fueron que, para las primíparas, el parto en casa es igual de seguro que el parto en el hospital. Las mujeres que ya tenían otro hijo obtuvieron mejores resultados en casa que en el hospital. En el grupo que eligió parir en el hospital, se dieron más casos de intervenciones médicas, episiotomías, se recetaron más fármacos y se produjeron más a menudo hemorragias abundantes. Las conclusiones del estudio son: para las primíparas, parir en casa es igual de seguro que hacerlo en el hospital y para las multíparas es incluso mucho más seguro hacerlo en casa.

tampoco me molestó, pasó sin darme cuenta. De la noche que pasé en casa con contracciones guardo muy buenos recuerdos. Fue una combinación perfecta: un parto en casa con la nota final en el hospital. Me gustó mucho que la comadrona nos acompañara al hospital».

Todo va peor en campo ajeno

Un hospital es una institución en la que todo el mundo, incluyendo la gente que allí trabaja, debe someterse a las reglas de la casa. Para la «paciente» (la palabra paciente la colocamos entre comillas porque las mujeres embarazadas no son pacientes) estas reglas y la monótona rutina diaria pueden resultar algo difícil de acatar y pueden llevar a situaciones desconcertantes. La «paciente» también puede sentirse limitada y totalmente dependiente de los favores y del humor del personal hospitalario.

- *Piet: «Mi mujer Els es médico y yo soy ginecólogo auxiliar. Llegamos al hospital demasiado pronto, pero por aquel entonces no lo sabíamos. Els me pidió que me quedara con ella y no la dejara sola. Pero en un momento dado, me mandaron al piso de abajo para rellenar unos papeles para la administración del hospital. Fue tan sólo media hora. Cuando regresé, mi mujer estaba furiosa y fuera de sí porque yo me había dejado mandar como un niño pequeño por una enfermera. Las reglas del hospital son que el marido debe rellenar los papeles tan pronto como sea posible y realmente lo hubiera podido hacer después del parto. Me hubiera dado de bofetadas por haber sido tan blando, teniendo en cuenta que lo habíamos planeado todo muy bien para que no se nos escapara ni el más mínimo detalle de nuestro control. Y sin embargo, no nos salió bien. Esto lo había estropeado todo. Els estaba enfadada conmigo y no me decía casi nada. Las contracciones llegaban cada diez minutos mientras que en casa lo habían hecho cada cinco. Nos costó mucho volver a coger el buen ritmo. Afortunadamente, cambió el personal de turno y llegó un enfermero simpático que se hizo cargo de todo».*

Una gran institución en un edificio pequeño

Las instituciones y los edificios influyen en la gente. Un edificio grande con muchos pasillos, puertas y aparatos impone bastante y la gente es propensa a adaptarse a su entorno. La parturienta no quiere «poner las cosas más difíciles» o ponerse muy exigente. Existe un cierto halo de misticismo alrededor de una gran institución con numerosos profesionales trabajando con sus batas blancas y, efectivamente, impone. Una institución por la que se siente un profundo respeto, pero que a la vez no podemos controlar de ninguna manera y, por eso, el individuo pierde su fuerza, se siente indefenso.
La persona en cuestión tiene que estar en constante estado de alerta para que no «sucedan» imprevistos.
En la sección de obstetricia de un hospital trabajan enfermeras, estudiantes de enfermería, ginecólogos, médicos en prácticas y asistentes. El hospital funciona bien gracias a la sobria estructura jerárquica en que está dividido y a la comunicación que se establece entre sus miembros por medio de reuniones y delegación de responsabilidades. Si el parto dura mucho tiempo, la embarazada debe estar preparada para podérselas ver con dos turnos distintos de personal. Estos cambios pueden resultar bastante desconcertantes en un momento en que se necesita con urgencia intimidad y estar sola. Cuando la parturienta ya se ha acostumbrado un poco a un grupo de gente extraña, lo relevan y llega otro grupo de desconocidos.

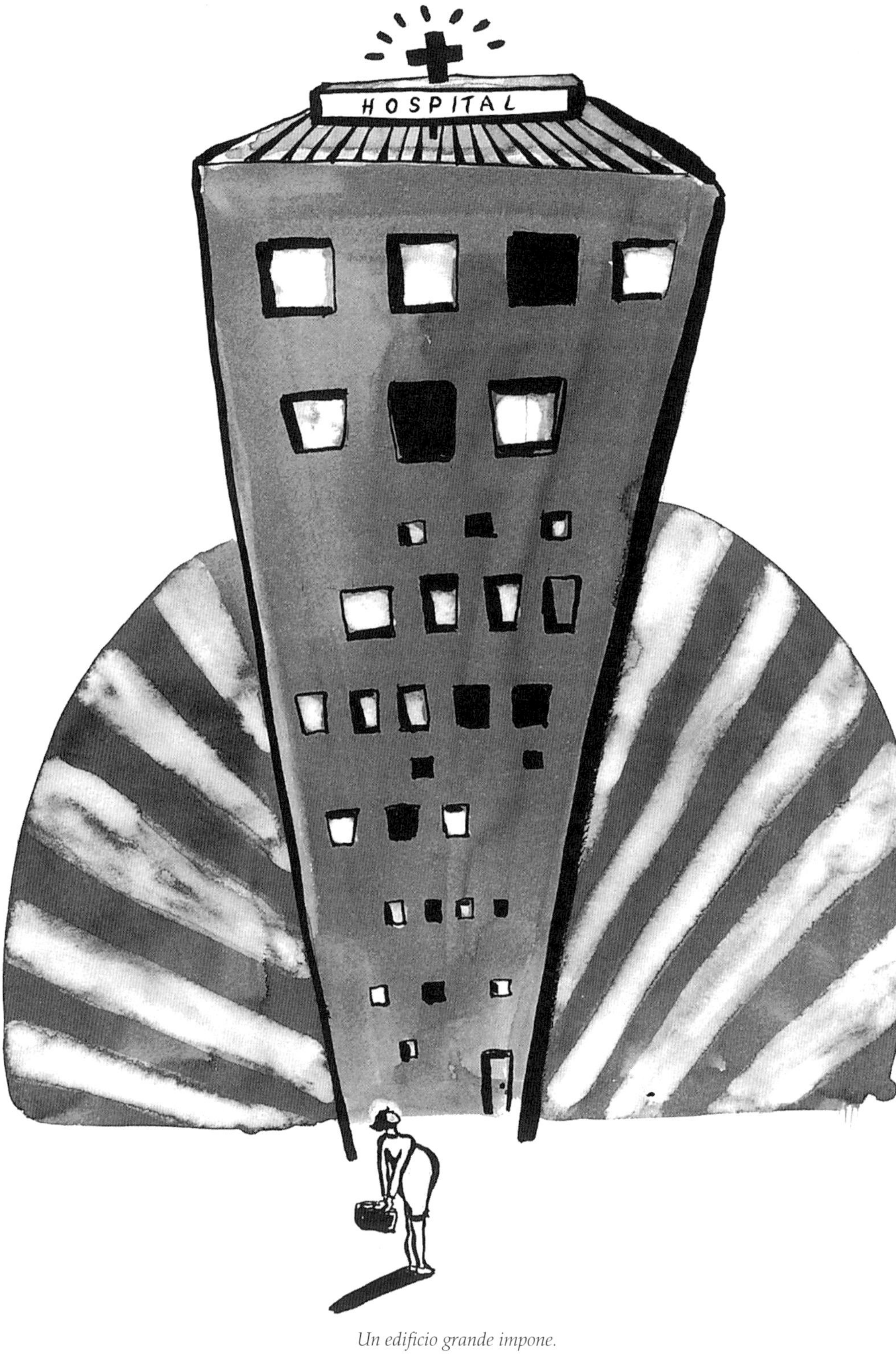

Un edificio grande impone.

Sabine: «En la sección de obstetricia tenían mucho trabajo y las enfermeras de esa planta no paraban ni un minuto. No me molestó porque así podíamos hacer lo que quisiéramos sin que nos controlaran demasiado. Al cabo de un tiempo, las contracciones se volvieron muy fuertes. Cuando entró la enfermera dijo que las contracciones no eran para tanto y que ya me podía preparar para una noche entera de contracciones. Dijo que no hacía falta llamar a la comadrona. Cinco minutos más tarde, me entraron ganas de evacuar y quería ir al váter. Ahora sé que lo que notaba era la cabeza del bebé, pero, entonces, creía que sufría estreñimiento. Al fin y al cabo, tuve ese problema los nueve meses. La enfermera volvió a entrar y dijo que tenía que echarme en la cama otra vez. Nos dio la impresión de que sólo lo decía porque para ella le resultaba menos incordiante y más fácil. ¡Pero no para mí! Antes de que pudiéramos decir esta boca es mía, ya se había marchado a la habitación de al lado. Justo cuando acababa de tumbarme en la cama, me entraron unas ganas terribles de empujar y entonces ya noté claramente que aquello era la cabeza del bebé. Ruud salió disparado de la habitación en busca de ayuda. Un pujo más y nuestro bebé vino al mundo. Estaba completamente sola pero no estaba asustada. Nuestro hijo estaba entre mis piernas y oía sus grititos suaves. La enfermera entró como un torbellino y se enfadó porque no le habíamos dicho nada de la necesidad de empujar: "¡No era eso en lo que habíamos quedado, señora!". Por supuesto, no le hice ni caso. ¡Tenía otras cosas en la cabeza! ¡El bebé ya había llegado! El parto fue de lo más fácil. Fue una lástima que Ruud se lo perdiera por culpa de esa enfermera y todo el ajetreo».

El hospital es ideal cuando hay complicaciones

El hospital es el lugar ideal para dar a luz cuando se necesita ayuda extra. Allí está todo bien organizado y la parturienta, debido a su situación personal, quiere ponerse rápidamente en manos de esta organización perfecta con sus estrictas normas. La parturienta desea que el especialista con su habilidad y experiencia y con la ayuda de enfermeras y de la tecnología más avanzada, lleve el parto a buen término de forma rápida y eficiente.
Todos los aspectos del hospital que en un parto normal sin complicaciones pueden llegar a resultar bastante incómodos o molestos se convierten, en este caso, en totalmente imprescindibles.

SUGERENCIA

Nadie sabe de antemano cómo transcurrirá el parto. Si usted ha optado por tener al bebé en casa, puede que se produzca una complicación que hace necesario el traslado al hospital. O, por el contrario, algo bastante frecuente en Holanda, la mujer ha decidido dar a luz en el hospital, pero el parto transcurre tan favorablemente que decide quedarse en casa y dar a luz en el propio hogar. Y si usted acude al hospital, pues prefiere el parto medicalizado, tampoco sabe de antemano cómo será la experiencia. Mantenga una actitud abierta ante toda eventualidad. Así, en caso de un parto natural, sacará provecho de las máximas ventajas que le ofrece su propio hogar y de las ventajas que le ofrece el hospital, en caso de que sea necesario ingresar. De esta manera siempre podrá dar a luz en el sitio más seguro para usted.

Hechos y mitos del parto en el hospital

«Voy a dar a luz en el hospital porque así en caso de complicaciones ya estoy allí. Me parece muy incómodo tener que desplazarme en plenas contracciones.» Ésta es la razón más común por la que una mujer decide de antemano dar a luz en el hospital. No obstante, este argumento no se sostiene. Tanto si la mujer abandona su hogar por su propio pie cuando, por ejemplo, ha dilatado seis centímetros, como si lo hace por razones médicas cuando está empujando, en ambos casos tiene que dejar su casa y meterse en el coche mientras está sufriendo contracciones fuertes.

A menudo, las mujeres dicen querer dar a luz en el hospital porque les parece más seguro. En especial cuando se trata del primer hijo. «Allí está todo a mano», aclaran de forma tajante. Muchas veces, es la futura abuela o el futuro padre los que se sirven de este argumento.

Que el hospital resulte más seguro porque todo está allí a mano es un mito. La comadrona tiene en casa tantos recursos a su disposición como en el hospital mismo. Ella siempre lleva consigo instrumentos para asistir el parto y también oxígeno en caso de que se deba ayudar al bebé a respirar. Al igual que en el hospital, puede practicar una episiotomía, dar unos puntos a un desgarro o ponerle una inyección para acelerar la expulsión de la placenta.

El traslado no es una pérdida de tiempo

El ginecólogo se encarga del parto cuando se requiere una ayuda extra como es en el caso de un parto con fórceps o ventosa. Generalmente, el ginecólogo no está por las noches en el hospital. Así que a menudo se le tiene que telefonear a su casa para que acuda a este centro. De día, muchas veces se reclama la presencia del ginecólogo cuando éste está ocupado en sus tareas habituales: horas de visita, rondas por las habitaciones de los pacientes y operaciones. Es decir, que probablemente tampoco pueda atender con celeridad a la mujer que decide acudir al hospital al principio del parto. Cuando él llegue, quizás al cabo de veinte o treinta minutos, la mujer ya lleva bastante tiempo esperando junto a su comadrona y su marido. En Holanda todas las poblaciones se encuentran a unos treinta minutos (en la mayoría de los casos incluso a veinte minutos) de un hospital. Tiempo suficiente para no llegar tarde.

La situación en España es distinta: en caso de una gran distancia entre la casa de la parturienta y el hospital, es prudente que se dirija con tiempo al hospital. La comadrona que asiste a partos en casa siempre tiene en cuenta este asunto de gran importancia y no toma ningún riesgo innecesario; puede ocurrir que la comadrona desaconseje el parto en casa, si considera la distancia hacia el hospital demasiado grande. Algunos hospitales (aunque todavía muy pocos) admiten partos naturales, asistidos por una comadrona o ginecólogo de su elección. En este caso, usted puede tener el parto natural, asistida por su comadrona o ginecólogo. Otra opción es que usted, si prefiere el parto natural, se dirija a una maternidad que trabaje de esta forma. En este caso lo idóneo es que lo haga cuando usted viva cerca del centro de partos, aunque a veces la distancia tampoco parece ser un impedimento: una tercera parte de las mujeres que dan a luz en la Maternidad/Hospital Acuario en Beniarbeig (Alicante) proceden de otras regiones de nuestro territorio, como Madrid, Asturias, Galicia, las islas Canarias e incluso fuera del país. Su deseo de dar a luz de forma natural es tan fuerte que supera los obstáculos que supone una larga distancia; normalmente se desplazan días antes de la fecha prevista del parto a este centro médico

(véase el capítulo 27, Experiencias de madres españolas).
Otro mito del parto en el hospital es que algunas mujeres se sienten allí más seguras y que, por lo tanto, este grupo da a luz mejor en el hospital. Nuestra experiencia nos demuestra que no es así. La mujer sólo se siente insegura si no está bien informada. Si sabe que un parto en casa es como mínimo tan seguro como un parto en el hospital, en casa también se siente segura. La mujer puede opinar que se siente más segura en el hospital, pero debe tener en cuenta que, en la práctica, las cosas pueden ir de una manera distinta a la que se esperaba. Por ejemplo, puede que el desplazamiento al hospital en la fase inicial de las contracciones conlleve casi siempre una disminución y debilitamiento de las mismas.

El parto en la policlínica por motivos educacionales

En 1960 más del 70% de las mujeres en Holanda dio a luz en casa. En 1993, el porcentaje era de tan sólo el 30,6%. ¿A qué es debido este descenso? En parte se atribuye al aumento de casos que requieren atención médica. Otra razón es que, en el pasado, las comadronas también asistían los partos con presentación podálica y los partos de gemelos en casa. Pero todavía hay otra razón. En los años sesenta, se pusieron de moda los partos en la policlínica y, por primera vez, las mujeres pudieron parir en el hospital sin prescripción médica. Entonces, dormían una noche en el hospital y al día siguiente se marchaban. Esta nueva moda no se propagó por razones de seguridad. De hecho, fueron otros motivos los que impulsaron a las mujeres a tener a sus hijos en el hospital. El principal fue la necesidad de encontrar mujeres dispuestas a dar a luz en el hospital para que los estudiantes de enfermería pudieran realizar sus prácticas mientras realizaban sus estudios. El parto en la policlínica fue, pues, un cebo para que las mujeres acudieran a dar a luz al hospital. No fue por razones de seguridad, ni tampoco por atender los intereses de la parturienta misma, sino por motivos educacionales.

La comadrona y el parto en la policlínica

Las comadronas también han sido en parte responsables del auge del parto en la policlínica. Se sentían discriminadas porque sólo los médicos y sus pacientes tenían acceso a los hospitales. Por esta razón, en los años setenta lucharon para que se les permitiera asistir partos en el hospital.
En aquellos tiempos se creía que esto aumentaría su prestigio. Una parte de las comadronas holandesas emprendió una campaña para convencer a las mujeres de las ventajas de dar a luz en el hospital. Una comadrona de Haarlem nos contó: «A veces me daba la impresión de que era un vendedor ambulante, parecía un demóstenes intentando persuadir a las mujeres para que acudieran al hospital. Y creo que no fui la única...».
El parto en casa empezó a perder su buena reputación y fue cada vez menos popular. Las comadronas contribuyeron de esta manera a que el porcentaje de los partos en casa bajara drásticamente. Hacia finales de los años setenta, el colectivo de comadronas holandesas se dio cuenta de que era hora de empezar a cambiar esta visión. De lo contrario, la comadrona que asiste partos en casa desaparecería al igual que lo hizo prácticamente en el extranjero. Los partos en casa volvieron a recuperar su prestigio cuando en los años ochenta se publicaron numerosos estudios científicos destacando los buenos resultados de los partos en casa y la excelente labor de las comadronas holandesas. Después de estas publicaciones, los porcentajes de los partos en casa ya no bajaron más.

Actualmente, en los años noventa ya no existe discusión o controversia alguna sobre la seguridad del parto en casa. A estas alturas ya es harto conocida. El punto de mira de hoy en día es la cooperación entre la comadrona y el ginecólogo, o bien la combinación de parto en casa y en el hospital, en el caso de que sea necesario debido a posibles complicaciones. De esta forma, la mujer pare siempre en el sitio más seguro.

12

Holanda, la Meca de los partos

Dar a luz en el extranjero

Cada año acuden muchas mujeres de todas partes para dar a luz en los Países Bajos. Muchas comadronas y ginecólogos de otros países acuden todos los años a Holanda para estudiar de cerca el fenómeno del parto en casa y analizar cómo está organizado el sistema obstétrico holandés. Holanda es el único país del mundo occidental donde el parto en casa se produce a gran escala y en el que las instituciones gubernamentales estimulan y apoyan este sistema obstétrico.
En este país se prepara a las comadronas y los médicos para poder asistir partos en casa y las compañías de seguros cubren los gastos.
En otros países occidentales, como por ejemplo Estados Unidos, o más cerca, Bélgica, Alemania y España, casi todos los partos tienen lugar en el hospital. Muchos partos son inducidos, controlados o planeados de forma artificial. El parto se realiza con «vigilancia» constante y a menudo se anestesia a la parturienta con una inyección en la columna vertebral (la anestesia epidural). En el extranjero, la parturienta está considerada como una paciente que solamente puede parir bajo asistencia e intervención médica. En consecuencia, las mujeres del mundo occidental tienen muy poco que decir a la hora de dar a luz y corren mucho más peligro de experimentar un parto medicalizado que sus hermanas holandesas. En algunos estados de Norteamérica, el porcentaje de mujeres que sufren una cesárea es del 25 al 30%. En España este porcentaje se sitúa en torno al 23% en los hospitales públicos y se eleva al 31% en las clínicas privadas. En Holanda el porcentaje de cesáreas fue de tan sólo el 8% del total del partos en 1996. En general, las mujeres y las comadronas de estos países no están muy satisfechas con la situación en su país, pero es muy difícil cambiar el sistema. El estamento médico está muy bien anclado, las comadronas se han visto degradadas a meras asistentes de los ginecólogos y han perdido su papel independiente. Las parturientas, junto con las comadronas, han perdido la autonomía en el parto y la confianza en sí mismas. Por lo tanto, se debería llevar a cabo una transformación profunda de la sociedad para poder cambiar el sistema.
La gran mayoría de la población femenina del mundo da a luz sin anestésicos y sin facilidades médicas, simplemente porque no existen los medios. En la mayoría de los países del Tercer Mundo, parir en casa o en el hospital depende de la situación económica de la parturienta. En estos países, tener un hijo en casa significa que la parturienta se ve privada de asistencia médica, incluso cuando surgen complicaciones. Ni que decir tiene que no se trata de una situación ideal ni segura. Si continuamos comparando, inevitablemente

llegaremos a la conclusión de que la mujer holandesa es una privilegiada por poder parir a sus hijos en Holanda.

El sistema obstétrico holandés

La mujer holandesa embarazada se encuentra en una posición privilegiada porque disfruta de lo mejor de dos mundos: la posibilidad de dar a luz en casa con la comadrona y, si es necesario, los logros de la tecnología médica en el hospital con el ginecólogo. A la mujer embarazada no se la considera un paciente sino una mujer sana que en un principio es totalmente capaz de dar a luz a un hijo con sus propias fuerzas bajo la vigilancia de la comadrona en casa o en el hospital. El ginecólogo se hace cargo del parto tan sólo en aquellos casos en que hay un mayor riesgo: por ejemplo, una mujer con hipertensión. Entonces, la mujer tiene que dar a luz en el hospital por prescripción médica y el seguro cubre los gastos del ginecólogo y el hospital. En algunos casos, la mujer debe dar a luz en el hospital por prescripción médica, pero no hace falta la presencia de un ginecólogo. Por ejemplo, cuando en un parto anterior se han sufrido abundantes hemorragias o ha habido problemas para expulsar la placenta. En estos casos, el seguro cubre los gastos del parto en el hospital, pero bajo la dirección de la comadrona.

Este sistema selectivo, que diferencia entre el embarazo y el parto normal y el embarazo y el parto de alto riesgo, es el secreto del éxito del sistema obstétrico holandés. Con este sistema, el país se beneficia de los cuidados preventivos de la comadrona, por una parte, y, si hace falta, de los cuidados especializados del ginecólogo, por la otra. La embarazada sale ganando con este sistema ya que tiene mayores posibilidades para dar a luz de forma normal. Puede dar a luz a su aire y se evita una serie de intervenciones innecesarias. Al mismo tiempo, tiene la seguridad de disponer de la ayuda del ginecólogo y las facilidades del hospital si en un momento dado es necesario. La parturienta recibe en casa toda la atención de la comadrona y, en el hospital, el ginecólogo acude personalmente a la sala de partos porque también en el hospital la mujer recibe tratamiento personalizado. La mujer en el hospital deja de ser un caso rutinario para ser un caso especial que requiere una intervención específica del ginecólogo con la comadrona como intermediaria. Así se consigue que la parturienta reciba de forma rápida y acertada el tratamiento que es imprescindible en esos momentos. Con este sistema, prácticamente se descarta la posibilidad de que un parto especial sea tratado como uno rutinario.

Un acontecimiento tan personal y puro como un parto no se merece tratamientos rutinarios e impersonales. Estudiemos más detalladamente cómo en este sistema de obstetricia holandés la comadrona, el médico de cabecera y el ginecólogo trabajan juntos.

La cooperación entre la comadrona y el ginecólogo

Si la madre o el bebé tienen alguna complicación después del parto, la comadrona se pone primero en contacto con el médico de cabecera. Si el bebé sufre una complicación grave, la comadrona llama inmediatamente al pediatra y si hace falta pide el ingreso en el hospital. El médico y la comadrona son aliados en el «campo de trabajo» fuera del hospital y ofrecen unos servicios de sanidad de primera línea. En la época del embarazo, la comadrona colabora siempre que puede con el médico de cabecera cuando la mujer sufre problemas que no están directamente relacionados con el embarazo como, por ejemplo, una infección de la vejiga o de la vagina. Si el médico dispone de tiempo, lo más probable es que haga una visita de cortesía a la familia para conocer al recién nacido y darle la bienvenida como nuevo paciente.

La comadrona y el ginecólogo forman un equipo

El ginecólogo y la comadrona trabajan mucho juntos y forman un verdadero equipo. El papel de la comadrona en un parto es el de asistir a la parturienta, pero permitiendo que sea ella la que dé a luz por sus propias fuerzas. La comadrona está en estado de alerta constante y sólo interviene o envía a la parturienta al ginecólogo cuando es necesario. Ella confía en el transcurso natural del parto porque en su consulta trata mayoritariamente con mujeres sanas. Reconoce enseguida las posibles complicaciones y toma las medidas oportunas. El ginecólogo es el especialista que se ocupa de los embarazos y partos de alto riesgo. Cuando acaba la tarea de la comadrona, empieza la del ginecólogo. El ginecólogo trata principalmente con mujeres embarazadas enfermas y mujeres con complicaciones y, por lo tanto, tiene más desconfianza en el transcurso natural de los partos y embarazos. El ginecólogo está preparado para intervenir rápidamente y está listo para prestar sus servicios cuando la comadrona llama a su puerta. Y esto es exactamente lo que la comadrona espera de él...

Los ginecólogos y las comadronas se influencian mutuamente de forma positiva. Los dos discuten las medidas que deben tomar en el caso de que una parturienta sufra complicaciones o enfermedades. Esto sucede tanto si la comadrona ha enviado a la mujer al ginecólogo de forma temporal, por ejemplo para una única consulta, o si lo ha hecho de forma permanente. Este diálogo constante propicia la profundización en las cuestiones obstétricas que les conciernen. La comadrona y el ginecólogo establecen una relación equilibrada gracias a este diálogo. Además, no se crea ninguna situación de monopolio porque los dos profesionales se necesitan y conocen a la perfección el trabajo que el otro realiza. Después de un parto siempre se hace una evaluación y cada equis tiempo se celebran reuniones de trabajo. Esta cooperación única existente entre la «primera» y la «segunda línea» determina la calidad y la imagen del sistema obstétrico holandés.

LOS ESTUDIOS CIENTÍFICOS

La seguridad del sistema obstétrico holandés ha quedado demostrada en innumerables ocasiones. En 1988 se publicaron los resultados de una investigación de los doctores G. Berghs y E. Spanjaarts sobre mujeres que habían tenido un embarazo completamente normal (es decir, sin prescripciones médicas). Con tal de poder llevar a buen puerto el estudio, las mujeres pudieron elegir quién iba a ser el especialista encargado de asistirlas en el parto: una comadrona, un médico o un ginecólogo.

Los recién nacidos fueron sometidos a un examen neurológico a los siete días de vida. Los resultados que se obtuvieron fueron los mismos en todos los niños, tanto si la comadrona, el médico o el ginecólogo habían asistido el parto. Pero la forma como transcurrió el parto en los tres grupos fue muy distinta. Las mujeres que parieron con el ginecólogo sufrieron más intervenciones, como la aplicación de la ventosa o el fórceps, y los bebés de estas mujeres también sufrieron más complicaciones. Nacieron más bebés con un peor estado físico y se tuvo que hacer más a menudo uso de la incubadora que con los bebés de los otros dos grupos.

Las mujeres que sufrieron menos complicaciones fueron las que dieron a luz con la comadrona.

Esta investigación demostró que la situación más favorable es cuando en una misma organización obstétrica, la comadrona y el ginecólogo se limitan a ejercer su propia especialidad. Las especialidades de estos dos profesionales son paralelas y se complementan a la perfección.

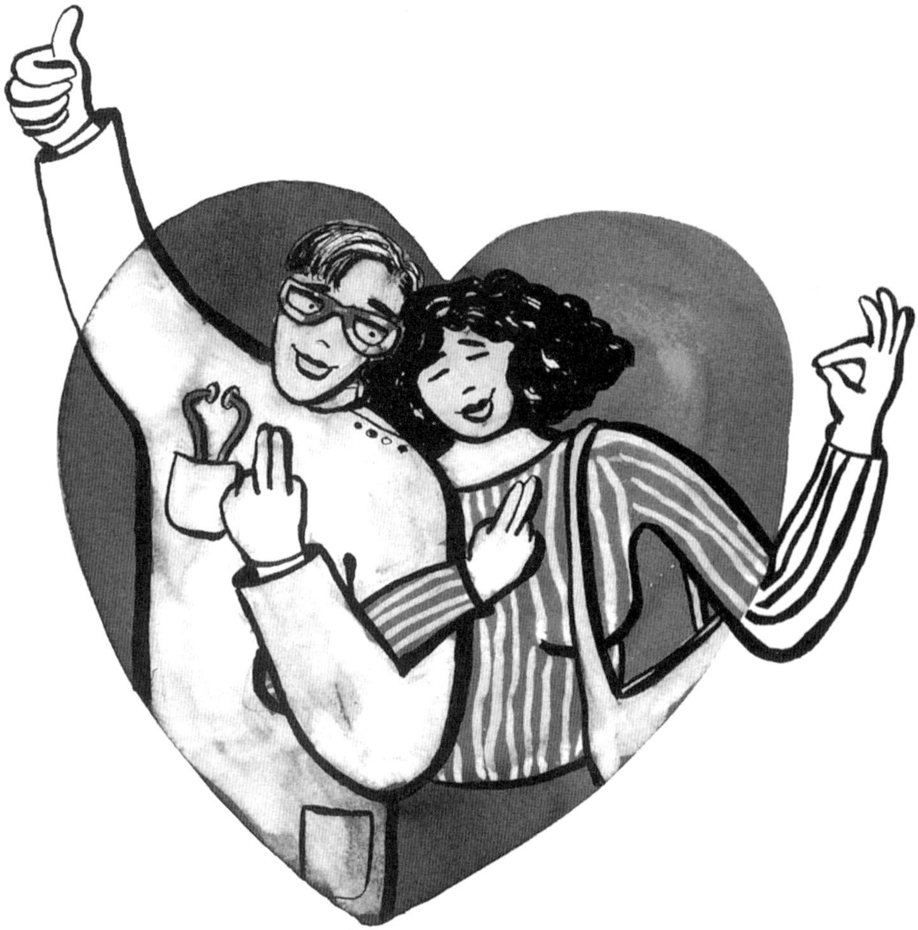

La comadrona y el ginecólogo forman un verdadero equipo.

En el sistema obstétrico holandés cabe destacar también el ambiente tan bueno y especial que se crea en las salas de partos de los hospitales. La asistencia médica es de un elevado nivel, pero al mismo tiempo se procede con tacto y amabilidad. En las salas de parto holandesas hay mucha libertad. Así pues, no se exagera con la asepsia, la mayoría de los hospitales tienen sillas de partos y los niños siempre son bienvenidos. Generalmente, el ginecólogo holandés adopta una actitud menos médico-técnica en la sala de partos y presta más atención y muestra más respeto hacia la madre y el bebé que la mayoría de sus colegas extranjeros.

Un halago a la mujer holandesa

El ambiente que se respira en los hospitales extranjeros, con gran número de aparatos y el personal uniformado para operar, produce en la mujer la impresión de que un parto es un acontecimiento muy peligroso y complicado. La obstetricia parece ser una especialidad muy difícil y, por lo tanto, la parturienta prefiere ponerse en manos de un especialista que puede hacer todo lo que él cree que es conveniente. Como resultado de esta actitud, la mujer pierde la capacidad de parir por sí sola y desconoce lo que es bueno para ella y para su bebé. Declina su propia responsabilidad y la deposita en otras manos.
En los Países Bajos, la comadrona misma contribuye a la desmitificación de la obstetricia. Ella se encarga de que la obstetricia no se presente como una especialidad más complicada de lo que realmente es. Si el parto transcurre de forma normal, la parturienta puede parir por sus propias fuerzas. Y con una comadrona que esté al cuidado basta. Las comadronas siempre han hecho todo lo posible para que las mujeres tengan en sus propias manos el embarazo y el arte de parir. Como consecuencia de esto, en Holanda se ha creado la tradición de que la mujer esté preparada para afrontar la responsabilidad del parto así como la del dolor del parto. Las mujeres holandesas pueden manejar bien el dolor y, por lo tanto, el parto es algo muy normal que sucede en casa. ¡Felicidades holandesas!

La situación en España

En nuestro país, como en muchos otros países a nuestro alrededor, está en boga el parto hospitalario, sinónimo del parto controlado en el que se interviene de forma rutinaria. Conectar la parturienta al monitor fetal (llamado CTG) es el procedimiento estándar en cualquier hospital y ha ido reemplazando a la auscultación periódica por la comadrona. Este aparato indica la fuerza de las contracciones y los latidos del bebé, como anteriormente las manos de la comadrona, la auscultación con la trompetilla y su observación eran sus métodos para saber en qué fase de la dilatación se encontraba la parturienta. En el hospital la parturienta es considerada como paciente y ella debe someterse a los protocolos del hospital en vez de poder elegir la postura en la que desea aguantar las contracciones o dar a luz. Cada parto sigue un curso planeado, desde el suministro de oxitocina mediante goteo intravenoso para acelerar la fase de la dilatación, la rasura de pubis y la aplicación de enemas, hasta la episiotomía (el corte del periné para facilitar la salida del bebé). La OMS (Organización Mundial de la Salud) advierte que en España el número de cesáreas, así como el uso de fórceps y ventosa y la aplicación de episiotomía es demasiado elevado, como consecuencia del parto hospitalario. Los

SUGERENCIA

Unos estudios realizados por los ya antes mencionados ginecólogos Pel y Heres de Amsterdam en 1995 demostraron que en los hospitales donde trabajan comadronas se realizan menos intervenciones médicas, como por ejemplo cesáreas, que en los hospitales donde no trabajan comadronas. Esto es debido no solamente al efecto tranquilizador y calmante que las comadronas consiguen y que hace que los partos sigan su curso natural, sino también gracias a su colaboración con los ginecólogos. Con la actitud de las comadronas, los ginecólogos se muestran más pacientes y menos propensos a llevar a cabo intervenciones médicas.

numerosos estudios científicos ya han puesto de relieve que el parto en el hospital hace aumentar el número de intervenciones, pues cada intervención en un proceso natural y espontáneo tiene sus efectos secundarios e indeseables. Sin embargo, existe un fuerte rechazo hacia el parto natural; erróneamente es considerado como inseguro y anticuado. Indudablemente hubo una época, a principios del siglo pasado, en la que los partos en casa estaban mal atendidos por «comadronas» que carecían de conocimientos básicos; se trataba de «comadronas» que solamente eran vecinas sin más experiencia que sus propios partos. Sin embargo, hoy en día la comadrona española está tanto técnica como profesionalmente acreditada y formada para asistir un parto natural. La legislación española la faculta para practicar partos naturales sin necesidad de tutela médica. Los datos recogidos de numerosas investigaciones hablan por sí mismos: el parto natural, sin intervención médica rutinaria e innecesaria y asistida por una comadrona cualificada, es tan seguro e incluso más seguro que el parto hospitalario. Un pequeño grupo, formado por (futuros) padres, comadronas y ginecólogos, es consciente de ello; son los que se atreven a abogar por el parto natural, a pesar de la resistencia y rechazo del estamento médico. Gracias a este grupo hoy en día también en nuestras latitudes es posible dar a luz de forma natural, o bien en casa, o bien en el hospital, o combinando los dos lugares.

No obstante, el parto natural no cuenta todavía con la aceptación de la mayoría del estamento médico. Esto hace que los ginecólogos y las comadronas que abogan por ello, más de una vez encuentren resistencia de sus colegas del hospital, y la colaboración entre ambos grupos resulte dificultosa. En ello influyen las discrepancias entre sus ideologías y también la defensa del propio estatus, que no permite aceptar a la comadrona como una colega equivalente. En esta lucha no predomina el derecho de la parturienta, que según los estatutos de la OMS consiste en que la parturienta viva el parto como ella desea y en la postura que ella elija, sino el ansia por mantener el propio monopolio.

No obstante, gracias al arduo trabajo de las comadronas, de algunos ginecólogos y de la mayor concienciación de las parejas, algo está cambiando: hoy en día existen hospitales que permiten al ginecólogo o a la comadrona controlar que el parto transcurra de forma natural, o reciben bien a la comadrona cuando acude al hospital en caso de que el parto en casa no avance. Esta colaboración es la pieza clave para el buen funcionamiento de las comadronas. La práctica diaria de Holanda, con su alto índice de partos normales y el índice de mortalidad perinatal más bajo del mundo, es un buen ejemplo de ello.

Para conocer las posibilidades de un parto natural, consulte el apartado Direcciones útiles. Conozca también la Plataforma Pro derechos del Nacimiento, que lucha por un parto más humano y personal, cuyos datos también se ofrecen en este apartado.

Gastos del parto natural

La Seguridad Social no paga los gastos de los controles del embarazo y del parto asistido por una comadrona autónoma. La Asociación Nacer en Casa, que agrupa a una treintena de comadronas (entre ellas algunos comadrones), lucha por ella, y de momento la Administración estudia su posible admisión en sus servicios. De momento los mismos padres deben hacerse cargo de los gastos de un parto natural. Las comadronas mantienen unos honorarios reducidos, de modo que un mayor número de familias pueda beneficiarse de sus servicios. Los gastos de la asistencia al parto natural que ofrece la Maternidad/Hospital Acuario –el único existente con estas características en España– son cubiertos por algunos seguros privados. Además, esta maternidad cuenta con un seguro propio que permite a la familia pagar la cuota a plazos. (Véase el apartado Direcciones útiles.)

13 El papel de la comadrona en el parto natural

Paciencia, confianza y tranquilidad

El papel más importante de la comadrona es apoyar a la mujer durante el parto y animarla para que siempre que sea posible traiga su hijo al mundo por sus propias fuerzas. Esto significa que hace todo lo que está en sus manos para dejar que el parto siga su transcurso normal. Tener paciencia y confianza es imprescindible. La comadrona también intenta crear las condiciones necesarias para propiciar contracciones bien enérgicas que faciliten su cometido. Otra tarea fundamental es la de prevenir complicaciones o detectarlas a tiempo cuando sean inevitables. En este último caso, enseguida se pone en contacto con el ginecólogo.
La comadrona no debe ir nunca con prisas y debe tener paciencia para saber esperar, si el parto lo permite. Éste es un aspecto primordial en su profesión. Un parto requiere tiempo y a veces mucho más tiempo del previsto en un principio. Las comadronas saben de sobras que muchas intervenciones médicas son fruto de la impaciencia, de la falta de tiempo y de la incapacidad de saber esperar a que el parto progrese de forma natural.
Para la parturienta, la comadrona es como una boya donde agarrarse. Especialmente en un primer parto, es muy tranquilizador poder contar con alguien que tenga experiencia en todo el transcurso de un parto y que sepa discernir entre lo que es normal y lo que no, sobre todo cuando la parturienta no sabe a ciencia cierta lo que está pasando. Para la pareja de la parturienta y sus familiares o amigos, unas palabras tranquilizadoras de la comadrona siempre son de agradecer.
Si un parto transcurre de forma normal, la comadrona siempre intenta permanecer en un segundo plano y limita al mínimo el número de instrucciones que le da a la parturienta para que dé a luz por sí sola. Como máximo, intenta enderezar el rumbo del proceso, por ejemplo, animando a la mujer en el momento preciso dándole un masaje, sugiriéndole que cambie de postura o se dé una ducha bien caliente.
Por una parte, la presencia de la comadrona es muy importante, pero por la otra se trata de saber estar presente sin ser vista, sin sobrar.

- *Beatrijs: «Que te despierten en plena noche para asistir un parto es algo a lo que nunca te acabas de acostumbrar. Siempre resulta difícil cuando te llaman, pero de todas formas te levantas porque sabes que en alguna parte de la ciudad hay alguien que tiene contracciones. En alguna calle, en alguna casa, hay una mujer con contracciones y dolores y te necesita en ese mismo momento. Te levantas sin saber dónde estás. Metes la cabeza debajo del grifo, te vistes y al coche. En la calle no hay nadie. Todo el mundo duerme. Te da una sensación extraña. Pero, poco a poco, te vas despertando de verdad. Miras qué calle es, tuerces y de lejos ya ves las luces. Llegas a la puerta y ya te está esperando alguien para darte la bienvenida. Y entonces entras dentro, en el centro de su universo porque durante nueve meses han estado esperando aquí a su hijo… Ella quizás esté en la ducha y grita que me tome un café porque todavía puede soportar bien las contracciones. La futura abuela también está en casa y te mira sonriente. Un perro enorme husmea con curiosidad tus zapatos y te dedicas a observar el mobiliario, los libros en la estantería y, de repente, todo se hace real. Tú representas parte*

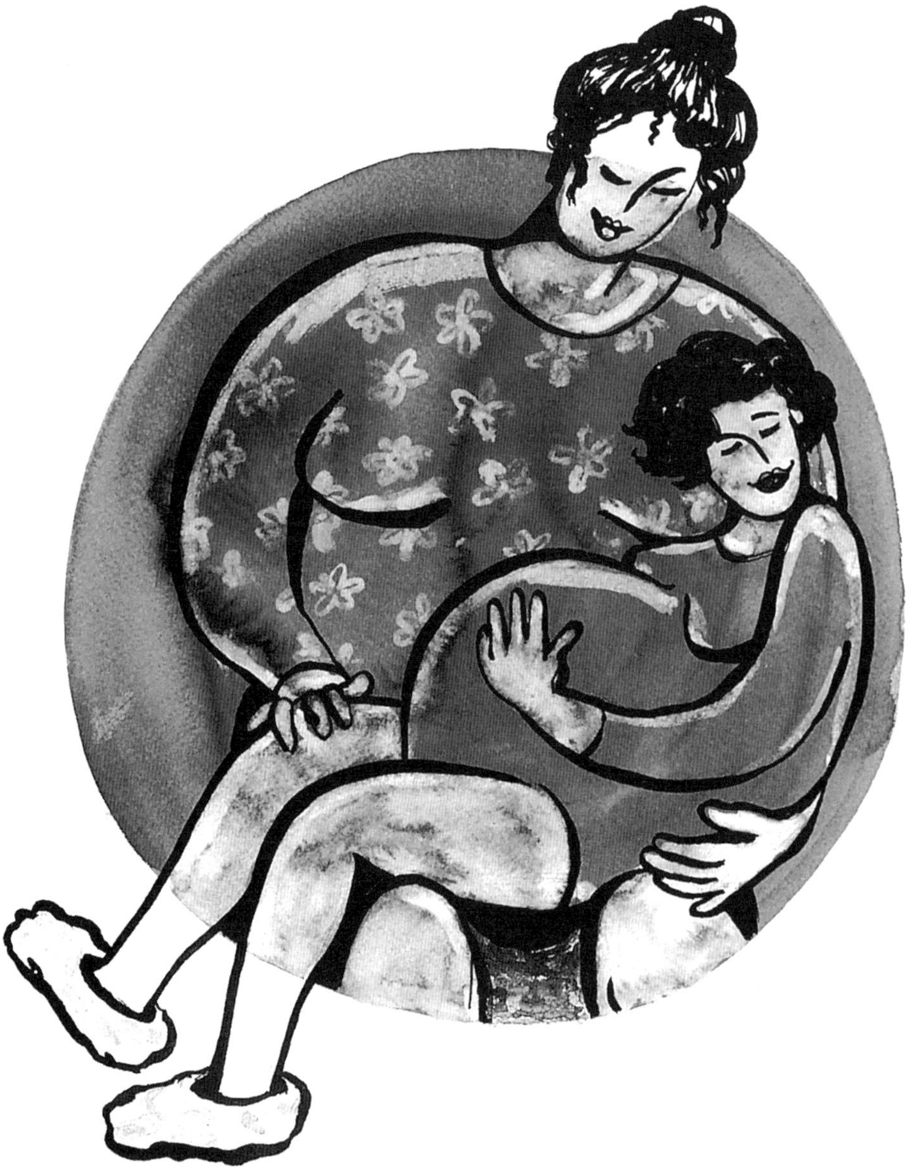

Se forma un vínculo muy especial entre la comadrona y la parturienta.

de sus esperanzas, eres parte de la familia. Te olvidas de ti misma y de tus propios asuntos. La intensidad del acontecimiento se palpa claramente. Es emocionante porque tú solo eres responsable de que nazca un bebé sano. No se trata de algo rutinario. Tienes que ofrecer tu ayuda y apoyo al máximo porque tienes que contribuir al nacimiento del nuevo rey o reina de la casa. Como comadrona debes concentrarte en el estado de la madre y del feto. Siempre es un misterio, aunque seas creyente o no. Es casi inconcebible que dentro de poco, un nuevo ser estará en los brazos de su madre. Es un momento mágico. Estás en la frontera de la vida. Una frontera que se atraviesa. Es un momento conmovedor que te transforma porque es asombroso. Te hace sentir pequeña, te sientes parte de un todo… Entonces llegan las contracciones para empujar y ya estás en plena tarea. Cada comadrona tiene sus propios rituales para hacer frente a esa sana tensión que siempre se genera antes de nacer un nuevo ser. De forma lenta pero segura se llega al clímax. Empuja una vez más, el cabello ya se ve… Escuchas una vez más el ritmo cardiaco y entonces… sí, continúa… venga, sí… ¡Ya está! El bebé hace algún ruido, llora un poco y "¡Todo está en orden!", tal como solemos decir. Este momento siempre es una explosión de alegría, una descarga de la tensión, también para la comadrona. El sufrimiento ya ha pasado y ¡te alegras tanto por ellos! La felicidad de la comadrona no es completa hasta que la placenta sale enseguida sin complicaciones, sin demasiada hemorragia. La comadrona tan sólo se puede relajar y descansar cuando ya se ha alumbrado la placenta. Entonces puede sentarse en la primera fila para contemplar esa maravilla del segundo piso. Dos horas más tarde vuelves a estar en la calle. Miras a tu alrededor, te impregnas del rocío de la madrugada y te da la impresión de que el tiempo se ha detenido. Después vuelves al coche totalmente satisfecha y te diriges a tu cama pero con mucha más energía que cuando te marchaste. La vida continúa…».

La flexibilidad y las dotes de improvisación son indispensables

La obstetricia no es en absoluto una especialidad complicada. Lo que la hace algunas veces difícil y pesada es la irregularidad del trabajo combinada con la responsabilidad que comporta. No resulta fácil en todas las ocasiones estar siempre de buen humor y tener paciencia por la noche.
También resulta algo pesado, estar alerta por enésima vez y tener que esmerarse al cien por cien. Para conseguirlo se debe tener un buen conocimiento de la psicología humana y poseer una mentalidad flexible para no formarse juicios rápidos.
La comadrona debe tener la capacidad de saberse situar en el lugar de la mujer que está dando a luz. Debe saber meterse en su piel para poder averiguar qué es lo que más le conviene a la parturienta en un momento determinado. La flexibilidad y las dotes de improvisación son dos cualidades imprescindibles en una comadrona. Ahora en la ducha, después de vuelta al sofá, una toalla caliente, ahora silencio y después animarla… Cuando ya se han asistido muchos partos, la comadrona entiende el lenguaje de la parturienta y puede anticiparse a determinadas situaciones cruciales.
En un parto, la comadrona es capaz de olvidarse de sí misma temporalmente para que la parturienta se convierta en su prioridad. Esto es del todo necesario porque una mujer que está dando a luz necesita toda la atención posible.
Naturalmente, puede darse el caso de que la comadrona deba llevar las riendas y deba intervenir, pero generalmente ella crea un ambiente en el que tanto la mujer como su pareja puedan sentirse a gusto y ser ellos mismos.

Cada parto es distinto y hay que asistirlo con mucha precisión. Lo que le va bien a una parturienta no le va bien a la otra. Por eso, la comadrona y el ginecólogo deben ponerse cada vez en el lugar de la mujer que va a dar a luz y por esta razón también es tan importante que la comadrona –siempre y cuando le sea posible– conozca primero a los futuros padres en su casa. De esta forma consigue una serie de datos sobre los padres y con ellos puede asistir mejor el parto.

El vínculo especial entre la mujer y su comadrona

La experiencia de un parto deja siempre una huella profunda en la memoria de una mujer. Si se le pregunta a una mujer cualquiera de unos ochenta años cómo fueron sus partos, seguramente todavía puede describir cómo transcurrieron. Incluso puede dar los detalles de cómo empezó, qué dijo la comadrona al concluir el parto y si ésta era una persona agradable o no.

● *Antonia: «Nuestra comadrona se llamaba señorita Van Zanten. Era una mujer muy corpulenta y tenía un pecho enorme. Cuando entraba, todo el mundo se callaba de golpe. Su cara larga con mejillas coloradas tenía rasgos nobles. Tenía unos ojos risueños aunque su expresión fuera a menudo dura. "La señorita" era todo un personaje en nuestra ciudad de provincias. Estaba soltera y tenía un ama de llaves que siempre cogía el teléfono. La señorita Van Zanten no se iba nunca de vacaciones. Ella me asistió en mis siete partos. Cuando la llamabas, venía enseguida y siempre parecía disponer de tiempo. Cuando llegaba la hora mi marido se montaba en la bici e iba a buscar a la señorita y al poco regresaban juntos, los dos pedaleando. Después empezó a usar una motocicleta. Yo me tranquilizaba tan pronto como ella llegaba a casa. Entonces sabía que estaba en buenas manos y que todo se acabaría pronto. Nunca olvidaré la manera cómo me miraba cuando la cosa ya iba en serio. Entonces sabía que tenía que escucharla bien. Siempre tenía una mirada imperativa y maternal que obraba milagros. Siempre te llevaba a remolque y te ayudaba a empujar. Después de cada parto, se quedaba a comer con nosotros y nos contaba unas historias maravillosas. La señorita Van Zanten murió hace veinte años. Aquello pareció un funeral de estado, tanta gente en la iglesia..., cientos de madres habían llegado de todas partes para darle el último adiós. Fue una comadrona con un gran corazón».*

Entre la parturienta y la comadrona existe, hasta cierto punto, una relación que es de dependencia, ya que la mujer que da a luz siente dolor y confía en la pericia y la experiencia de la comadrona. Por lo tanto, la comadrona carga con una gran responsabilidad. La tarea de la comadrona consiste en ayudar a la parturienta a que se sienta lo menos dependiente posible de nadie. La comadrona debe ser consciente de su poder y su autoridad. Debe saber hacer uso positivo de ello para reforzar la confianza de la mujer en sí misma cuando sea necesario para que así la mujer pueda parir sola por sus propias fuerzas.

El vínculo entre la comadrona y la parturienta es muy especial. Las dos se han conocido durante el embarazo, y en el parto esta relación se enriquece temporalmente con el nacimiento de una gran confianza.

Se puede decir que nace una solidaridad femenina mutua que derriba todo tipo de inhibiciones y obstáculos. En poco tiempo, la comadrona puede establecer un buen contacto incluso con las mujeres más reservadas.

La parturienta necesita ayuda y con media palabra basta; las miradas y los gestos son suficientes. No sólo los sonidos que emite una parturienta son iguales en todo el mundo, sino que el tono de voz de una comadrona

también coincide mucho en todos los partos. Son voces que invitan a estar tranquila, segura y animada. Son voces universales.
La comadrona desempeña el papel de madre. Lo comprende todo, nada le suena raro y no se ensucia con nada. La comadrona puede estar físicamente muy cerca de la parturienta dándole masajes, consolándola y abrazándola como lo hace una madre con su hijo.
Casi todas las comadronas poseen un tono de voz y un lenguaje que infunden tranquilidad. A estas características hay que añadirle el uso del contacto visual y los gestos apaciguadores. Un contacto visual intenso puede combatir el temor y hacer que desaparezca. De esta manera, la comadrona puede coger a la parturienta de la mano en un momento difícil determinado y volver a encarrilarla por el buen camino. Las mujeres agradecen esta muestra de apoyo. La comadrona tiene la importante misión de guiar a la mujer a lo largo de todo el parto, sobre todo en aquellos momentos en que el dolor alcanza su punto álgido como al final de la dilatación y poco antes de que el bebé nazca.

- *Aya: «El parto empezó con la rotura de la bolsa de las aguas. La forma de empezar fue algo explosiva y muy pronto dilaté cuatro centímetros. Las contracciones enseguida dolieron muchísimo. El dolor no desaparecía, sin pausas, y yo me esforzaba por hacerlo lo mejor posible. Dick también lo hacía. Mariël, la comadrona, también lo hacía. Y sin duda alguna, el bebé también lo hacía. No obstante, al cabo de horas, el parto no parecía avanzar y el tiempo apremiaba porque ya se habían roto las aguas. Mariël dijo: "Creo que es mejor que vayamos al hospital para acabar de dar a luz allí". Pensé que era una lástima, pero no tenía otra alternativa. El traslado en ambulancia fue muy rápido y Mariël me llevó hasta el ginecólogo en el hospital. Me dieron una inyección de petidina contra el dolor y me alivió algo, pero, de todos modos, la mayor ayuda fue Marcella, una estudiante de comadrona que en esos momentos estaba realizando sus prácticas. Me dio la mano y dejó que se la apretara. El dolor era tan fuerte que temía que me iba a desmoronar. Pero tenía que seguir adelante, lo sabía y lo quería. Si al final lo conseguí, fue gracias a Marcella. Yo chillaba y la voz de Marcella me devolvía a la realidad. Ya no me acuerdo qué es lo que me decía, pero me acuerdo de que me hacía sentir como un buque gigantesco que debe entrar a puerto. Marcella fue el piloto que me hizo llevar la proa a rumbo. Casi me ahogo en los dolores de parto y perdí el sentido de la orientación, pero yo confiaba plenamente en que ella, como comadrona, sabía lo que me estaba pasando. De esta manera, pasaron algunas horas más. Cuando empezaron las contracciones para empujar, Marcella me llevó a la silla de partos. Y de repente, todo fue muy rápido. Después de tanto sufrir ¡se hizo el milagro! Apareció una personita: ¡mi bebé! La cogí en mis brazos, la abracé y ella miró con sus ojitos hacia su padre por encima de mis hombros. Fue nuestro inolvidable primer encuentro con Zita. Inmediatamente, me sentí en plena forma, vital y alegre y sobre todo ¡tan feliz con ella! Esto es precisamente lo más destacable del dolor del parto: se acaba de golpe. Es más, nunca antes me sentí tan bien y tan especial y ahora tampoco. Y eso que el parto duró dieciocho horas cargadas de tensión y dolor. ¡Me sentía con fuerzas para mover montañas!».*

El papel de la comadrona en el parto hospitalario

El papel de la comadrona en el parto hospitalario es tan importante como el de la patrona que asiste el parto natural. Sus dotes, como paciencia, empatía, compenetración con la parturienta, son igual de imprescindibles.

No obstante, debido a una manera diferente de afrontar el parto y una mayor intervención médica, su participación en el hospital es distinta: está encargada del control del aparato CTG, la administración de la oxitocina mediante gotero y muchas veces atiende a varias mujeres a la vez. Su asistencia es menos constante y menos personalizada que la de un parto en casa, pero no por ello menos importante.

PARTO SEGURO

14

La enfermera de sobreparto

La asistencia en el sobreparto

La enfermera de sobreparto es la ayudante indispensable de la comadrona en el parto. La función de la enfermera de sobreparto es la de prestar ayuda profesional a los jóvenes padres durante la primera etapa después del parto, particularmente en los primeros ocho días. Ella los inicia en los secretos del cuidado del bebé y aconseja a la madre en la lactancia. La enfermera de sobreparto posee amplios conocimientos sobre la lactancia materna, como, por ejemplo, cómo colocar al bebé para que mame, el cuidado de las mamas, las obstrucciones y el uso del succionador para extraer leche. Temas que deben conocerse bien en la etapa del puerperio. Además, la enfermera de sobreparto vigila con mucho cuidado el estado de salud de la madre y del hijo y controla, por ejemplo, el ombligo, el útero, las hemorragias y el color del bebé.

La comadrona tiene la responsabilidad final en el período del puerperio y, por lo tanto, sigue supervisando el sobreparto y visita de forma regular a la madre y el hijo. La labor de la enfermera de sobreparto es la de detectar los problemas: si algo no marcha bien lo consulta inmediatamente a la comadrona. La asistencia de sobreparto es una parte fundamental e ineludible de la asistencia obstétrica. La comadrona está perdida sin la enfermera de sobreparto. La enfermera de sobreparto y la comadrona se complementan. La primera es la mano derecha de la segunda. Sin la ayuda y la asistencia de la enfermera de sobreparto, la comadrona no puede realizar su labor como es debido, ni en el parto ni en la etapa del puerperio.

La asistencia de sobreparto es un fenómeno típicamente holandés. Holanda es el único país en el mundo que ha institucionalizado este servicio. Los holandeses creen que la mujer que acaba de dar a luz debe ser tratada a cuerpo de reina junto con su familia durante una semana entera. Durante este tiempo se mima y se ayuda a la mujer. La enfermera de sobreparto ofrece todo tipo de información y también se encarga de pequeñas tareas domésticas a petición de la familia. La asistencia de sobreparto holandesa da sus frutos. Los padres aprenden a dar sus primeros pasos en el camino de la paternidad y lo hacen en su propio hogar porque éste es, una vez más, el mejor lugar para hacerlo. En casa todo parece más fácil y es el mejor sitio para ganar confianza en uno mismo y en la relación con el nuevo ser. La mujer embarazada puede elegir el tipo de asistencia que desea en el sobreparto: tres, cuatro, cinco u ocho horas al día, según las circunstancias personales. Los servicios de asistencia se reservan durante el embarazo a través de la comadrona o el centro de asistencia de sobreparto más cercano.

Este servicio es gratuito, pues forma parte de

los servicios que cubre la Seguridad Social. Esta asistencia, de forma institucionalizada, no existe en España y normalmente es la familia (la madre, la suegra o la hermana, etc., de la parturienta) la que viene a echarle una mano. Es importante planear esta ayuda antes del parto, ya que toda madre, recién estrenada, está físicamente cansada y además necesita un tiempo para adaptarse a su nueva vida. ¡Cualquier ayuda, práctica y moral, es bienvenida! No obstante, desde 1999 existe en Cataluña la Asociación de Doulas. «Doula» es una palabra griega, que significa: mujer que ayuda en la crianza. Las doulas son mujeres que han tenido una formación parecida a la enfermera de posparto y que asisten a la nueva madre. Generalmente acompañan a la comadrona que asiste el parto en casa, la ayudan en su trabajo y a continuación se quedan con la familia durante los primeros diez días posteriores al parto. Están disponibles de unas seis a ocho horas diarias. Avisan a la comadrona cuando detectan un problema en la madre o en el bebé, como en caso de una mastitis, etc. Su asistencia abarca las primeras seis semanas, ya que después del período intensivo de los primeros diez días, siguen visitando a la madre de dos a tres veces por semana en el período intermedio y una vez por semana en las últimas dos semanas. Consúltese el apartado Direcciones útiles y el capítulo Experiencias de madres españolas.

El papel de la enfermera en el parto en casa

Cuando el trabajo de parto ya ha empezado, la comadrona se pone en contacto con la enfermera de sobreparto para que la ayude. Algunas veces la enfermera de sobreparto se presenta mientras la parturienta está todavía dilatando, pero otras veces lo hace justo antes de empezar la etapa de la expulsión. Depende del momento en el que la comadrona lo crea oportuno (no todas las comadronas españolas disponen de una enfermera, también llamada «acompañante» o «doula»). En un principio, la parturienta no sabe qué enfermera le va a tocar. La enfermera de sobreparto está acostumbrada a acudir donde se le ordena y a adaptarse a las situaciones donde se requiere su ayuda. Ha aprendido a estar presente sin llamar la atención. Sabe mejor que nadie cómo debe moverse una persona en una casa donde va a nacer un bebé. Después de que la enfermera de sobreparto y la parturienta se hayan conocido en un período tranquilo «entre contracciones», la enfermera se informa de cómo se está desarrollando el trabajo de parto y determina cuál es el mejor camino que debe seguir dadas las circunstancias. A menudo desaparece sigilosamente después de este análisis y regresa en breve con una tetera, unas toallas, ropa de bebé o una botella de agua caliente. Las enfermeras de sobreparto están tan acostumbradas a sentirse como en casa en los hogares de otras personas que saben encontrar todo lo que necesitan en un periquete. La enfermera prepara todos los enseres necesarios para el parto y los coloca cerca de la comadrona para que en la última fase del parto no se tenga que ir corriendo de un lado para otro «arreglando cosas». Otra de las tareas de la enfermera de sobreparto es ayudar a la parturienta a cambiar de posición y, al mismo tiempo, asistir a la pareja de la parturienta por si necesita un vaso de agua o una toalla. Ella también se encarga de contestar el teléfono y atender las llamadas a la puerta si las hubiera. En resumidas cuentas, es una manitas que está pendiente de todo y que con una mirada de la parturienta o de la comadrona tiene suficiente para entrar en acción.

Durante el parto, la acompañante de sobreparto sigue escrupulosamente todas las órdenes e indicaciones de la comadrona y anota el momento exacto del nacimiento del bebé. Después del parto, la presencia de la comadrona y la enfermera es tan discreta que pasan desapercibidas y los padres pueden disfrutar de su hijo a solas. La enfermera se encarga de que la habitación esté a una buena temperatura para que el bebé no pase frío y calienta toallas para envolverlo con ellas. La enfermera también ayuda a la comadrona en la expulsión de la placenta y si hace falta en la suturación de las laceraciones. Se encarga de que la mujer esté tumbada cómodamente y de que la comadrona tenga suficiente luz para trabajar. A continuación le pasa los instrumentos de trabajo a la comadrona. Una vez el parto ha concluido, vuelve a ordenar sigilosamente todos los enseres. Esteriliza los instrumentos de la comadrona y enjuaga en agua fría las sábanas y toallas que se hayan manchado de sangre. Lava a la madre en la cama o la ayuda a ducharse. Cambia las sábanas de la cama y ayuda a colocar al bebé al pecho de la madre. Si hace falta, también enseña a los padres cómo bañar y vestir al bebé.

La comadrona se queda como mínimo dos horas más en casa de la parturienta después del parto. La enfermera de sobreparto se queda en la casa mucho más tiempo y no se va hasta que la calma vuelve a reinar y los padres están tranquilos y saben qué es lo que tienen que hacer. Ella también les da las instrucciones para la primera noche. Ella es un libro abierto. Los padres aprenden mucho de ella durante la primera semana. Además, la enfermera de sobreparto está especializada en mimar a los nuevos padres y procurar que el sobreparto resulte una etapa festiva.

- *Dorris: «La hermana Van de Koppel era todo un personaje en la ciudad. Si te tocaba de enfermera de sobreparto, eras una persona afortunada. Tenía el don de saberse hacer indispensable y al mismo tiempo casi no notabas su presencia. Enseguida confiabas en ella. En poco tiempo, lo tenía todo listo, preparaba café y bebidas para las visitas y el bebé estaba listo en la cuna. Después, se sentaba al borde de la cama con una taza de café y te explicaba un montón de cosas o una historia de las suyas. Era muy agradable oír historias de sus años de experiencia porque llevaba muchos trabajando como enfermera. La semana que la hermana Van de Koppel estuvo en casa pasó volando y cuando se marchó no pude contener las lágrimas. ¡La eché de menos los primeros días!».*

PARTO SEGURO

15 La asistencia de niños en el parto

Los niños encuentran un parto algo muy normal

A las comadronas se les suele preguntar a menudo qué piensan de la presencia de niños en un parto. Los futuros nuevos padres quieren saber si es positivo para ellos o, por el contrario, si les puede impactar de forma negativa. Las comadronas asisten con bastante frecuencia partos en los que hay niños presentes. Consideramos que como un parto es un acontecimiento natural y normal de la vida, no hay ninguna obligación en mantener a los otros hijos apartados. Los niños consideran un parto como un hecho normal si los padres se lo presentan a sus hijos también de esta forma. Si, por el contrario, los padres reaccionan con miedo frente a este acontecimiento, los hijos también tendrán este tipo de reacción.

Los niños saben muy bien qué es lo que quieren y lo que no. Si están presentes en un parto y creen que ya no quieren ver más, se van a jugar al cuarto o a hacer cualquier otra cosa. Es muy importante dejarles hacer lo que ellos quieran y no decepcionarse si en el «momento supremo» el niño está jugando con su cochecito. Es mejor no poner demasiado énfasis en el acontecimiento y dejar que todo siga su curso natural.

Los niños solamente se asustan con la sangre y el dolor cuando ven a los adultos que muestran nerviosismo o cuando intentan ocultarlos. Además, ellos suelen detectar inmediatamente las reacciones de sus padres. Los niños pueden presenciar sin problemas el nacimiento de un hermano o hermana siempre y cuando los padres les expliquen tranquilamente lo que va a pasar y les aclaren que la sangre y el dolor son normales en estos casos. Los párvulos acostumbran a mostrar más interés por un parto que los más mayores. Los hijos mayores acostumbran a ser más conscientes de este acontecimiento tan impactante e intenso y pueden reaccionar de muy distintas maneras.

Puede darse el caso de que la madre se sienta algo cohibida con los hijos deambulando por los alrededores. Bajo estas circunstancias, la madre no acaba de soltarse, puede estar

SUGERENCIA

Vaya preparando a sus hijos para el parto durante el embarazo y cuénteles qué es lo que va a pasar. Simule un parto un par de veces con los ruidos propios. Lea con sus hijos un par de libros infantiles sobre el nacimiento de un bebé.

SUGERENCIA

Si usted quiere de veras que sus hijos estén presentes en el parto en casa, pida a una persona de confianza que los acompañe. Esta persona podrá dispensar toda la atención necesaria a sus hijos mayores. La enfermera de sobreparto también puede encargarse de esta tarea si hace falta.

frenando el parto o distraerse con facilidad. En este caso, se recomienda poder contar con alguien que se lleve al niño o niños de casa, como por ejemplo, los vecinos o algún familiar que viva en el barrio. En muchos casos, la naturaleza soluciona este problema por sí misma. Las contracciones no suelen empezar hasta que los niños están acostados y éstos duermen de un tirón hasta que oyen a su nuevo hermanito o hermanita llorar.

- ***Mariël:*** *«Los cuatro hijos de Marijke estaban corriendo por la casa mientras la madre estaba sufriendo contracciones en el sótano. El mayor tenía seis años, el segundo cuatro y los mellizos, tres. Y ahora llegaba el número cinco. Durante la dilatación dejaron a Marijke tranquila, para que no se dificultara la llegada de las contracciones. Pero cuando empezó a tener ganas de pujar, los cuatro bajaron con la madre. Marijke estaba sentada en la silla de partos con su marido sosteniéndola por*

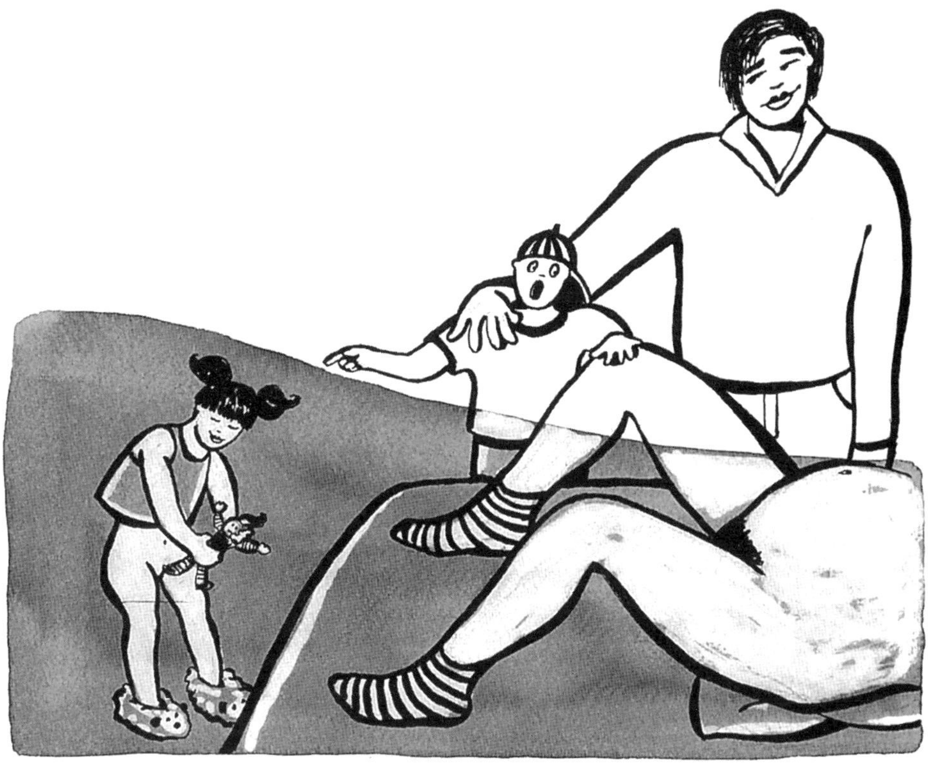

Los niños reaccionan generalmente de forma espontánea y natural ante un parto.

SUGERENCIA

No despierte nunca a sus hijos para presenciar un parto. No es aconsejable que pasen de un estado de somnolencia a la intensidad de un parto. Les puede traumatizar.

atrás. Yo estaba sentada al lado y si miraba de reojo veía cuatro cabecitas atentas en fila. De vez en cuando, Marijke chillaba. Esta vez le estaba resultando difícil porque el bebé era grande. Este bebé iba a pesar igual que los mellizos juntos y, por eso, empujar estaba resultando mucho más doloroso que las otras veces. Poco a poco, empezó a asomar la cabeza, y entonces Carolien resbaló para abajo fácilmente. Pesó unos cuatro kilos y medio. Enseguida pareció sentirse en casa con todos los hermanos y hermanas que habían estado esperando su llegada y casi no lloró.

Después le pregunté a Marijke qué les había parecido el parto a los niños. Al mayor de seis no le gustó demasiado ver a su madre sufriendo. Como era el mayor fue el más consciente de todo el acontecimiento. Berend lo encontró todo muy normal y los mellizos reaccionaron a su manera. Gijs tenía de repente un bebé en su barriga y Paulien dijo: "Mamá dise au, au, au y la tomadona dise: ¡Ya etá!".».

- **Beatrijs:** *«Karima estaba embarazada de 37 semanas y estaba a punto de dar a luz a su segundo hijo. Me llamó por la noche para comunicarme que tenía contracciones cada minuto. Su marido trabajaba en los altos hornos en el turno de noche y esa noche estaba trabajando. Cuando llamé a la puerta, me abrió Yousef, el hijo mayor de cinco años. A diferencia de su madre, hablaba el holandés con soltura. Enseguida me di cuenta de que ya había llegado la hora. No había tiempo de llamar a la enfermera. Yousef me hizo de intérprete. Le pregunté dónde estaban todas las cosas y él se lo preguntó a su madre entre contracciones. Cuando todo ya estaba preparado para el parto, el niño se sentó a mi lado y le dio ánimos a su madre en árabe. Él le iba traduciendo a su madre lo que yo le decía en holandés. Se comportaba con mucho cariño con ella y alguna vez le acariciaba los pies. Cuando asomó la cabeza del bebé gritó: "¡Mamá, el bebé!". Se quedó fascinado viendo cómo nacía su hermano y después del parto estaba la mar de contento y entusiasmado. A la madre le ayudó mucho tener a su hijo al lado y yo estaba conmovida con mi joven ayudante. ¡Fue un parto muy bonito!».*

PARTO SEGURO

16 Otras personas presentes en el parto

Una experiencia bonita y valiosa

La presencia en el parto natural de otras personas con las que la parturienta tiene una relación especial puede resultar una experiencia muy bonita y valiosa. Puede ser alguien que se dedique a repartir el champán, hacer fotos, cuidarse de los demás hijos, en resumidas cuentas, alguien que participe en la alegría del momento. Esta persona comparte un momento muy íntimo de la familia.

- ***Mariël:*** *«Me acuerdo de un parto en el que cinco mujeres estábamos esperando el momento mágico. Myrthe, la parturienta, su cuñada, una amiga, la enfermera de sobreparto y yo. Myrthe en la silla de parto y nosotras a su alrededor, como un corro de brujas. Había un ambiente muy especial y se respiraba un aire de solidaridad. El marido de Myrthe había muerto durante el embarazo y cuando nació el bebé, un niño, nos emocionamos muchísimo».*

La presencia de otros puede dificultar el parto

La presencia de algunos familiares y amigos que con la mejor de las intenciones quieren estar en el parto puede dificultar el transcurso del mismo de forma considerable. La comunicación con otras personas hace que la parturienta se distraiga demasiado y esto provoca la debilitación de las contracciones. También puede darse el caso de que la presencia de una persona determinada sea motivo de que la mujer se sienta estresada. Si la comadrona se da cuenta de estas circunstancias, manda a la persona con mucho tacto a dar una vuelta. Por esta razón, la comadrona siempre aconseja a la parturienta que advierta a las personas que ha invitado para presenciar el parto que las cosas pueden no resultar como se han planeado en un principio. Es decir, que puede darse el caso de que la parturienta quiera o deba estar sola. La comadrona también recomienda a la parturienta que no llame muy pronto a estos invitados, en especial si se trata del primer hijo. Generalmente al principio, las horas suelen pasar con mucha lentitud. El hecho de saber que hay gente sentada esperando que se produzca el nacimiento, puede poner bastante nerviosa a la parturienta sin quererlo, ya que se puede llegar a creer que la gente está esperando algo de ella. En estos casos es mejor correr el peligro de que esta persona llegue demasiado tarde a que el parto se dificulte debido a su presencia.

- ***Beatrijs:*** *«Mira y Teun me llamaron no hace mucho para el parto de su primer hijo. Llegué a medianoche. Mira había llamado a dos amigas que no querían perderse el parto. Mira* *había dilatado tan sólo un centímetro y todavía se la oía hablar en voz alta. Le di varios consejos y me volví a la cama. A la mañana siguiente, cuando realicé un examen vaginal, descubrí que no había dilatado ningún centímetro más. Pero en cambio me encontré con dos amigas medio dormidas en el sofá y desilusionadas porque no pasaba nada y porque estaba resultando muy difícil para Mira. Mira tenía la impresión de que había tenido contracciones toda la noche y estaba muy cansada. Mandé a las dos amigas inmediatamente a casa y le pedí a Teun que se fuera a hacer unas compras y después que sacara a pasear al perro un buen rato. Entonces animé a Mira y le conté por qué me había sacado de encima a todo el mundo. Ella se sintió aliviada, se quedó más tranquila en casa y se metió en la ducha. Mientras tanto fui a vistar a algunas puérperas. En menos de tres horas volvió a llamar y esta vez su voz era muy distinta. Las contracciones se habían instaurado con todas sus fuerzas y cuando estaba en plena contracción, no podía decir nada. Cuando llegué a su casa ya había dilatado nueve centímetros. El último centímetro lo dilató sentada en el inodoro, mientras yo llamaba a las dos amigas. Teun me preparó una taza de café y de vez en cuando sacaba la cabeza para ver cómo estaba Mira en el váter. Las contracciones acaparaban toda su atención. El inodoro era el sitio donde mejor se podía concentrar y donde más a gusto se encontraba. Al cabo de poco, empezamos a oír las primeras quejas de los pujos. ¡Ya había llegado la hora! Después de empujar durante una hora en el váter y un cuarto de hora más en la silla de partos en la habitación, nació un precioso niño. Aunque a Mira le gustó mucho que sus dos mejores amigas le hicieran compañía esa noche, la verdad es que su presencia la influyó negativamente. La distrajo y esto hizo que no se dejara llevar por las contracciones. Había estado charlando animadamente y ocupándose de sus amigas y por eso el parto no avanzaba. Cuando se quedó sola y ya no se sintió responsable por nadie más, las contracciones se hicieron más enérgicas. La ducha también fue un factor decisivo para poner su mente en blanco y no pensar en nada más».*

Algunas madres, hermanas o amigas acompañantes se mantienen en sus trece. En estos casos, algunas veces el parto acaba en el hospital simplemente porque las contracciones no son lo suficientemente fuertes, pero no por una razón médica.

- ***Mariël:** «Jennifer me puso de vuelta y media en la consulta. Estaba muy enfadada porque cuando llevaba 36 semanas de gestación descubrió que tenía que pagar los gastos del parto en la policlínica. Una cantidad de unos noventa euros, no mucho a mi parecer, pero estaba indignada porque no se lo habíamos dicho antes y no quería saber nada de un parto en casa. Yo era por aquel entonces una comadrona novata y no estaba preparada para este tipo de ataques verbales. »Precisamente estaba de turno cuando me llamó a las cinco de la madrugada. Ya había roto aguas y tenía contracciones. Medio dormida me metí en el coche, en dirección a casa de Jennifer. En la puerta me esperaba un pitbull terrier. ¡A mí, que incluso un perro faldero me asusta! Le pedí a Eddy, el amigo de Jennifer, si podía soltar a* Devil *en el balcón. Eddy no era el más desagradable y encerró el perro, pero Jennifer me miró con una mirada asesina. No estaba realmente satisfecha de que yo fuera precisamente la comadrona que le había tocado. Por suerte, las contracciones iban bien. Jennifer ya había dilatado de tres a cuatro centímetros, un resultado más bueno de lo esperado para ser tan temprano. La felicité y le dije que regresaría un par de horas más tarde. Eddy me llevó a la puerta y yo me fui a casa a dormir una hora antes de empezar a visitar puérperas.*

»Cuando regresé a las diez y media, la habitación estaba llena de gente. La tele estaba encendida, estaban fumando, riendo y tomando refrescos. Aquello parecía una fiesta y Jennifer estaba como perdida en un rincón del sofá. La dilatación no había avanzado ni un centímetro. Intenté convencer a los amigos de que aquélla no era la ocasión acertada para organizar un alboroto colectivo y de que su presencia podía interferir en el desarrollo normal de las contracciones. No les sentó bien. ¡Como si no lo supiera! Ésta era la fiesta del parto de Jennifer y nadie los iba a echar. ¡Y menos yo!

Decidí volver a ir a visitar más puérperas. Al fin y al cabo era el parto de Jennifer y tampoco había razón alguna para darse prisa. Pero a la una y media todavía no había cambiado nada. Jennifer estaba echa polvo después de una noche sin dormir. Hacía bastantes horas que había roto aguas y el parto no se podía retrasar más debido al peligro de posibles infecciones. De forma amigable pero con firmeza, saqué a las visitas de casa, le aconsejé a Jennifer que se pusiera a gritar y me volví a ir a visitar puérperas. Exactamente una hora más tarde me llamaron con urgencia. La táctica había dado buen resultado: Jennifer tenía ganas de empujar. Tan pronto como los amigos se marcharon, las contracciones se instauraron con energía, de tal forma que en una hora acabó de dilatar los diez centímetros. Por teléfono le pregunté si no prefería quedarse en casa para acabar allí el parto ya que todo iba tan bien. Pero de eso ni hablar, así que enseguida llamé al hospital para pedir si Jennifer se podía presentar inmediatamente.

»En la sala de partos, volvían a estar los amigos. Cuatro de ellos estaban sentados alrededor de Jennifer y de entrada me dejaron muy claro que esta vez no los echaba nadie. Examiné a Jennifer y efectivamente había dilatado diez centímetros. La cabeza ya estaba bastante encajada. Prometía ser una expulsión rápida, si no fuera por el hecho de que las contracciones habían desaparecido de nuevo. El útero había desistido de nuevo porque había un montón de gente alrededor de Jennifer esperando ansiosamente a que el bebé naciera. Al cabo de una hora y media, tampoco habíamos conseguido nada. Jennifer se mostró muy valiente y decidida, pero sin el empuje y la ayuda de las contracciones era imposible dar a luz al bebé por sus propias fuerzas. Llamé al ginecólogo, que inmediatamente abandonó su consulta para atender a Jennifer. Él aplicó la ventosa y nació una niña chiquitina. Lo único que Jennifer me dijo cuando todo ya hubo pasado fue: "¿Ves que buena idea haber ido al hospital?". No contesté nada. No tuvo que pagar el parto porque ahora había conseguido la calificación de parto por prescripción médica. Por cierto, el perro supo defender de maravilla a su propietaria. Cuando mi colega fue al día siguiente a visitarla y quería inspeccionar los puntos, el perro la mordió. Jennifer se enfadó mucho. Era culpa de "esas comadronas". No sé cuántos niños más habrá tenido Jennifer. Nosotras no la hemos visto más».

SUGERENCIAS

Si usted da a luz en casa, no deje de echar a todos los amigos y familiares, si realmente le hace falta en la etapa de la dilatación. Sus sentimientos y sus deseos son sagrados cuando va a dar a luz y los demás deben adaptarse sin oponerse. Prepárelos de antemano para esta eventual situación.

Conciéncese desde el principio de que el parto es un proceso que usted tiene que vivir sola. No espere por lo tanto mucho de su pareja u otros presentes. Si depende mucho de terceros, se sentirá vulnerable y esto no propicia las contracciones.

17

El parto en el agua

Parir en la bañera

El parto en el agua es un parto corriente con la única diferencia de que la madre y el bebé que debe nacer se encuentran en una bañera con agua caliente. No se trata de un método o técnica. Cuando el bebé nace, enseguida se saca la cabeza a la superficie para que pueda respirar. Esto último debe suceder de forma tranquila, pero, por supuesto, no se debe esperar demasiado tiempo. Aunque el bebé todavía esté unido al cordón umbilical, después de nacer ya no recibe tanto oxígeno a través del cordón. El agua caliente frena el reflejo de la respiración y, por lo tanto, el bebé no toma su primera bocanada de aire hasta que está fuera del agua. El bebé necesita un estímulo frío para empezar a respirar.
No hay ningún inconveniente en dar a luz en el agua siempre y cuando no exista una razón

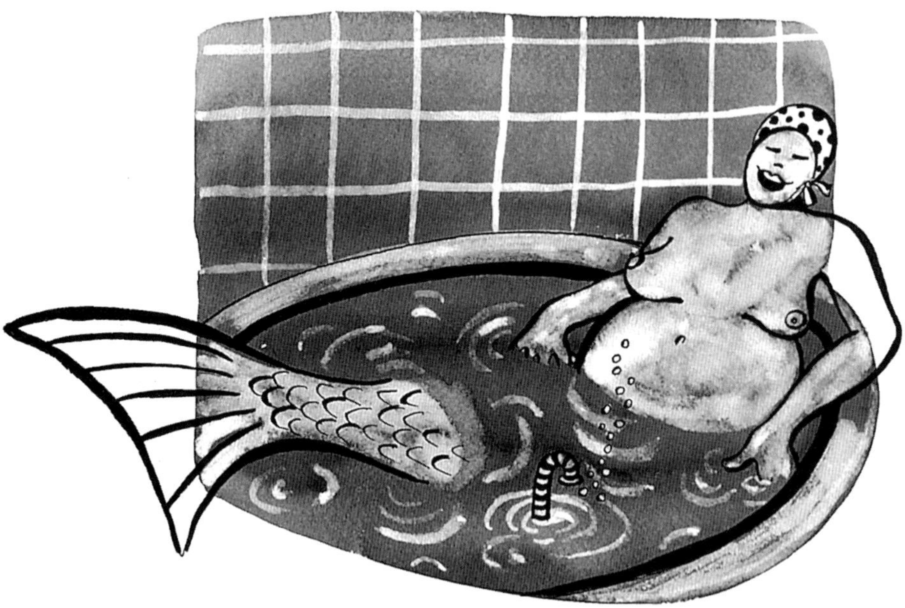

El agua caliente relaja.

médica que lo contraindique. El parto acuático tampoco es posible en los casos en que ya se haya roto la bolsa de las aguas y las contracciones no sean lo suficientemente enérgicas, porque entonces existe la posibilidad de infecciones. Ahora bien, la parturienta puede meterse en la bañera tan pronto como empiece la etapa de la expulsión. El peligro de una infección no es mayor que en un parto normal.

Las ventajas del parto en el agua

La gran ventaja del parto en el agua es que el agua caliente tiene un efecto relajante tanto antes como durante y después del parto. Además, algunas mujeres que tienen experiencia tanto en partos normales como acuáticos, aseguran que el parto en el agua resulta menos doloroso. Otra ventaja es que el agua ejerce una presión ascendente y, por lo tanto, la parturienta se siente menos pesada dentro del agua. La mujer nota una sensación de alivio que es de agradecer después de haberse agotado sufriendo contracciones durante horas. También se asegura que el parto en el agua es más suave y menos traumático para el bebé y que esta manera de llegar al mundo influenciaría de forma favorable su futuro desarrollo... Quizás esto sea cierto en otros países occidentales donde los bebés no nacen siempre de la manera más suave, pero en Holanda, el contraste entre el parto acuático y el normal no es tan grande.

En un parto acuático, la comadrona se las tiene que ingeniar para poder realizar un examen vaginal bajo el agua. Además, cuando la cabeza ya ha sido expulsada, tiene que controlar con la mano que el cordón umbilical no esté enrollado al cuello y comprobar que los hombros puedan salir con facilidad. En resumidas cuentas, ¡a menudo parece un ballet acuático! Algunas veces, si la parturienta tiene una bañera muy grande, la comadrona acaba metiéndose también en ella para poder coger al bebé inmediatamente cuando nace. En estos tiempos en los que proliferan enfermedades víricas como el sida y la hepatitis B, el parto acuático puede resultar desagradable para la comadrona o incluso totalmente desaconsejable. Si la parturienta quiere dar a luz en el agua, debe discutirlo primero con su comadrona. La comadrona puede poner reparos. En este caso siempre se puede llegar a un compromiso y decidir, por ejemplo, pasar todo el tiempo que sea posible de la etapa de la dilatación y de los pujos en el agua y, luego, salir para acabar la etapa de la expulsión de rodillas o en la silla de parto colocada convenientemente al lado de la bañera. Una vez el bebé ha nacido y si no se produce una hemorragia abundante, la madre y el bebé pueden volver a meterse en la bañera.

De vez en cuando también se da el caso de que una mujer que se había propuesto dar a luz en el agua, se retracta en el último momento. Se trata de casos en que a la parturienta no le apetece (algunas mujeres se sofocan o se marean en el agua caliente) o porque es desaconsejable por motivos obstétricos, por ejemplo, cuando la cabeza del bebé viene mal colocada o el bebé ha defecado en el líquido amniótico. La parturienta debe tener en cuenta posibles imprevistos y no se debe sentir decepcionada si después de haberse tomado todas las molestias para tener en casa una bañera bien grande, al final el parto en el agua no es posible. Habrá valido la pena aunque sólo sea por los beneficios que el baño caliente aporta a la dilatación.

Las comadronas y los ginecólogos que asisten al parto natural en España también hacen uso de la bañera para facilitar el duro trabajo de la dilatación. Y algunas clínicas, como Mare Nostrum (Gerona) y la Maternidad /Hospital Acuario (Alicante) disponen de una bañera, diseñada especialmente para el parto bajo el agua.

SUGERENCIAS

Si no tiene bañera o su cuarto de baño es demasiado pequeño para colocarla, puede intentar pedir una prestada (preferiblemente con pies) a sus amigos o comprar una y ponerla en su habitación o salón.

La temperatura del agua debe ser caliente pero sin exagerar; se aconseja de 37 a 38 °C. Si la temperatura del agua es demasiado alta, la temperatura del cuerpo también sube y, en consecuencia, el corazón tanto de la madre como del bebé late con más rapidez. Es una situación que debe evitarse.

Al empujar, a menudo, también se expulsan algunas heces. En un principio no supone ningún problema. Se pueden sacar fácilmente del agua con un colador. Si el agua se ensucia, es necesario cambiarla.

No se obsesione por dar a luz en la bañera. Considérelo como una de las varias posibilidades que tiene para dar a luz. El parto puede desarrollarse de una forma distinta a la prevista y quizá no quiera parir en el agua después de todo. Usted no puede llegar a prever cuáles van a ser sus propias reacciones y tampoco cómo va a discurrir la marcha del parto.

Posiciones para parir en el agua

La parturienta goza de más libertad de movimientos y puede cambiar de posiciones con más facilidad cuanto más grande sea la bañera. Para la comadrona, la clásica bañera es la que resulta más práctica, ya que permite adoptar muchas posiciones. La parturienta puede ponerse en cuclillas, apoyando la espalda contra la pared larga de la bañera. Entonces, puede separar bien las piernas y la espalda queda bien apoyada mientras se agarra al borde de la bañera. Otra posibilidad es la de colocarse de rodillas. La parturienta también puede tumbarse en la bañera, pero de esta forma no puede estirar bien las piernas. En cambio, tumbada de lado resulta bastante cómodo para empujar porque puede apoyar una pierna encima del borde de la bañera.

● *Els es madre de cuatro hijos. La primera vez dio a luz en la cama y después, tres veces en la bañera. Beatrijs atendió sus cuatro partos. Els:*

«El primer parto, el de Yoran, fue muy duro. La dilatación se produjo rápidamente, pero en cambio la etapa de los pujos fue muy lenta. Tenía la cabeza muy grande y tuve que empujar más de dos horas de rodillas y tumbada de lado. Al final, me hicieron la episiotomía, pero acabé de parir en casa. Si llega a durar un poco más, hubiera tenido que ir al hospital.

»Yerzi nació en el caluroso verano de 1983. Había salido de cuentas hacía doce días y Beatrijs me vino a "separar" las membranas. (Se trata de un masaje interno con el cual la comadrona suelta las membranas de la boca del cuello uterino de la pared uterina para provocar el trabajo de parto.) Me aconsejó también que me diera un baño caliente y que si era posible me provocara un orgasmo porque así empezarían las contracciones. El parto empezó esa noche a las tres y media. Primero de una forma suave, pero a las siete de la mañana las contracciones ya estaban bien instauradas. Me metí en la bañera

cuando ya había dilatado ocho centímetros, a las ocho de la mañana. En un abrir y cerrar de ojos, la dilatación ya era completa y yo ya estaba empujando. De forma accidental, expulsé algo de heces en el agua y en aquella época se decía que esto provocaba infecciones, pero a mí ya no me sacaba nadie de allí porque la cabeza ya salía. Beatrijs sacó el tapón de la bañera y así di a luz en cuclillas, pero no dentro del agua. Tan pronto como el bebé nació, me volví a escurrir dentro del agua con mi bebé encima de mi vientre. La bañera volvía a estar llena. La placenta llegó quince minutos más tarde. Cuando el agua empezó a teñirse de rojo, me salí.

Jonsje, el tercer bebé, nació bajo el agua. El parto en el agua fue fantástico. En cuanto me metí, me sentí totalmente relajada. De nuevo, dilaté a gran velocidad. El bebé nació con tan sólo dos pujos.

»El cuarto bebé fue una niña, Yildiz. Yo misma la cogí, otra vez en la bañera. Fue tan rápido que Beatrijs todavía no se había puesto sus guantes. Mis otros tres hijos presenciaron el parto. Se despertaron y se quedaron mirando en el cuarto de baño. El mayor se mostró indiferente, el más pequeño miraba algo confundido y a Yerzi, el mediano, le gustó bastante. No flaqueé ni un segundo y tampoco sangré, o sea, que fue un parto digno de ser visto. Los niños reaccionaron todos de forma distinta. Después, los tres juntos vistieron a la niña. ¡Cuando recuerdo mis partos, me doy cuenta de que un parto acuático es algo maravilloso!».

- ***Mariël:** «Anne iba a dar a luz a su segundo hijo. Cuando ya había dilatado cinco centímetros, se metió en la bañera para encajar las contracciones. Al cabo de poco, dijo que tenía que defecar. "Empuja un poco", le dije yo. Mientras tanto, fui a buscar mi bolsa de los enseres, que estaba en el piso de abajo. Anne ni siquiera se había dado cuenta de que ya había empezado la expulsión. Empujaba suavemente cada vez que tenía una contracción.*

  »Coloqué la mano en el perineo para protegerlo. De esta forma también podía notar qué estaba pasando y con qué rapidez estaba sucediendo todo. Después de dos contracciones más, ya se podía ver la cabeza. Al cabo de poco, Anne tenía a su precioso hijo en brazos en la bañera. Estaba muy sorprendida de que todo hubiera ido tan rápido y de que hubiera dado a luz en la bañera. No lo había planeado así».

18

Si algo no marcha bien

Saber parir es un arte

Aunque una mujer puede poner bastante de su parte para que el parto se desarrolle de forma satisfactoria, nunca puede tener un control absoluto del mismo. Hay una serie de factores que influyen en el parto, como son la posición y el estado del bebé, el tamaño de la cabeza en comparación con la pelvis y el momento en que se rompe la bolsa de las aguas. Un buen parto es un don, un regalo de la naturaleza. Pero si, por desgracia, algo no marcha bien, con los avances médicos actuales, la parturienta puede acabar de dar a luz de forma segura en el hospital, aunque optara por el parto en casa.

Una buena razón para ir al hospital

Es posible que después de tener contracciones en casa durante unas horas, la comadrona decida que es mejor desplazarse al hospital para acabar de dar a luz allí. Éste es el caso en que, por ejemplo, el bebé defeca en la bolsa amniótica en la etapa de la dilatación. Se aconseja entonces registrar la frecuencia cardiaca del bebé de forma permanente con un aparato cardiotocográfico. Puede suceder también que la parturienta deba trasladarse al hospital cuando está en la etapa de los pujos si, por ejemplo, no puede expulsar el bebé por sus propias fuerzas. La ayuda del ginecólogo es en estos casos imprescindible para llevar el parto a buen término.

En ambos casos, la parturienta debe dejar su hogar y, aunque esto suponga un cambio de planes, no le importará mucho hacerlo en esos momentos ya que, dadas las circunstancias, está convencida de que es imprescindible. La mujer se siente automáticamente motivada para ir al hospital si sabe que existen razones médicas para hacerlo. La parturienta parte con una misión y el hospital representa una solución a su problema.

El reflejo de la expulsión fetal

Estar asustada o sufrir estrés son dos factores que frenan las contracciones en la etapa de la dilatación. Sin embargo, estar asustada justo al final de la fase de la dilatación y durante la etapa de la expulsión puede actuar como un buen reforzante de las contracciones.
Cuando un animal está a punto de parir pero, al mismo tiempo, se siente acechado, no puede escapar fácilmente. No obstante, la naturaleza es sabia y ha encontrado una solución. De forma inmediata se pone en funcionamiento un mecanismo en la madre para salvar el pellejo. Las contracciones se aceleran de golpe de forma que el parto concluye rápidamente y la madre puede huir con o sin su cría. Este mecanismo se conoce con el nombre de «reflejo de la expulsión fetal» o bien «reflejo de la expulsión del bebé». Se trata de un mecanismo de supervivencia: cuando el peligro es inminente, existen más posibilidades de sobrevivir si se pare con rapidez.

Las comadronas también constatan este reflejo en las mujeres. Se da el caso de que algunas mujeres que son trasladadas al hospital porque tienen contracciones muy débiles, experimentan de repente, en pleno traslado, un refuerzo de las contracciones, de forma que justo llegar al hospital, el bebé nace de forma espontánea. Es más, a veces con tan sólo comunicarle a la parturienta que debe desplazarse al hospital, se produce un refuerzo automático de las contracciones, con lo cual el parto puede completarse en casa. Por esta misma razón se aconseja a las mujeres que deseen dar a luz en el hospital que permanezcan en casa todo el tiempo posible en la etapa de la dilatación y que retrasen el desplazamiento al hospital hasta que la dilatación misma esté bien avanzada. En esos momentos, la mujer ya se encuentra al final de la fase de la dilatación y hay menos peligro de que las contracciones se debiliten con el desplazamiento.

- *Un médico retirado: «Después de la segunda guerra mundial, todavía practicábamos parto con fórceps en casa, sobre la mesa de la cocina. Cuando la última fase del parto no parecía avanzar, sacaba el fórceps a la vista y hacía ruido con él. El efecto era automático. La fuerza de las contracciones que provocaba era tal que en ocho de cada diez casos no hacía falta usarlo y lo volvía a guardar».*

¿La comadrona también va?

A las comadronas se les suele preguntar si van a acompañar a la parturienta al hospital cuando se produce alguna complicación médica durante el período de la dilatación o la expulsión que hace imprescindible el traslado a ese centro. La respuesta es afirmativa. En principio, la comadrona acompaña a la parturienta aunque sólo sea para ofrecerle su apoyo moral. Generalmente, el ginecólogo asume la tarea de la comadrona en el hospital, pero existen algunas instituciones en las que las comadronas continúan ofreciendo su asistencia bajo las órdenes de este especialista. En cualquier caso, el ginecólogo es siempre el responsable de la suerte de la madre y su hijo. En cambio, la comadrona no suele acompañar a la parturienta al hospital cuando ésta se encuentra todavía en una fase inicial del parto. En estos casos, se trata generalmente de partos muy lentos y los padres tienen tiempo de sobras para conocer al ginecólogo y depositar en él su confianza. Si al cabo de un tiempo, la parturienta echa de menos a su propia comadrona, siempre puede pedir su presencia al ginecólogo o a alguna enfermera. La comadrona acudirá sin duda alguna si dispone de tiempo. Es mejor que la parturienta trate este tema con su comadrona con antelación.

No hay motivo para sentir pánico

Generalmente, los desplazamientos necesarios al hospital pueden realizarse con tranquilidad. Solamente en algunos casos hay prisas. En cualquier caso, nunca hay motivos para que cunda el pánico. Cuando a la parturienta se le indica que debe desplazarse al hospital, no hay nunca o casi nunca un problema grave. Se trata simplemente de casos en los que se recomienda acabar de parir en el hospital porque hay un mayor riesgo. Si por ejemplo, el corazón del bebé se acelera o el bebé ha defecado en el líquido amniótico, no significa que el bebé esté en peligro grave, sino más bien que se encuentra en una situación de mayor riesgo. El ingreso en el hospital es una medida preventiva. En estos casos, es mejor controlar el ritmo cardiaco del bebé de forma constante por medio de un monitor. La razón más importante para acudir al hospital es cuando la dilatación y la expulsión no progresan y es precisamente en estas situaciones cuando no hay prisas. En estos casos, tampoco se trata de una situación de alto riesgo, pero se debe intervenir para estimular las contracciones para que se produzca el parto.

Haga la maleta y márchese

A toda mujer le puede llegar el momento en que le comuniquen que debe desplazarse al hospital para acabar de dar a luz.
Si la parturienta recibe esta noticia durante la dilatación, seguramente podrá hacer la maleta con tranquilidad y marcharse al hospital. Si esto sucede durante la etapa de la expulsión, la comadrona ayuda a la parturienta a vestirse y a recoger un par de objetos personales necesarios. Es aconsejable ponerse una toalla sanitaria bien gruesa y vestirse con una bata, un chándal u otro tipo de prenda cómoda para enseguida... salir disparada. La parturienta misma no tendrá ganas de perder el tiempo.
Si tiene que bajar escaleras, lo mejor es salvar este obstáculo entre dos contracciones. La comadrona o la pareja de la parturienta deben colocarse delante de ésta para que se pueda apoyar cuando le sea necesario. Si, aun así, no consigue bajar las escaleras, entonces se hace uso de una camilla. El sistema más rápido y menos complicado de realizar el desplazamiento es usando el propio vehículo, el de la comadrona o un taxi. La ambulancia es otra posibilidad. Todo depende naturalmente de la situación y de la fase en la que se encuentre el parto. En estas circunstancias, la parturienta tendrá de vez en cuando la necesidad de pujar en la escalera, la entrada o en la acera. Entonces debe detenerse, agarrarse a su pareja, encajar la contracción, empujar una vez y, a continuación, subirse al coche.

SUGERENCIAS

El marido no debe olvidarse de la cámara fotográfica, la cartilla del embarazo y los papeles de la compañía de seguros o mutua.

A la hora del parto en casa, no debe olvidarse de que siempre existe la posibilidad de un parto en el hospital. Si lo tiene en cuenta, le costará menos aceptarlo en el caso de que deba acudir allí. El cambio de casa al hospital es enorme. Es lógico e inevitable. Sea razonable y adáptese a las normas del hospital sin abandonar su asertividad. Piense que el hospital es en esos momentos el lugar más seguro para dar a luz.

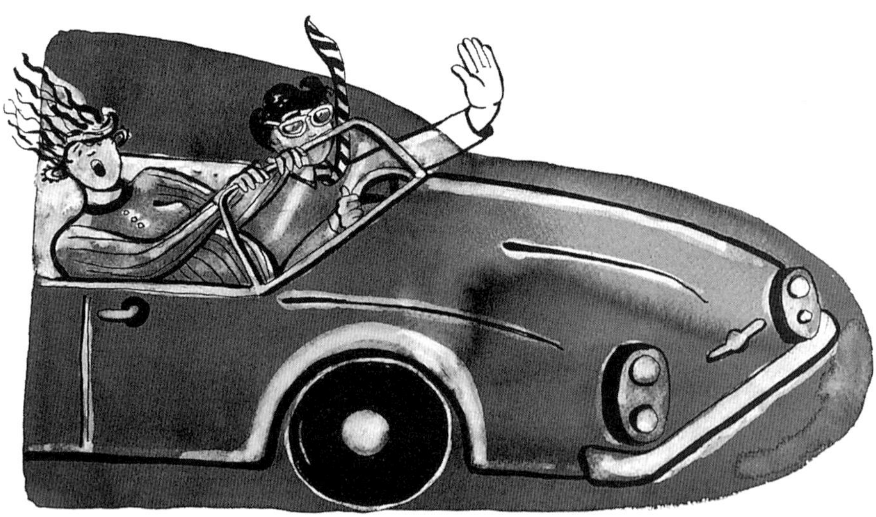

En la mayoría de los casos se puede desplazar al hospital en su propio vehículo.

El cambio del hogar al hospital

Una vez en el coche, el tiempo pasa volando. La parturienta está tan concentrada en las contracciones que no se da cuenta de que está en pleno tráfico. El mejor sitio para encajar las contracciones es delante, junto al conductor, apoyando sólo una nalga o sentada con normalidad. En la parte delantera hay más espacio para la barriga y se pueden estirar las piernas. Además, siempre hay un asa donde agarrarse en las curvas y de la que puede colgarse y tirar cuando tenga una contracción. Aunque antes del parto, a las mujeres se les hace cuesta arriba el desplazamiento al hospital, a la hora de la verdad resulta mucho mejor de lo que esperaban y, después del parto, no tienen recuerdos desagradables al respecto.

- *Caroline: «Ya llevaba una hora y media empujando cuando de repente las contracciones se debilitaron. Noté que los trabajos no avanzaban. Me puse muy contenta cuando la comadrona me confirmó mis sospechas y me propuso ir al hospital. Había estado sufriendo contracciones durante horas en la misma habitación y ya estaba harta. Un poco de aire fresco era lo que necesitaba. ¡Un cambio de aires! El desplazamiento al hospital fue un respiro. La comadrona nos llevó en su propio coche. Todavía me acuerdo de que* Yesterday *de los Beatles sonaba por los altavoces de la radio. Me sentí aliviada al pensar que en el hospital por fin iba a pasar algo. El ginecólogo acababa de regresar contento de jugar al golf y todavía llevaba el equipo. Después de intentar empujar un par de veces más, el ginecólogo usó el fórceps. Al cabo de poco, ya me pude ir otra vez a casa. Después de todo, tengo muy buenos recuerdos de esa excursión al hospital».*

Al llegar al hospital, una enfermera está esperando a la parturienta con una silla de ruedas para darle la bienvenida y llevarla a la sala de partos.

Por aquel entonces, la comadrona ya habrá explicado a la parturienta qué es lo que va a pasar en el hospital y cómo la puede afectar. De todas formas, el cambio es grande y deberá acostumbrarse al nuevo entorno, a la gente y a la forma de trabajar del hospital. Aun así, este proceso de adaptación es rápido porque la mujer sabe que es necesario y que a partir de ese momento está en buenas manos. Por su propio interés es mejor dejarse llevar por los acontecimientos que van a tener lugar.

Al llegar al hospital, se le asigna una sala de partos a la parturienta. En esta sala transcurre el parto y las primeras horas del posparto. El ginecólogo acude a la sala de partos para presentarse a la parturienta y, a continuación, la examina para averiguar qué medidas se deben tomar para facilitar el desarrollo del parto. Generalmente, se conecta a la parturienta a un monitor y, algunas veces, se le administra un suero. El ginecólogo la mantiene en todo momento informada para que sepa lo que está haciendo y por qué lo hace. Mientras tanto, la parturienta sigue teniendo contracciones y mientras tenga una puede pedirle que interrumpa su trabajo –si esto le causa molestias– para proseguir más tarde cuando la contracción haya desaparecido. De esta forma, el ginecólogo y la parturienta forman un equipo y se puede decir que existe una buena cooperación.

El ginecólogo posiblemente ha tenido que salir de la cama o cancelar sus visitas para atender en exclusiva a la parturienta. Generalmente, la comadrona de la parturienta está acompañándola y es posible que también esté presente la propia comadrona del hospital. Otras personas que también pueden estar presentes son una enfermera o una enfermera de sobreparto y quizás un médico adjunto o una comadrona en prácticas. Todos están preparados para ofrecer su ayuda en esta última fase del parto. El bebé puede nacer de forma espontánea, con ayuda del fórceps o la ventosa, o si es necesario por cesárea.

El ambiente que se respira es distinto del de

SUGERENCIA

Para la pareja de la parturienta: tenga siempre presentes las necesidades de su mujer y, si hace falta, interprételas para los asistentes del hospital. Usted sabe qué es lo que a ella le gusta. Tiene una función muy importante como intermediario.

casa, al igual que la marcha del parto mismo. Pero esto no significa forzosamente que tenga que ser una experiencia menos buena.

El parto con fórceps o ventosa

Algunas veces es imprescindible acelerar el parto, por ejemplo cuando las contracciones se debilitan o cuando el estado del bebé no permite esperar más tiempo. Bajo estas circunstancias, el ginecólogo puede decidir practicar un parto con ayuda de fórceps o ventosa.
El parto con ventosa se lleva a cabo aplicando en la cabeza del bebé una especie de cazoleta metálica conectada a una bomba aspirante. Este procedimiento dura unos cuantos minutos. Cuando se crea el vacío, el ginecólogo realiza la tracción de la cazoleta al mismo tiempo que se produce una contracción. Algunas veces, basta con tirar una vez, pero generalmente se necesitan unas cuantas contracciones para que el bebé nazca.
Otro método para acabar con un parto de forma rápida es el uso del fórceps. Con mucho cuidado se insertan una tras otra dos «pinzas» a ambos lados de la cabeza del bebé. Las asas de las pinzas se articulan entre sí y, a continuación, el procedimiento es igual que con la ventosa: el ginecólogo realiza una tracción aprovechando una contracción, mientras la mujer empuja. La ventaja del uso del fórceps sobre la ventosa es que no se pierde tiempo esperando a que se produzca el vacío. Para poder usar el fórceps, la cabeza del bebé debe encontrarse en una buena posición, es decir, con el occipucio recto hacia delante o hacia atrás. Si la cabeza se encuentra en posición oblicua en el canal del parto, es imposible usar este método y se debe recurrir al uso de la ventosa. En ambos casos, las probabilidades de que deba realizarse una episiotomía son mayores que en un parto espontáneo. En estos dos tipos de partos, la cabeza nace con más rapidez que en un parto normal y, por consiguiente, no hay suficiente tiempo para que la musculatura del suelo de la pelvis se estire sin prisas.

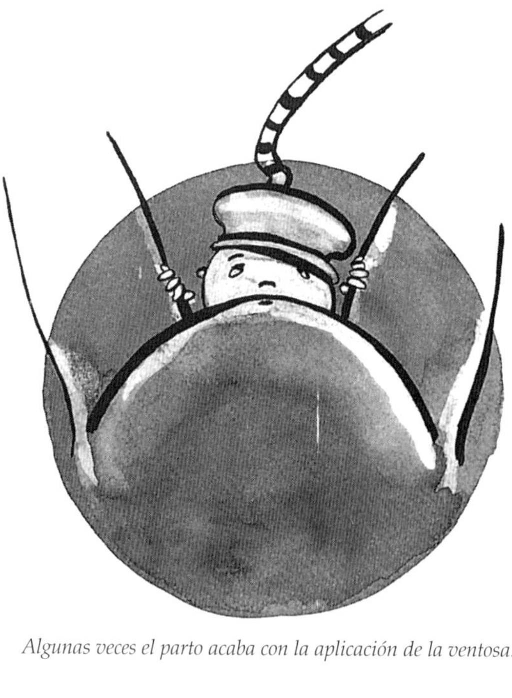

Algunas veces el parto acaba con la aplicación de la ventosa.

La cesárea

El ginecólogo puede decidir en el último momento practicar una cesárea por una serie de razones. Por ejemplo, se debe actuar con prisa si el estado del bebé no es óptimo. Si, por el contrario, el problema está en que la cabeza del bebé es demasiado grande para pasar por la pelvis, entonces generalmente hay tiempo

suficiente para prepararlo todo con calma. En este caso, la parturienta puede elegir entre la anestesia general o una epidural (véase la pág. 154). Si se puede elegir, se recomienda la epidural porque así la madre puede seguir la operación y tiene menos molestias causadas por la anestesia después de la operación.
En la mayoría de los hospitales holandeses, la pareja de la parturienta puede estar presente en la operación. En España sólo en algunos hospitales se admite la presencia del marido. Él tiene un papel muy importante en una cesárea ya que, como la madre no puede moverse o incluso está completamente anestesiada, el padre es la persona que establece el primer contacto con el bebé. Él es también la persona que puede informar mejor a la madre de todo lo que ha sucedido en la cesárea. El padre que presencia una cesárea siempre se coloca a la altura de la cabeza de la parturienta detrás de una pantalla, de forma que no tiene que ver la operación. Es decir, que no debe temer escenas sangrientas.

- *Hans: «Mi mujer rompió aguas en pleno partido del Ajax contra el Torino. Nos tuvimos que ir al hospital porque había meconio en el líquido amniótico. Ellen estaba algo tensa y el bebé era muy grande, así que pensamos que el parto iba a durar bastante. Nos llevamos una radio y así pasamos el tiempo en la sala de partos.
Ellen tuvo contracciones toda la noche. Parecía que todo iba sobre ruedas y el ginecólogo al principio estaba bastante satisfecho. Por la mañana, había dilatado siete centímetros y pensábamos que ya faltaba poco. Pero con el cambio de turno, nos llegó otro ginecólogo. Miró el monitor y vio algo en el ritmo cardiaco del bebé que no le gustó. Decidió que se debía practicar una cesárea urgentemente. Un par de minutos más tarde, Ellen estaba en la sala de operaciones anestesiada y yo estaba detrás de su cabeza. Tenía miedo de que Ellen estuviera en peligro. En plena anestesia empezó a reírse. Me asusté bastante, pero me dijeron que era algo normal. El enfermero que estaba a mi lado era muy simpático y me dijo: "No te preocupes, hombre, que no le va a pasar nada". Pero yo no lo veía muy claro.
»De repente vi de reojo a alguien que se marchaba. A un lado de la sala, unas enfermeras aplaudían. Aun así no me daba cuenta de lo que estaba pasando. Me llevaron a otra sala adjunta. Lo primero que vi del bebé fue cómo orinaba formando un gran arco. Entonces me di cuenta: "¡Ése es, ése es mi hijo!". ¡Todo había salido bien!».*

La sensación de vacío

Las mujeres que debido a razones médicas no han experimentado contracciones y que, por ejemplo, han sufrido una cesárea bajo anestesia general, pueden que experimenten después una sensación de vacío o un blanco en la memoria. Los sentimientos de alienación y pérdida de

SUGERENCIA

Inmediatamente después de una cesárea o de un parto muy rápido, es conveniente tener al bebé cerca, en la misma cama. Póngalo de vez en cuando desnudo sobre su propia piel, mírelo mucho y establezca un buen contacto visual. Intente rememorar de tanto en tanto el parto como si se tratara de una película. También le puede ser útil contar cómo fue el parto a personas que puedan estar interesadas en oírlo. Las primeras veinticuatro horas son muy importantes para la madre y el hijo porque están más sensibilizados para poder establecer un vínculo maternofilial. ¡Si puede, aproveche al máximo estas horas!

contacto con el bebé que la madre pueda sentir después de haber sido sometida a una cesárea son fáciles de vencer después del nacimiento, aunque a veces se necesite algo de tiempo. Al fin y al cabo, la época del embarazo ha creado un vínculo maternofilial indestructible. Es conveniente sostener al bebé en los brazos tan pronto como pueda después del nacimiento, establecer contacto visual y darle el pecho. Una cesárea también representa para el bebé una intervención anormal. Los bebés que han nacido por cesárea pueden presentar más problemas respiratorios y tienen problemas para mantener la temperatura corporal. Por estas razones, en algunos hospitales es costumbre tener a los bebés nacidos por cesárea en observación en una incubadora las primeras veinticuatro horas. Las enfermeras llevan a la madre con asiduidad a la incubadora para que pueda estar cerca de su hijo. Por otra parte, existen hospitales y pediatras que creen que lo mejor para el bebé es estar cerca de su madre tan pronto como ésta se despierta. A fin de cuentas, no hay mejor observador que la propia madre. Siempre que sea posible, el bebé debe permanecer en una incubadora móvil, así podrá estar cerca de la madre o incluso en su misma habitación.

No se aparte de su hijo, a no ser que...

En muchos hospitales todavía se sigue la norma bienintencionada de que el bebé necesita «tranquilidad» y debe descansar en su propia cama, o quizá se defiende el argumento de que la madre debe poder disfrutar del descanso nocturno sin interrupciones, o que el bebé puede despertar a las otras madres que comparten la misma habitación. Sea como sea, en muchos hospitales los bebés pasan la noche en una sala

SUGERENCIAS

Si a usted le deben practicar una cesárea, hable antes con el ginecólogo y la comadrona y deje bien claro que si la salud del bebé lo permite después de la operación, quiere tener al bebé consigo en su propia cama todo el tiempo que sea posible. Trate de este tema con la comadrona antes de que ella la mande al hospital. De esta forma ella podrá comunicárselo al ginecólogo del hospital. Además, con esta actitud, se contribuye a que los hospitales y los médicos más reacios tengan que cambiar su modus operandi.

Si es posible, pida a la comadrona o a una enfermera que tome fotos o grabe al bebé en vídeo justo después de la cesárea. De esta forma los padres pueden ver más tarde las primeras imágenes del bebé. Es mejor pedirle este favor a una enfermera porque el padre estará ocupado con el bebé en brazos mientras la madre está en la mesa de operaciones siendo suturada. Estos mismos consejos también son válidos en el caso de que la cesárea se haya realizado con una epidural. Ver vídeos con el bebé mamando del seno materno refuerza la confianza en sí misma de la madre y el vínculo maternofilial.

La parturienta puede sufrir dolores después de una cesárea cuando la anestesia haya dejado de hacer efecto. Además, los entuertos del parto después de una cesárea pueden ser bastante dolorosos. Bajo estas circunstancias es posible que la madre tenga dificultades en concentrarse en el bebé. En estos casos, el dolor aleja a la madre de su hijo. No dude en pedir analgésicos. Es muy importante poder disfrutar de su hijo después de una cesárea.

especial para recién nacidos. La madre recién estrenada está en cama, rebosante de emociones y durmiendo en teoría, pero en realidad está alerta por si oye llorar a su pequeño.

La parturienta se ve confrontada con las normas del hospital, inmediatamente después del nacimiento. Por ejemplo, el personal médico querrá examinar el bebé inmediatamente, pero si no se trata de una urgencia, este examen puede retrasarse hasta una hora más tarde. De esta forma, la madre y su hijo tienen la oportunidad de establecer un primer contacto. Las primeras veinticuatro horas son esenciales para establecer este primer contacto. Por esta razón es mejor tener al bebé siempre al lado, también en el hospital. La madre debería preguntar siempre cuáles son las posibilidades, ya que no es realmente necesario entregar al bebé enseguida. Si por ejemplo, se le da el pecho tan pronto como emite algún sonido, el bebé no tendrá tiempo de llorar y no molestará a las otras madres. Naturalmente, otro caso muy distinto es cuando el bebé se debe separar de la madre por razones médicas. Aunque nunca está de más adoptar una actitud crítica hacia el modus operandi del hospital, algunas veces, es absolutamente necesario que el bebé pase un tiempo en la incubadora o que reciba oxígeno de inmediato al nacer. En estos casos, el estado físico y la vida del bebé son más importantes que la intimidad del primer contacto.

- *Riet, madre de cuatro hijos: «Mi hija mayor, Mariël, nació en 1962 en el hospital porque vivíamos realquilados y no pude dar a luz en casa. En aquellos tiempos, todavía estaban vigentes esas normas tan horribles de que el bebé no podía estar en la misma habitación que la madre sino en otra sala aparte. Di a luz a las cuatro de la tarde, y a las diez de la noche, por más que lo pedí, todavía no me habían traído a mi hija a mi lado. No podía salir de la habitación y me puse a llorar, hasta que una persona avisó a la enfermera. Por fin me trajeron a Mariël y pude verla bien. Después la enfermera se olvidó de nosotras y así pudimos pasar la noche las dos juntas».*

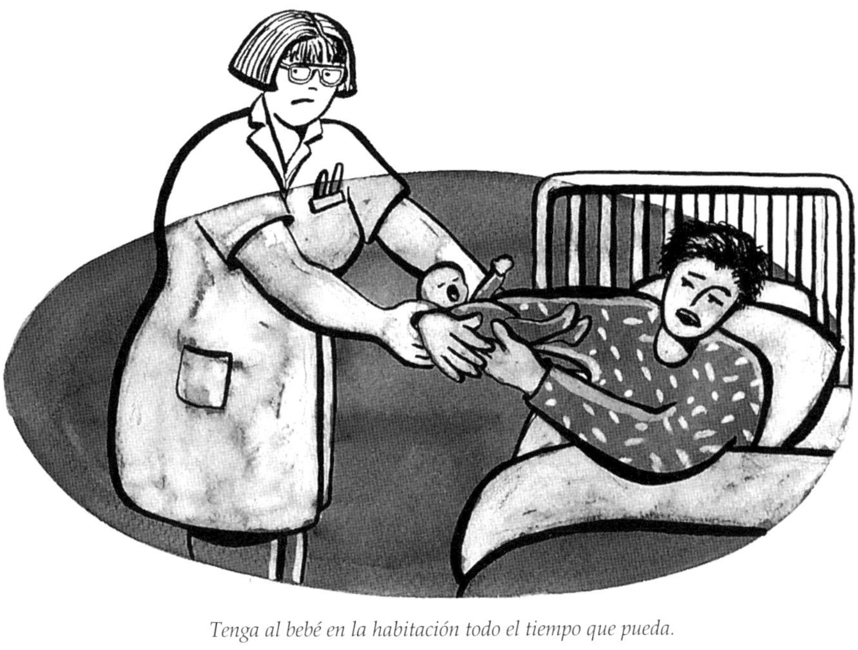

Tenga al bebé en la habitación todo el tiempo que pueda.

19 Las razones más comunes para acudir al hospital en el parto natural

Cuando parece que no se acaba nunca...

El hospital es una buena solución para los casos en que la dilatación de la parturienta que quiere dar a luz en casa no parece avanzar a pesar de todos los trucos. El analgésico petidina (véase la pág. 169), que tiene efectos sedativos, puede ayudar a romper el círculo vicioso. Esta medicina consigue un efecto de total relajación y reduce el estado de conciencia, por lo que la parturienta no puede evitar sentirse completamente desinhibida. Muy a menudo, en un abrir y cerrar de ojos, se produce la dilatación completa y, después, el parto sigue su transcurso normal. Otra posibilidad es la administración de oxitocina. Esta hormona refuerza las contracciones y, por lo tanto, la parturienta puede dar a luz empujando ella misma. La combinación de un analgésico y la oxitocina es también un método eficaz para que el parto se desarrolle de forma rápida. Otra posibilidad más es la epidural (véase pág. 170). La elección de uno u otro método depende de las circunstancias. En principio, el ginecólogo decide junto con la comadrona y la parturienta. Esta situación no se da en un parto hospitalario; la mujer acude al hospital en cuanto nota las primeras señales del parto. Otras veces el ginecólogo decide en el último control del embarazo que la gestación está ya a término y considera oportuno ingresarla. En ambos casos se le administra a la embarazada la oxitocina sintética a través del suero intravenoso, por lo que se inician las contracciones. Al mismo tiempo se le administran analgésicos para combatir el dolor.

- *Sarieke: «Me había convencido de que iba a dar a luz en casa. Pero no tuve en cuenta que a veces el parto también puede acabar en el hospital. Llevo una vida sana, no tomo nunca medicinas y no voy nunca al médico. Así pues, pensé: "A mí no me pasará. ¡Pase lo que pase, me quedo en casa!".*
  »Pero salió todo al revés. Llevaba ya dos noches sin dormir debido a las contracciones. La comadrona ya había venido a casa cuatro veces y yo no pasaba de los tres centímetros de dilatación. "Una salida adelantada", me dijo. Eso es lo que dicen cuando crees que el parto ya ha empezado pero en realidad no son más que falsas contracciones. No obstante, lo que ella llamaba falsas contracciones dolía bastante, tanto que no podía dormir. Al final, la dilatación se frenó y yo ya estaba echa polvo. Me puse loca de alegría cuando la comadrona por fin dijo las palabras mágicas: me iba a dar algo para relajarme. Todos los recelos que había tenido hasta entonces sobre el hospital desaparecieron como la nieve bajo el sol. Una vez en el hospital, me pusieron una inyección en la pierna y me pasé un par de horas medio atontada. De vez en cuando me

despertaba cuando llegaba una contracción pero luego continuaba descansando. Un par de horas más tarde, me administraron oxitocina y conectaron al bebé a un monitor para controlar el ritmo cardiaco. Gracias a la oxitocina, las contracciones se reforzaron y el trabajo de parto avanzó mucho. Unas horas más tarde, la dilatación ya era completa y yo misma empujé a Emma hacia fuera en la silla de partos. Un parto en el hospital era lo último que me había imaginado, pero ahora estoy igualmente satisfecha. En casa ya había probado de todo y no resultó. Me hacía falta una inyección para poderme relajar. Además, la gente en el hospital fue muy amable. La comadrona y la asistenta nos dejaron tranquilos todo el tiempo que fue posible. Ellas mismas sugirieron –estoy muy contenta de que lo hicieran– ir a buscar una silla de partos porque sabían que yo quería dar a luz en posición vertical. De esta manera, me dio la impresión de que todavía era nuestro parto.

»La próxima vez lo volveré a intentar en casa. Según la comadrona la próxima vez será más fácil. Pero si luego resulta que debo ir de nuevo al hospital, no pasa nada. Ahora ya sé que no hay nada de malo en ello».

Rotura de la bolsa de las aguas sin contracciones

A partir del momento en que se produce la rotura de la bolsa de las aguas, el parto debe producirse en un espacio de tiempo breve. Con la rotura de las aguas, se pierde toda la protección que el útero disfrutaba del mundo exterior y, por lo tanto, aumenta el riesgo de que la madre y el bebé sufran una infección. Los síntomas de una infección son: aumento de la frecuencia cardiaca del bebé y fiebre en la madre. Por este motivo es muy importante tomar la temperatura de la madre cada cuatro horas una vez se haya producido la rotura de la bolsa de las aguas. Cuando ya hace más de veinticuatro horas que se ha producido dicha rotura, el parto debe tener lugar en el hospital por razones médicas, con tal de poder controlar que tanto la madre como el hijo no muestren síntomas de infección.

Efectivamente, si después de veinticuatro horas, las contracciones no han empezado, la parturienta debe acudir al hospital para controlar el ritmo cardiaco del bebé con un monitor o aparato CTG. Si el parto no se produce, se repite el control al día siguiente. El parto se induce con la administración de oxitocina si al cabo de 72 horas no se ha dado todavía a luz. Con la oxitocina, el parto se produce de forma rápida en la mayoría de los casos y la mujer puede traer a su hijo al mundo por sus propias fuerzas.

En ambos casos (con oxitocina o sin), la mujer debe permanecer en el hospital veinticuatro horas después del parto. Éste es el tiempo que el pediatra necesita para poder constatar si el recién nacido ha contraído alguna infección durante el parto.

Meconio en el líquido amniótico

El meconio es la primera materia fecal de un recién nacido. Se trata de una sustancia dura, verdinegra y frágil compuesta por bilis, líquido amniótico que el bebé ha tragado, grasa de la piel y pelusilla. Normalmente, el recién nacido defeca por primera vez dentro de las primeras

SUGERENCIA

Cuando una mujer tiene un orgasmo se segrega la hormona oxitocina y el útero se contrae. Por lo tanto, si la bolsa ya se ha roto pero las contracciones no llegan, experimentar un orgasmo puede contribuir a que empiece el trabajo de parto.

veinticuatro horas de vida. Pero algunas veces, el bebé defeca antes de nacer. En este caso, el líquido amniótico se tiñe de verde. Puede darse el caso de que esta defecación sea casual, pero algunas veces es una señal de sufrimiento fetal. Un líquido amniótico que contiene meconio es un ejemplo típico de una situación de alto riesgo sin que esto implique un peligro grave. La comadrona actúa siempre sobre seguro y, por lo tanto, si existe la posibilidad de que el bebé haya sufrido, se hace un seguimiento del parto en el hospital con tal de controlar de forma continua el ritmo cardiaco. Si todo va bien, la parturienta puede irse a casa inmediatamente después del parto.
La comadrona que asiste el parto en casa no manda siempre a la parturienta al hospital cuando hay meconio en el líquido amniótico. Si parece bastante probable que el bebé nazca en breve, el parto puede acabar de completarse en casa tranquilamente. En general esto sucede cuando se trata de un segundo o tercer hijo. El parto suele ser tan rápido en estos casos que no vale la pena desplazarse al hospital.
Además, como nota final debemos aclarar que los especialistas no se ponen de acuerdo en si la existencia de meconio en el líquido amniótico es señal de sufrimiento fetal o no. Actualmente se están llevando a cabo investigaciones sobre el tema.

Cuando el bebé no supera el último obstáculo

La parturienta no siempre puede expulsar al bebé por sus propias fuerzas. Algunas veces esto es debido a que la cabeza del bebé es demasiado grande en comparación con la pelvis o porque la cabeza no se encuentra en una buena posición con respecto a la «salida». En estos casos, el bebé no puede salir y una cesárea es inevitable. No obstante, en la mayoría de los casos, el problema está en que las contracciones no son lo suficientemente fuertes para empujar al bebé para que supere el último tramo. Este último tramo del canal del parto es un verdadero obstáculo: el bebé debe cruzar la musculatura del suelo de la pelvis y es una tarea que requiere mucho esfuerzo por parte del bebé. Especialmente si es el primer hijo, ya que los tejidos de la vagina y del suelo de la pelvis están todavía rígidos y duros. Si la parturienta no consigue expulsar el bebé, entonces hay tiempo de sobra para desplazarse tranquilamente al hospital, donde se hará uso del fórceps o la ventosa.

La posición de la cabeza

La gran mayoría de los bebés nacen con el occipucio debajo del hueso del pubis de la madre y el mentón en dirección al ano. Ésta es, en cualquier caso, la posición más favorable para que la cabezca nazca.
No obstante, la cabeza nace en otras posiciones. Entonces se necesita mucha más fuerza para poder expulsar la cabeza hacia el exterior ya que, en estos casos, la cabeza está ubicada de tal forma que presenta su diámetro más ancho al cruzar la pelvis. Existen muchas más probabilidades de que una mujer deba acudir al hospital para da a luz con fórceps o ventosa cuando la cabeza no está en la posición correcta que cuando ésta se encuentra en una posición «normal». En otros casos, el bebé ni siquiera puede pasar por el canal del parto cuando por ejemplo se presenta con la frente o con la oreja por delante. En estas circunstancias, se recurre a una cesárea. Por fortuna, estas posiciones son bastante excepcionales.

● *Beatrijs: «A las cinco y media llamé a mi madre porque quería que estuviera presente cuando el bebé naciera. A las seis y media empecé a tener necesidad de empujar, desperté a Roel y llamé a Agaath, la comadrona. Llegó a casa al mismo tiempo que mi madre y, después de practicar un examen vaginal, me dijo que ya estaba dilatada de nueve centímetros. ¡Qué descanso oír eso! Dilaté el último centímetro tumbada de lado en la cama, apoyándome y algunas veces empujando ya. Al cabo de una hora, empecé a empujar de verdad, algunas veces de rodillas tal como había estado recibiendo las contracciones y también sentada en la silla de partos. Al cabo de una hora, la comadrona descubrió que la cabeza del bebé estaba en una mala posición. La cabeza no presentaba el occipucio hacia delante sino todo lo contrario y esto ya no se podía cambiar durante la expulsión. Algunas veces, la cabeza todavía se puede expulsar si no es muy grande y las contraccines son muy vigorosas y yo ya había empujado tanto… Empujé tanto como si me fuera la vida en ello, pero sin éxito. Una hora y cuarto más tarde, la comadrona decidió que debíamos irnos al hospital para acabar de parir allí. En esos instantes yo también quería irme al hospital porque como parturienta notaba que no lo conseguiría en casa. Me ayudaron a vestirme y entre contracciones bajé la escalera. Otra contracción más en la acera y me metí en el coche. Ponerme en cuclillas para empujar en medio de la acera, me pareció en esos momentos lo más normal del mundo. Cerré los ojos y me concentré solamente en mi contracción. Y luego ¡al hospital!*

»Era un precioso día soleado de invierno. Roel conducía y mi madre y la comadrona estaban sentadas detrás. Me senté de lado porque de lo contrario me daba la impresión de que iba a aplastar la cabeza del bebé. De camino, uno de los puentes estaba levantado –ni en el peor guión de película se les ocurriría inventarse una escena así– y tuvimos que esperar mientras veíamos pasar plácidamente sin prisas unas embarcaciones fluviales. Llegamos al hospital diez minutos más tarde y ya me esperaba una silla de ruedas. Rápido al ascensor y, allí, tuve otra contracción. Una vez en el sexto piso, vi que el ginecólogo ya me estaba esperando. El sufrimiento ya se iba a acabar pronto. Aplicaron a la cabeza del bebé la cazoleta de la ventosa, me administraron una anestesia local y, mientras empujaba, tiraron de la cabeza. Después de empujar y tirar dos veces, me practicaron la episiotomía y, finalmente, nuestro bebé nació después de otro pujo más. Un niño al que le pusimos de nombre Mees. ¡Qué descanso, al principio no me lo acababa de creer! ¡Había salido un bebé de verdad! Roel estaba emocionado y todo el mundo estaba entusiasmado y contento. El parto ya había pasado a la historia a los quince minutos de haber llegado al hospital y enseguida me pude ir a casa. La episiotomía tenían que suturármela, pero me ducharía ya en casa. Sucia pero en buen estado, me volví a meter en el coche, sentada de lado. En casa me metí enseguida en la bañera con Mees y fue allí donde lo pude contemplar por primera vez.

Al final puedo decir que estoy muy contenta de cómo fue todo. Ahora ya tengo más experiencia con el sistema: si durante las contracciones surge una razón médica para ir al hospital, entonces disfrutas de la combinación parto en casa y la última fase del parto en el hospital».

El ritmo cardiaco decrece

En la etapa de la expulsión, la comadrona, que asiste el parto en casa, controla de forma escrupulosa el ritmo cardiaco del bebé. Normalmente, la frecuencia suele ser entre los 110 y los 150 latidos por minuto. Si el ritmo del corazón es más rápido o más lento puede ser debido a distintas causas.

Al principio de la expulsión, cuando la cabeza del bebé se encaja en el canal del parto se produce una presión en la cabeza y esto causa a su vez una ralentización del ritmo cardiaco. Esto no supone ningún peligro. Al cabo de unos diez minutos los latidos del corazón recuperan su ritmo normal.

Si, por el contrario, el ritmo cardiaco no se recupera, puede significar que el bebé se encuentra en dificultades. Aunque esto nunca se puede confirmar con plena certeza, la comadrona se desplaza al hospital con la parturienta. No porque se trate de un peligro grave inminente, sino porque existe un mayor riesgo. El ritmo cardiaco del bebé se registra en el hospital con un aparato CTG y si hace falta se puede acelerar el parto con la aplicación de la ventosa o el fórceps. Algunas otras veces, el bebé necesita ser oxigenado inmediatamente al nacer para estimularle la respiración. Pero en general, el bebé llega sano y salvo al mundo. Un ritmo cardiaco decreciente es una buena razón para acelerar el parto, pero no para que cunda el pánico. En estas circunstancias también hay tiempo de sobras para desplazarse al hospital con el coche propio o con la ambulancia. Un bebé sano puede aguantar mucho. Incluso aunque parezca que el bebé está en dificultades, sigue habiendo tiempo de sobras para acudir al hospital.

- *Kiki: «La dilatación fue más rápida de lo que esperaba. En menos que canta un gallo, ya empecé a empujar, primero de rodillas y después en la silla de partos. Pero enseguida vi reflejado en la cara de Mary-Ellis, la comadrona, que había algo que no marchaba bien. No dejaba de auscultar el ritmo cardiaco del bebé. Al cabo de poco me dijo que teníamos que ir al hospital. Los latidos habían decrecido hasta unos 70 en vez de los 120 normales por minuto. Por unos instantes, nos asustamos. Aunque la comadrona estaba muy tranquila y decía que no había motivos para preocuparse, nosotros no dejamos de hacerlo. Diez minutos más tarde estaba tumbada de lado en una ambulancia en dirección al hospital. Mientras tanto iba teniendo unas contracciones enormes y empujaba con todas mis fuerzas.*

  »En el hospital, la situación continuaba igual. Los latidos del corazón del bebé eran tan lentos que el ginecólogo creía que eran los míos. Al final decidió hacer uso del fórceps. Me anestesiaron y me hicieron un buen corte (yo ni me enteré). Con dos contracciones sacó a Merel mientras yo empujaba con todas mis fuerzas. Allí estaba. Por suerte, enseguida chilló y por la tarde ya nos pudimos ir a casa».

Una hemorragia considerable

Alguna que otra vez, las mujeres pueden sufrir hemorragias abundantes después del parto. La causa suele ser que la placenta se ha desprendido parcialmente, con lo cual, el útero no se puede contraer de forma óptima y los vasos sanguíneos no se pueden cerrar bien. En estos casos se administra una inyección de oxitocina con la esperanza de que el útero acabe de expulsar la placenta con una fuerte contracción más. También puede suceder que, después de la expulsión de la placenta, el útero no se contraiga bien y en consecuencia se produzca una hemorragia abundante. En estos casos también es indispensable una inyección para conseguir que el útero se contraiga. Si no se consigue un buen resultado con la inyección, entonces se traslada a la puérpera al hospital en una ambulancia. Una vez en el hospital, se le administra un suero para conseguir que la presión sanguínea se mantenga en los valores aceptables y, en algunos casos, también hace falta una transfusión sanguínea. Una transfusión sanguínea siempre comporta una serie de riesgos y, por lo tanto, sólo se opta por esta solución en los casos muy graves de anemia.

SUGERENCIA

Si a usted la llevan al hospital porque el ritmo cardiaco es decreciente, no se tumbe de espaldas. Los grandes vasos sanguíneos sufren menos compresión si se sienta bien recta en el coche o se tumba sobre el lado izquierdo en la camilla. De esta forma también se favorece el suministro de oxígeno al bebé.

Si no se consigue expulsar la placenta

En circunstancias normales, la placenta se expulsa en la primera hora después del nacimiento del bebé. La comadrona hace todo lo posible –con la mano ejerce presión encima del vientre– para que la placenta sea expulsada. Esta presión encima del vientre sensible y del útero puede resultar algo incómoda, pero es totalmente necesaria. Si la placenta no sale de forma natural, entonces tiene que intervenir el ginecólogo. En el hospital, primero se intenta extraer la placenta tirando suavemente del cordón umbilical. Si no se consigue ningún resultado, entonces se anestesia a la puérpera para conseguir que el útero esté totalmente relajado. A continuación, el ginecólogo introduce una mano en el útero y suelta la placenta de la pared uterina. Después de esta corta intervención, se administra una inyección para que el útero se contraiga y, así, se minimiza la posibilidad de una hemorragia.

La presentación podálica

Generalmente ya se sabe hacia finales del embarazo cuándo un bebé va a nacer en posición podálica, es decir, presentando primero las nalgas o los pies. La comadrona nota que el bebé se encuentra en esta posición en los controles prenatales e intenta desde el exterior que el bebé se dé la vuelta. Son pocas las veces que la comadrona no descubre la presentación podálica en los controles prenatales. En estos casos, la comadrona descubre este hecho durante el parto mismo cuando realiza el primer examen vaginal.
Las comadronas mayores tienen mucha experiencia en atender partos con presentación podálica porque antes este tipo de partos se atendían en el propio hogar. Actualmente, este tipo de partos se llevan a cabo en el hospital bajo el control del ginecólogo porque se considera que implican más riesgos que un parto normal. El ginecólogo juzga si la pelvis es suficientemente grande para dejar pasar la cabeza con facilidad. Si existen dudas al respecto o si las nalgas del bebé se deslizan con dificultad en dirección a la «salida», entonces se opta por una cesárea. La dificultad de un parto en presentación podálica estriba en el hecho de que una vez las nalgas han salido, la cabeza debe poder pasar de forma rápida. La tarea del ginecólogo consiste en averiguar con antelación si esto será posible.
Al igual que en un parto con presentación cefálica, existen varias maneras para agilizar un parto con presentación podálica. Cuando las nalgas ya han nacido y el resto del cuerpo no le sigue con rapidez, el ginecólogo (o en su defecto la comadrona) hace nacer primero los brazos y después la cabeza con un par de maniobras. Si hace falta también se puede hacer nacer la cabeza con la ayuda del fórceps.

El parto gemelar

Hoy en día nacen muchos más gemelos que antes. Las mujeres se convierten en madres por término medio a una edad mucho más avanzada que sus madres y abuelas y, a mayor edad, existen más posibilidades de tener gemelos. Hay que añadir también el hecho de que actualmente muchas mujeres son tratadas contra la infertilidad con métodos que estimulan la ovulación y que a menudo dan como resultado gemelos o incluso trillizos. Prácticamente casi siempre se sabe con antelación que la mujer lleva gemelos. La comadrona siempre puede confirmar sus sospechas con la práctica de una ecografía. Es decir, que los gemelos ya no llegan casi nunca por sorpresa, aunque alguna rara vez todavía lo hacen. Las comadronas de edad más avanzada todavía recuerdan los tiempos en que los partos de gemelos (y trillizos) tenían lugar en casa bajo su asistencia. Pero hoy en día, los embarazos gemelares, al igual que los partos en presentación podálica, son una razón para dar a luz en el hospital en manos del ginecólogo.

La gestación de los gemelos suele durar unas tres semanas menos que un embarazo único. La placenta «se acaba» antes porque los fetos deben repartirse la nutrición y, por esta misma razón, los gemelos suelen ser más pequeños que los bebés de un parto único. No es de extrañar por lo tanto que los gemelos deban permanecer bajo los cuidados del pediatra en el hospital mucho más a menudo que los bebés únicos. En un embarazo gemelar, el útero sufre un estiramiento espectacular, las paredes son más finas y los músculos tienen menos fuerza para contraerse. En consecuencia, las contracciones son mucho menos enérgicas y a menudo se debe agilizar el parto con la administración de oxitocina. Durante el parto se controla la frecuencia cardiaca de los dos bebés por medio de un aparato CTG. Este control se realiza aplicando un electrodo en la cabeza del bebé que se encuentra en la pelvis y con un fetoscopio encima del vientre de la madre para controlar al segundo bebé.

En los partos gemelares se da una mayor variedad en las presentaciones para nacer debido a que los bebés deben compartir el espacio disponible en el útero materno y, además, en la pelvis solamente hay sitio para que un bebé descienda a la vez. Así pues, es normal que ambos bebés se presenten en posición podálica o en ocasiones incluso uno en posición transversal. La posición en que los bebés se encuentran en el útero influye en el parto. El ginecólogo puede decidir de antemano realizar una cesárea según la combinación de la presentación de los bebés. Los embarazos gemelares también tienen más posibilidades de acabar en cesárea que los embarazos únicos. Una vez que el primer bebé ha nacido, el segundo debe seguirle en más o menos una media hora. No obstante, si esto no sucede de forma natural, se aplica la ventosa o el fórceps, o bien se ayuda al bebé a salir tirando suavemente de las piernas y las caderas.

SUGERENCIA

En un parto gemelar, el útero es mucho más grande y pesado que en un parto único y ejerce mucha más presión sobre los vasos sanguíneos. Por esta razón, la placenta recibe menos riego sanguíneo cuando precisamente estos fetos «ligeros» necesitan más que nunca una buena oxigenación y sustancias nutrientes. Por estos motivos, le aconsejamos que dilate sentada. Siéntese en una silla y apóyese encima de la cama del hospital. Coloque cojines a su alrededor para sentirse cómoda y para que de vez en cuando también pueda echarse hacia atrás. De esta forma puede resistir bastante tiempo mientras sigue conectada a un monitor que controla el ritmo cardiaco del bebé.

20

Los dolores del parto

Un poco de historia

En el pasado, antes del siglo XIX, los dolores del parto no era lo que asustaba más a las embarazadas. Su mayor temor era fallecer durante el parto. En aquellos tiempos era muy conocida la expresión: «Cuando das a luz ya tienes un pie en la tumba». Morir en el parto o en el puerperio ha sido muy corriente a lo largo de toda la historia. Un importante porcentaje de mujeres y bebés morían en el parto mismo. Antaño existían una serie de complicaciones que no se podían prevenir y tampoco remediar. Una mujer podía morir debido a una hemorragia, una infección o simplemente porque el bebé era demasiado grande y se desconocían el fórceps y la ventosa o no existían los medios para realizar una cesárea. El hombre era totalmente impotente ante estas situaciones. En aquellos tiempos, el miedo a morir durante el parto era muy real. En el siglo XIX, la industrialización y la urbanización causaron un empeoramiento de las condiciones sociales e higiénicas. Los porcentajes de mujeres fallecidas en el parto y el puerperio se dispararon.
Los niños de aquella época vivían menos al aire libre y las costumbres alimentarias también fueron empeorando de tal forma que cada vez más mujeres tenían pelvis deformadas debido a la falta de sol y vitamina D. Estas deformaciones fueron las responsables de unos partos muy difíciles que hicieron aumentar constantemente la tasa de mortalidad entre mujeres y bebés. Pero éste no era el único problema. Cada vez más, los «pobres» acudían a los hospitales de la universidad para dar a luz porque era más económico. Estos hospitales eran verdaderos focos de bacterias, pero la gente por aquel entonces lo desconocía. En poco tiempo se desataron epidemias de fiebre entre las parturientas. Los médicos se apresuraban de la morgue al hospital para realizar exámenes vaginales a las parturientas sin antes lavarse las manos. No se daban cuenta de que este tipo de infecciones eran las que provocaban las fiebres del sobreparto. Se sabe por ejemplo que un 35% de las mujeres que acudían a las clínicas de maternidad de Viena no salían con vida de allí. Y nadie sabía cuál era la causa. No es de extrañar por lo tanto que una mujer que en aquellos tiempos iba a dar a luz estuviera dominada por el pánico por morir, ya que no sabía ciertamente si sobreviviría a tal trance o no. Este temor hacía que el dolor del parto fuera aterrador y muy difícil de soportar. «¡Bendita sea su mujer!», se solía decir al hombre cuya mujer había dado a luz con facilidad y sin complicaciones.
Afortunadamente, la situación ha cambiado mucho en el siglo XX. Se ha logrado una mejora considerable en las condiciones sociales e higiénicas y la ciencia médica ha conseguido un par de avances espectaculares como el descubrimiento de las bacterias, los

antibióticos, los sueros y las transfusiones. Gracias a estos avances, la cesárea se ha convertido en un procedimiento seguro. La amenaza de muerte ha desaparecido, pero queda todavía el temor al dolor.
Nunca han sido tan seguras y favorables las condiciones para dar a luz a un hijo, como en la actualidad. Y sin embargo, existen otro tipo de peligros que acechan, como por ejemplo la medicalización del parto normal. Esta medicalización representa para un gran grupo de mujeres del mundo occidental una serie de complicaciones que ponen de nuevo en peligro la seguridad de la madre y su hijo. El método «moderno» para combatir el dolor normal del parto tiene un papel primordial en esta medicalización. El uso de analgésicos y anestésicos en los partos normales es, sin duda, una puerta abierta al aumento de las intervenciones médicas.

Cuando se presenta el dolor

- ***Mariël*** *nos habla del nacimiento de su segundo hijo: «Sobre la medianoche, tres horas antes de que naciera Philip, no sabía todavía si esa noche iba a dar a luz o si al día siguiente me despertaría de nuevo con mi enorme barriga. Tenía algunos calambres, pero los últimos días ya los había ido teniendo con frecuencia. Decidí irme a dormir. Hans, mi marido, ya estaba durmiendo. Esa noche no conseguí conciliar el sueño. No dejaba de excitarme pensando en un puesto de trabajo que quería conseguir y de vez en cuando sufría un calambre y debía concentrarme en él. Es decir, que estaba la mar de ocupada.*

»Poco a poco, los calambres empezaron a ser más fuertes y a la una y media decidí meterme en la bañera. ¡Qué gusto! Totalmente a solas en plena noche, mientras Hans y Nica estaban durmiendo. Por aquel entonces, los calambres ya eran tan dolorosos que ya me atreví a llamarlos contracciones. De todas formas, las podía ir soportando entre cantos y canturreos y, además, iba imaginándome todo tipo de cosas sobre mi nuevo empleo. En esos momentos ya tenía contracciones cada tres minutos, pero me pareció que todo era todavía tan suave que no era necesario llamar a Agaath, mi colega-comadrona. Además, todavía no había entrado en esa borrachera del parto y creía que las contracciones no llegaban todavía con la frecuencia deseada.

»Después de tres cuartos de hora en la bañera, empecé a sentirme acalorada. Justo en el momento en que salí de la bañera, aparecieron las contracciones de verdad; estas contracciones ya no eran suaves como las de antes. Me apoyé encima de la lavadora para encajar a las desgraciadas entre mugidos. Entre una contracción y la otra, mientras me dirigía a la habitación, noté algo líquido por entre las piernas. Es orina, pensé, y me cambié la compresa. Entonces, de repente, me di cuenta de que bien podría ser líquido amniótico. Pesqué la compresa del cubo de basura y la olí. Ese olor dulzón e insípido era sin duda alguna líquido amniótico. Como comadrona que soy no pude evitar realizarme yo misma un examen vaginal para saber cómo estaba todo allí dentro. De rodillas delante del sofá, constaté que todavía se notaba "un pequeño borde" y que efectivamente ya no podía palpar las membranas. Ahora ya podía tocar directamente su cabecita: una bolita pelona y resbaladiza. Mientras tanto ya estaba en plena borrachera del dolor y la cosa se estaba poniendo seria. Desperté a Hans a gritos. Le dije que viniera inmediatamente y que llamara a Agaath. Mientras él la llamaba, empecé a sentir la necesidad de empujar. Eran ya las dos y media. Le pedí a Hans que trajera el equipo para dar a luz y unas toallas por si acaso el bebé salía rodando antes de que llegara Agaath. Ya no me aguantaba del dolor. "¡No quiero nunca jamás otro hijo!", le chillé a Hans. "Ni falta que hace", se apresuró a contestarme. Entonces, sofoqué mis gritos en una almohada. Decidí no empujar más, dejar que saliera él solo. Al final, todo fue bastante rápido, pero los pujos fueron

horribles. Notaba cómo la cabeza descendía y luego volvía a retroceder. Con algo de aceite para bebés en los dedos, me dediqué a estirar la musculatura del suelo de la pelvis. Le prohibí a Agaath, que llegó cinco minutos más tarde, que me tocara y lo mismo le dije a Hans. Agaath no dejaba de exclamar: "¡Fantástico, va muy bien!". Pero no era eso lo que yo quería oír, ya sabía que iba bien, aunque yo no lo notaba así. Este coco todavía tiene que salir por ese agujero tan pequeño, pensaba, y eso si que no es fantástico. No me podía imaginar que llegaría un momento en que esto se acabaría de verdad.
Al final, decidí dejar de oponerme al dolor. En vez de chillar, me "dejé llevar" por el dolor tal como se dice, empujando un poco. En la habitación reinaba el silencio –les había pedido silencio a Agaath y a Hans–. Poco a poco, empezó a asomar la cabeza. Éste pesará tres kilos y medio, pensé, y la cabeza es mucho más grande que la última vez. Poco a poco, lo fui empujando hacia fuera, hasta que noté cómo la cabeza se deslizaba en mi mano. Dios mío, ¡qué descanso! Ya había salido. Los hombros no salieron enseguida porque estaba volcada hacia delante. Así que, Hans, tal como él mismo dice, estuvo contemplando a su hijo durante un largo minuto hasta que el resto nació. El bebé traía el cordón umbilical enrollado al cuello y yo misma lo hice pasar por encima de su cabeza para que el cuello estuviera otra vez libre. Como no conseguía expulsar los hombros en esa posición, dejé esta tarea en manos de Agaath. Noté cómo el cuerpecito se escurría, oí un grito y acto seguido le dije a Hans: "¡Un hijo!". Eran exactamente las tres de la madrugada cuando di a luz a un niño. Allí estaba él, un poco pálido y aturdido, pero afortunadamente, él solo empezó a llorar. Enseguida lo cogí en mis brazos. Hans estaba emocionado y estusiasmado. Yo, en cambio, sólo me sentía aliviada y sorprendida. Aliviada porque el dolor ya había pasado y sorprendida por ver que un tipo tan rubio había salido de mis entrañas. Éste era nuestro primer encuentro después de nueve meses. Incrédula, lo miraba todo: pestañas blancas, cejas muy pálidas y una cabeza pelona. Además, no le faltaba nada. Un niño rubio y al parecer, sano. ¡Increíble!».

El dolor del parto ya no es un tabú

Dar a luz duele, a veces incluso mucho. Las mujeres de las generaciones de nuestras madres y abuelas tenían la tendencia a trivializar este dolor: «Bueno, sí ha sido algo molesto», decían después de un parto. O bien: «Prefiero parir un hijo que ir al dentista» o incluso: «De verdad, no duele. Es más una sensación así como que se te enciende una lámpara al final de la espalda».
El dolor era uno de los muchos tabús que las mujeres debían soportar y que se acabaron con la segunda ola de feminismo. La maternidad es hoy en día una elección, no un destino inevitable o un deber sagrado. Por esta razón, las mujeres pueden comentar y explicar los aspectos menos brillantes del parto. En la actualidad se habla abiertamente del dolor del parto tanto en privado como en público. Una famosa cantante holandesa declaró en una entrevista publicada en una revista del corazón que cuando dio a luz, el dolor fue tan horrible «como si un tren la hubiera arrollado». Está muy bien que se llamen a las cosas por su nombre y de que ya no sea un tabú hablar del dolor. Hablar del dolor ya no es un tema que se susurra entre «iniciadas» o entre madres, sino que todo el mundo puede y debe decir algo al respecto. De esta forma, al menos la parturienta sabe lo que le espera y no se siente amenazada si, a pesar de todos los esfuerzos por estar calmada, el dolor ataca. La mujer sabe que es normal e inevitable.
En la prensa se ha reflejado de vez en cuando esta actitud abierta sobre la discusión del dolor en el parto y siempre surge la misma pregunta: «Si este dolor es tan horrible, ¿por qué debemos seguir soportándolo?». ¿Por qué es totalmente normal en todos los demás países occidentales

del mundo anestesiar a la parturienta en el parto pero en cambio en Holanda no? ¿Somos retrasados o es la clase médica la que nos presiona y nos obliga a un parto con dolor?
Al mismo tiempo, también se pueden leer opiniones totalmente opuestas: el dolor tiene su razón de ser en un parto, el dolor es incluso imprescindible en el proceso del nacimiento, o incluso que las mujeres no se deberían dejar presionar en masa cuando se dejan anestesiar en el parto como en Estados Unidos, porque de esta manera desisten de su propia capacidad para dar a luz y, en consecuencia, el número de intervenciones médicas no hará más que aumentar drásticamente. Esta «nueva» dependencia no hará más que causar daños innecesarios tanto a la madre como al hijo al principio de la maternidad.
En Holanda, el dolor del parto se considera en general como un fenómeno normal. Las mujeres saben que el dolor del parto es necesario y, resignadas, lo aceptan como es. Ellas también saben que son resistentes a este dolor y sencillamente no esperan ningún analgésico durante el parto. En el caso de que el parto transcurra de forma anormal y, por consiguiente, el dolor también sea anormal, entonces se confía en los métodos de alivio disponibles contra el dolor.
El antropólogo americano Jordan, que realizó un estudio comparativo de Estados Unidos, Holanda, Suecia y Yucatán, escribe:
«Entre las embarazadas holandesas está muy arraigada la idea de que el cuerpo de la mujer sabe perfectamente lo que necesita y que la naturaleza misma se ocupa de todo si se le da el tiempo suficiente».
En otras palabras, en la cultura holandesa, los métodos para aliviar el dolor del parto están exclusivamente reservados para los

LOS ESTUDIOS CIENTÍFICOS

En Holanda, la actitud frente al dolor del parto no ha cambiado en los últimos diez años.
En 1954, el doctor Statius van Eps de Amsterdam realizó una tesis doctoral sobre el dolor del parto y concluyó que el 92% de las puérperas de su investigación estaban totalmente satisfechas con sus partos a pesar de no haber recibido ningún tipo de fármacos contra el dolor.
Otra investigación a gran escala de la AVRO (la emisora general de radio difusión) titulada: *¿Cómo pare Holanda?* y realizada entre los consumidores holandeses en 1983 llegó a las mismas conclusiones. El 95% del extenso grupo investigado respondió que no había pedido ningún tipo de fármacos durante el período de las contracciones.
En 1992, la tocóloga L. van der Hulst realizó una investigación sobre el dolor experimentado durante las contracciones. La respuesta que consiguió fue que la gran mayoría de las encuestadas no deseó ningún método de alivio. Este estudio también dejó claro que el hecho de que una mujer quiera un fármaco durante el parto viene predeterminado por la actitud que la mujer muestra hacia el dolor del parto antes del parto mismo.
Un buen ejemplo ilustrativo de esto es un estudio comparativo de 1988 entre dos clínicas universitarias, una en Holanda y la otra en Estados Unidos. Antes del parto, se preguntó a un grupo de mujeres embarazadas de ambos países qué expectativas tenían sobre el dolor del parto y el uso de fármacos. La mayoría de las

mujeres del grupo americano sentía temor hacia la posibilidad de sufrir dolor y creía que iba a necesitar algún método de alivio. La gran mayoría de las mujeres holandesas creía que el dolor del parto no iba a ser tan grave como parecía y suponía que no iba a necesitar nada contra el dolor. La mayor parte del grupo americano dio a luz con fármacos y la mayor parte del grupo holandés sin ellos. Así, se hicieron realidad las expectativas que cada grupo tenía. Los dos grupos también declararon unánimemente que en un futuro parto volverían a seguir la misma estrategia. Como conclusión se puede afirmar que los resultados de la investigación reflejan las diferencias culturales fundamentales existentes entre ambos grupos en cuanto a la actitud hacia el dolor del parto y que, además, la actitud que se tiene hacia este dolor determina si se puede hacer frente al mismo o no.

partos con complicaciones y no para los partos normales. Esta opinión la comparten no sólo la gran mayoría de las embarazadas y sus parejas, sino también los profesionales que atienden los partos, como los ginecólogos y las comadronas.

El obstetra holandés tiene, por lo tanto, una visión especial y totalmente distinta en comparación con sus colegas de otros países occidentales. El hecho que llama más la atención es la gran diferencia en el número de intervenciones médicas que se realizan en los partos. Las mujeres holandesas ponen mucho más de su parte al dar a luz porque aceptan el dolor del parto como algo normal. El hecho de que la mujer holandesa «puede» con el parto ha levantado una serie de suposiciones falsas. La mujer holandesa sería una dama de hierro con una pelvis ancha y unas caderas todavía más anchas, forjadas en su lucha contra el agua… Una suposición fantasiosa si se tiene en cuenta que en el Tercer Mundo también se da a luz sin fármacos. En esos países subdesarrollados, los fármacos para aliviar el dolor del parto son demasiado caros y, además, con frecuencia acostumbran a ser la causa de innumerables complicaciones obstétricas e intervenciones médicas innecesarias.

El dolor es tabú en la sociedad americana

La manera de afrontar el temor a sufrir dolor depende de cada país y de su cultura. Las feministas americanas exigieron el parto sin dolor a principios del siglo XX porque consideraban el dolor del parto y la maternidad como un estorbo en la vida de una mujer independiente. Cuando los métodos para aliviar el dolor fueron una realidad, las mujeres americanas optaron masivamente por usarlos. En Estados Unidos fue costumbre durante mucho tiempo que toda mujer diera a luz bajo anestesia y con la ayuda del fórceps. Aproximadamente durante cuarenta años, las mujeres americanas fueron anestesiadas para dar a luz; es decir, que no participaron en absoluto en el parto. Parían totalmente inconscientes mientras los fármacos las dejaban fuera de combate. Incluso se llegó a escribir un libro al respecto, *Daughters of the twilight sleep* (*Las hijas del sueño crepuscular*). En este libro se describe cómo esta experiencia tan importante que es dar a luz a un hijo ocurría en una especie de dimensión desconocida tanto emocional como psicológicamente. Este tipo de «parto inconsciente» creó en cierta medida una insensibilidad, una falta de sentimientos y una carencia de contacto real entre madres e hijos. No es del todo imposible que esta falta de contacto siga todavía viva en la sociedad americana. No existe la tradición de pasar de madres a hijas una filosofía del parto. Todo lo contrario, el temor al parto se «ha reproducido» de forma literal y metafórica. El 69% de todas las mujeres que dan a luz en Estados Unidos lo hacen en el hospital anestesiadas con una inyección epidural. Un gran número de bebés americanos llegan al mundo mediante una intervención o cesárea o con el uso de fórceps o de la ventosa.

- ***Beatrijs:*** *«Hace unos años visité una clínica obstétrica en Filadelfia en compañía de una colega holandesa. Después de dar nuestra conferencia sobre el sistema obstétrico holandés, se nos permitió visitar durante un día entero las salas de maternidad de la clínica universitaria. Por la mañana, llegaron ocho mujeres de golpe a las que se les había pedido que acudieran para dar a luz. Todas salían de cuentas dentro de esa misma semana, pero el parto se había "planeado" para ese día. A todas las mujeres se les rompió la bolsa de las aguas de forma artificial y se les administró oxitocina. A los fetos se les colocaron electrodos en la cabeza y se les conectó a una pantalla central. De esta forma se podía controlar su estado a través de la frecuencia cardiaca. Al primer síntoma de dolor, se les inyectaba a las mujeres una epidural. Un silencio de ultratumba reinaba en la sección de obstetricia. Las mujeres miraban comedias en la tele y de vez en cuando echaban cabezaditas. Daban la impresión de que no tenían ni idea de que estaban a punto de dar a luz a un hijo. Incluso parecía que se aburrían cuando los esposos iban a visitarlas, como si la visita durara demasiado. Como no sentían nada y tampoco se podía ver en la expresión de la cara si ya habían dilatado mucho, se tenía que realizar varias veces un examen vaginal. Esto no era ningún problema, ya que las mujeres no notaban nada de cintura para abajo. Cuando una parturienta llegaba a la dilatación completa, se la trasladaba a la sala de operaciones, donde ya la estaban esperando el ginecólogo, el anestesista y las enfermeras con sus imponentes batas. En este escenario, el parto se producía en menos de una hora –no siempre de forma espontánea– y a continuación le tocaba el turno a la siguiente "paciente". De las ocho, ese día tan sólo dos dieron a luz de forma "normal" y cuatro de ellas lo hicieron con fórceps o ventosa. A las mujeres que no consiguieron una dilatación completa en doce horas se les practicó una cesárea: ese día fueron dos. Al finalizar la jornada, los ginecólogos nos invitaron a comer. Estaban muy satisfechos de los resultados y se sentían orgullosos de su modo de trabajar. No entendían cómo nosotros en Holanda preferimos hacerlo de otra manera. Nosotros encontramos inhumana su manera de concebir el dolor y viceversa. Fue una comida-discusión muy agradable. Al final de la velada llegamos a la conclusión de que se trata de dos culturas que siguen dos caminos distintos».*

- *Basia, una comadrona americana: «El dolor es absolutamente tabú en la sociedad americana. Cuando una mujer llega a la sección de obstetricia lo primero que le preguntan es: "¿Qué quiere contra el dolor?". En una clínica americana es prácticamente imposible dar a luz de forma normal, es decir, con dolor. Esto se debe a que los médicos y las enfermeras no saben cómo tratar a las mujeres que sufren dolor. El personal de enfermería se pone extremadamente nervioso y no deja de asomarse a la habitación para pedir si la mujer finalmente quiere algo contra el dolor. Si esta pregunta se oye justo después de una contracción muy fuerte, la parturienta debe ser muy firme en sus convicciones para continuar rechazando los fármacos. Desde el momento en que se ofrecen automáticamente métodos para combatir el dolor, la mujer deja de tener el control del parto en sus manos. El parto se convierte en un acontecimiento técnico y médico que tiene lugar en una sala de operaciones y que se considera siempre de alto riesgo. No es de extrañar, por lo tanto, que muchas mujeres americanas se sientan incomprendidas después del parto, ya que experimentan un sentimiento de insatisfacción y de alienación. No saben cómo es posible que después del parto no se sientan locas de alegría porque el bebé ya ha llegado. Después de un parto rutinario con epidural, las mujeres suelen exclamar: "¡Doctor, el parto ya se ha acabado! Ya está todo hecho. Ahora quiero descansar". Las mujeres están atontadas y somnolientas debido a la sustancia anestésica que se inyecta en la región lumbar y pasa a la sangre y, generalmente, después del parto solamente quieren dormir. Si quieren establecer contacto con el bebé deben esforzarse y no resulta nada fácil. La falta de contacto entre la madre y el hijo en las primeras horas después del parto es sintomático de la obstetricia en Estados Unidos. El responsable de esta situación es el uso rutinario de métodos para aliviar el dolor».*

La actitud frente al dolor en España no es muy diferente a la de Estados Unidos. También aquí predomina la filosofía de que se debe evitar cualquier dolor durante el parto. Por ello la anestesia epidural está en boga y en algunas comunidades, como en Cataluña, pertenece a las prestaciones gratuitas de la Seguridad Social. Desde el 1 de enero del 2000 todos los hospitales del Insalud tienen la obligación de ofertar a las embarazadas la anestesia epidural, pero no todos disponen de esta posibilidad, pues requiere la presencia de un anestesista.

La anestesia también puede ser muy útil

Hay algunas situaciones en las que la anestesia es muy útil. En el caso de una cesárea está bien claro. Otra situación es cuando la dilatación no avanza y la mujer se cansa y se agota. Entonces, el dolor puede hacerse insoportable y la anestesia es una buena solución, ¡incluso una bendición! El parto también puede ser extremadamente doloroso cuando el bebé se presenta en determinadas posiciones o bien cuando la mujer experimenta una angustia exagerada o cuando es hipersensible. En este tipo de situaciones, la anestesia es una bendición del cielo. Si hace realmente falta, se hace ¡y ya está! Las ventajas de usar este método de alivio priman entonces sobre los riesgos de la anestesia.

Cada mujer tiene su propio umbral del dolor

Aunque la mayoría de las parturientas están a la altura del dolor del parto, siempre hay algunas mujeres para las cuales el dolor es insuperable. Cada mujer tiene un determinado umbral del dolor y, por eso, algunas pueden soportar el dolor mejor que otras. Las mujeres que han sufrido experiencias difíciles como incesto, violación o malos tratos suelen tener más problemas a la hora de enfrentarse al dolor del parto. Este ineludible dolor puede hacer resucitar el recuerdo de los dolorosos y violentos acontecimientos del pasado y de, forma inconsciente, la parturienta asocia a la comadrona o al ginecólogo con el agresor de entonces.

Ambas situaciones guardan semblanzas en el sentido de que en el parto, al igual que en el incesto o los malos tratos, una persona ejerce el control o el poder sobre la otra y no respeta sus límites. El ginecólogo o la comadrona pueden negarse a facilitar los fármacos para aliviar el dolor. Esto puede ocasionar en la mujer un inmenso sentimiento de impotencia en el parto, con lo que el dolor se convierte en un suplicio. Por más que la mujer haga todo lo posible para aguantar el dolor, no deja de ser alguien vulnerable al arbitrio de los especialistas que la asisten. Es de una importancia vital que el ginecólogo y la comadrona traten a la mujer con sumo respeto y que se tomen en serio un eventual ruego para aliviar el dolor con fármacos.

- *Margreet: «Sufrí abusos hasta los catorce años. Pensaba que ya había superado este episodio, pero en el parto resucitaron los recuerdos del incesto.*
»Estaba dilatada de ocho centímetros y mi comadrona me mandó al hospital porque el parto ya hacía horas que no progresaba. Le dije que ya no soportaba más el dolor y que quería que me anestesiaran, pero la comadrona del hospital creyó que no era necesario. "Esto lo dicen todas –dijo la comadrona–, pero dentro de año y medio vuelven a estar aquí, para el segundo parto y entonces ya se han olvidado del dolor." Me administraron oxitocina y negaron totalmente mis súplicas y mis lamentaciones.
»Las horas siguientes fueron un suplicio. Con la oxitocina, el dolor se hizo más insoportable y los dos últimos centímetros de la dilatación me parecieron que tardaban un siglo. Me puse a chillar, pero todos lo encontraron lo más normal del mundo. Los pujos no fueron mejor y el ginecólogo decidió "sacar" al bebé con la ventosa. Fue horrible, volví a sentir que me violaban de nuevo.
»Mi hija Suzie ya tiene casi un año y no pasa ni un solo día sin que piense en el parto. Sufro una depresión desde hace meses. Desde hace poco, he empezado a notar una leve mejoría en mi situación. Escribí una carta al hospital para presentar mis quejas y conseguí una entrevista con el ginecólogo y la comadrona. Esto me sirvió de mucho. Me presentaron sus disculpas por la forma como transcurrió el parto y me garantizaron que en el caso de un futuro parto, me pondrán la epidural».

Siempre existe la posibilidad de aliviar el dolor

Las mujeres que por la razón que sea sienten un terror exorbitante al dolor del parto pueden estar tranquilas porque siempre existe la posibilidad de hacer uso de la anestesia.
Si a la mujer le invade el pánico y en un determinado momento ya no se ve capaz de sobrellevar el dolor de ninguna manera, casi siempre existe la posibilidad de aliviar el dolor o incluso hacer que desaparezca totalmente. Saber que existe esta posibilidad es lo que da a algunas mujeres la confianza y el coraje para empezar inicialmente el parto sin fármacos. La parturienta no debe sentir que es una persona débil y blanda porque ya de entrada piense en un método para aliviar el dolor. No se debe juzgar nunca a sí misma por sentir miedo ante el dolor. La parturienta debe tratar sobre este tema con el ginecólogo o la comadrona en sus visitas prenatales y debe saber que el temor al dolor puede disminuir si se comprende que, por ejemplo, el dolor tiene una función y una utilidad en el parto. Escuchar o leer sobre las experiencias de otras mujeres también puede contribuir a aumentar la confianza de la parturienta. Las cuestiones más importantes son las siguientes: ¿cómo se puede reducir la necesidad de usar fármacos? ¿Qué factores agilizan el parto? En el capítulo 3, ¿Cómo se dilata mejor?, se responde de forma exhaustiva a estas preguntas. Nuestra experiencia nos demuestra que el temor al dolor va disminuyendo a medida que se acerca la fecha

SUGERENCIA

Si usted ha vivido experiencias sexuales traumáticas en el pasado, comuníqueselo a su comadrona durante el embarazo. Ella tendrá en cuenta durante el parto su susceptibilidad y no le negará los fármacos necesarios para aliviar el dolor.

prevista del parto. Es decir, que cuanto más cerca se está del momento mágico, menos miedo se siente. Parece como si el tiempo solucionara una parte del problema... La mujer se siente cada vez más preparada, el bebé no deja de crecer y de forma lenta pero segura la realidad es cada vez más palpable: el bebé tiene que salir, cueste lo que cueste.

Las comadronas están a favor de los métodos contra el dolor

Las comadronas que asisten partos en casa han ideado una serie de trucos para ayudar a que las mujeres puedan manejar al máximo ellas mismas el dolor del parto. Principalmente porque de esta manera existen muchas más posibilidades de que el parto sea normal y, al mismo tiempo, se reducen las posibilidades de intervenciones médicas innecesarias. No obstante, al contrario de lo que a veces se cree, las comadronas no están por definición en contra de los métodos para combatir el dolor. Todo lo contrario, una de sus funciones es la de decidir en el momento oportuno el uso de fármacos junto con la parturienta. El truco está en saber encontrar el momento justo. Nuestra experiencia nos demuestra que si el trabajo del parto avanza, la mujer se siente casi siempre motivada a soportar el dolor. Por el contrario, el dolor resulta insoportable cuando el parto no avanza y el dolor parece no tener sentido. La comadrona, junto con la parturienta y el ginecólogo, se encarga de una rápida administración de fármacos contra el dolor en el hospital cuando el parto está estancado y el dolor es insoportable. Cuando el obstetra administra un fármaco demasiado pronto, siempre es debido a la incapacidad o la impaciencia de esta persona en cuestión para conseguir que la mujer dé a luz sin necesidad de usar estos métodos para combatir el dolor. En Holanda no se administra con facilidad estos fármacos, pero en países como Bélgica, Alemania, Estados Unidos y también en España, es la práctica habitual. Las mujeres después se enfadan porque sienten que se les «ha privado» injustamente de la experiencia del parto.
Por otra parte, si se espera demasiado a administrar fármacos, la causa de esta demora suele ser una comunicación deficiente y una pésima valoración de la situación. En estos casos, la mujer puede sentirse impotente y sola durante y después del parto. Por estos motivos no son pocas las mujeres que se sienten abandonadas. La mejor garantía para prevenir este tipo de abusos es establecer una buena relación personal con la(s) comadrona(s) de la consulta donde la atienden.

La petidina como método analgésico

Existen dos métodos para combatir el dolor del parto: una inyección con una sustancia narcotizante o una anestesia epidural, el llamado bloqueo epidural. El analgésico más popular en Holanda es la petidina (en España se utiliza más una mezcla de analgésicos y no solamente la petidina). La petidina es un narcótico que se administra con una inyección y su efecto es el mismo que el de la endorfina natural que segrega el cerebro, pero mucho más intenso. El dolor no desaparece totalmente, pero hace que la mujer se sienta sedada y pueda descansar mientras las contracciones continúan su curso natural. La gran ventaja de la petidina es que se produce un estado de total desinhibición, con lo cual las contracciones son mucho más efectivas. Gracias a este estado de desinhibición que produce la petidina, muchas veces se consigue un desencadenamiento acelerado de las contracciones, con lo cual el resto del parto transcurre de forma rápida y sin complicaciones. La desventaja de este método es que la petidina puede pasar a la placenta a través de la sangre materna y, por consiguiente, el estado del bebé sería menos óptimo al nacer. El peligro principal es que el bebé puede nacer aturdido y con problemas respiratorios. La petidina se administra exclusivamente en el

hospital y solamente al principio de la dilatación o si el parto se hace esperar demasiado. Esta sustancia narcotizante tiene que estar desintegrada en su mayor parte en el momento del nacimiento, de lo contrario existe el peligro de que algo de petidina pase a la sangre del bebé. Si esto es así, el bebé puede sufrir problemas respiratorios y una relajación muscular. El ginecólogo se cerciora primero de que el bebé disfruta de una buena condición antes de administrar este narcótico.
Se acostumbra a registrar (CTG) primero el ritmo cardiaco del bebé. En la mayoría de los casos no existe ningún problema para que después de este procedimiento la mujer regrese a su casa si lo desea para acabar de dar a luz.

La anestesia epidural o bloqueo epidural

La anestesia epidural es el método para combatir el dolor más radical pero a la vez más efectivo. Consiste en inyectar un anestésico en la región lumbar de la columna que adormece los nervios en la parte inferior del cuerpo.
Con la anestesia epidural disminuye temporalmente la sensación en la mitad inferior del cuerpo. Este método no consiste simplemente en poner una inyección. Un anestesista debe administrar esta forma de anestesia en la que a la parturienta no sólo se le introduce un catéter en la columna, sino también una sonda para evacuar la vejiga y un suero. Debido a la anestesia, la parturienta no controla la vejiga y el catéter evita que la vejiga se llene o que la orina llegue a los riñones.
Con un monitor fetal intraparto se controla meticulosamente el estado del bebé registrando el ritmo cardiaco y también la actividad del útero, ya que la parturienta no nota las contracciones debido a la anestesia.
La anestesia epidural se administra en la etapa de la dilatación. La parturienta debe sentarse doblada hacia delante o tumbada de lado con la espalda doblada hacia delante. Primero se administra un anestésico local. Después se introduce una aguja hueca en la columna a través de la cual se hace pasar el catéter que transporta la sustancia anestésica a través de las vértebras hasta la médula espinal. Una parte del catéter queda fijada en la espalda de forma que se puede ir administrando dosis extras de anestésico si hace falta. La ventaja de este método es indiscutible: elimina el dolor completamente, la máxima prioridad en

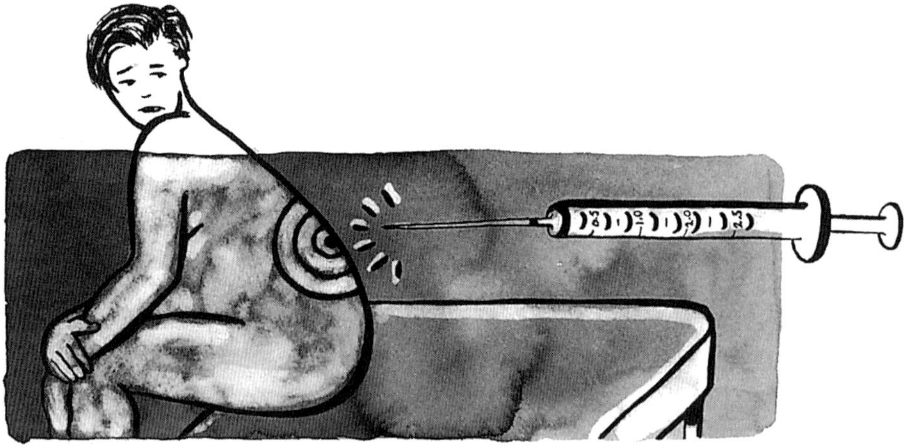

En algunos casos la solución está en una epidural.

algunos casos. Desafortunadamente, este método también tiene algunas desventajas.
La epidural comporta sin duda alguna algunos riesgos. Para administrar este tipo de anestesia se necesita mucha experiencia. No acertar el punto donde debe inyectarse no sólo puede resultar fastidioso, sino que también puede poner en peligro la vida de la parturienta. La parturienta puede entrar en un estado de coma profundo. Otro problema puede ser la bajada súbita de la presión sanguínea de la madre, que puede tener consecuencias graves para la salud del bebé. Esta bajada de la presión puede dificultar el riego sanguíneo de la placenta y, en consecuencia, producir una falta acuciante de oxígeno. Por esta razón, toda mujer que recibe una epidural debe estar conectada de forma permanente a un suero (administración de líquido por vía intravenosa) para que se pueda reaccionar rápidamente ante una posible bajada de la presión. Además, durante todo el parto se debe controlar con frecuencia la presión sanguínea. Algunas veces puede darse el caso de que el anestesista inyecte la anestesia más allá de la médula espinal por accidente. En estos casos, el anestesista agujerea un tejido que protege un líquido cerebral que a través de un sistema circulatorio está en contacto directo con el cerebro. Este líquido puede ir goteando durante bastante tiempo después del parto produciendo terribles dolores de cabeza que pueden durar semanas. Otro peligro es pinchar nervios que van a una de las piernas, ya que después del parto se puede producir una paralización parcial o total o también una insensibilización de la pierna en cuestión.
El dolor de espalda crónico es también otra posible consecuencia de una anestesia epidural.
Otra gran desventaja de la epidural es que la parturienta ya no experimenta el clásico embelesamiento del parto porque la producción de endorfina cesa automáticamente en el momento en que se administra la epidural. La parturienta se siente lúcida, consciente y «normal». Al eliminar el dolor se rompe la reacción en cadena del parto. A menudo disminuyen la fuerza y la frecuencia de las contracciones y, por lo tanto, éstas deben estimularse de nuevo, pero esta vez de forma artificial. Debido a la anestesia, la parturienta tampoco nota la necesidad de empujar. Esto se puede evitar esperando para empujar hasta que haya pasado el efecto de la epidural, pero entonces, por supuesto, el dolor vuelve a manifestarse. Si se decide esperar para empujar, el dolor se convierte del todo en insoportable porque no hay ninguna endorfina natural en el cuerpo y, además, a estas alturas, la tolerancia al dolor es muy baja porque la parturienta no se ha acostumbrado a sufrir el dolor del parto desde el principio del parto mismo.
Las investigaciones científicas también han demostrado que a las mujeres que se les inyecta la epidural al principio de la dilatación –es decir, antes de los cinco centímetros– tienen más posibilidades de sufrir una cesárea. Por esta razón, en Holanda se administran las epidurales mucho más tarde, cuando la dilatación no avanza y, por lo tanto, el dolor es insoportable. Es decir, que en Holanda generalmente se administra la epidural de forma correcta: tan sólo como una tabla de salvación.
La situación en España es bastante diferente, como describimos en otros capítulos: la epidural es considerada como un derecho de la embarazada al que todas deben tener acceso durante el parto. Se suele poner cuando la parturienta tiene unos tres centímetros de dilatación. Todas las clínicas privadas ofertan esta analgesia. Y en todos los hospitales de Insalud, desde principios del año 2000, se debe ofertar gratuitamente a las parturientas, pero no todos los centros disponen las veinticuatro horas del equipo necesario para aplicarlo (pues depende de si el equipo de anestesistas está disponible). La importancia de ofrecer a la parturienta un parto sin dolor prima sobre los riesgos y efectos secundarios que esta forma de anestesia conlleva.

El uso de la epidural en partos normales

En un parto normal no se trata de decidir entre dar a luz con dolor o dar a luz sin dolor. La verdadera decisión es: dar a luz con anestesia o dar a luz sin anestesia. La aplicación de métodos para combatir el dolor transforma un parto normal en un parto con riesgos. Por lo tanto, es bueno saber cuáles son los riesgos y las desventajas que existen. En los últimos años no han dejado de publicarse estudios que demuestran las consecuencias negativas del uso rutinario de epidurales en partos normales. Existe un mayor riesgo de partos por cesárea, partos con fórceps o ventosa, más intervenciones médicas resultantes de este tipo de partos y más separaciones forzadas entre madre e hijo debido al uso de la incubadora. Además, en los primeros meses de vida, el bebé puede resentirse de los efectos negativos de la anestesia porque estas sustancias químicas han llegado al bebé a través del cordón umbilical. El bebé está menos alerta, menos despierto y no reacciona muy bien ante la madre. La madre también tiene más posibilidades de sufrir una depresión posparto. Otras investigaciones indican que existe una relación directa entre los sentimientos depresivos después del parto y el grado de impotencia o pasividad durante el parto: cuanto más se ponga una mujer, aunque no sea voluntariamente, a merced de mecanismos que ella cree que controlan el parto, mayor es el peligro de caer en la depresión posparto. En otras palabras: cuanto más sienta la parturienta que tiene el parto en sus manos, mejor se sentirá después y más satisfecha estará cuando recuerde el acontecimiento. Además, una madre que tiene un sentimiento de confianza en sí misma después del parto ejerce una influencia positiva sobre el vínculo con su bebé. La mujer siente entonces mucha más confianza en sí misma como madre. Los riesgos y las consecuencias del uso rutinario de la anestesia epidural se han investigado y comprobado científicamente. Además, los científicos afirman actualmente que «es muy

LOS ESTUDIOS CIENTÍFICOS

En 1993 se publicaron los resultados de un amplio estudio realizado en Estados Unidos por el doctor James A. Thorp y otros colegas en el que se comparaban los efectos de la anestesia epidural con los efectos de una inyección de petidina (los partos sin fármacos para combatir el dolor son tan excepcionales que ni siquiera se pueden llegar a investigar).

En este estudio, la mitad de las mujeres recibió una epidural y la otra mitad una inyección de petidina. Las diferencias fueron gigantescas. En el grupo de mujeres que recibieron una epidural, se realizaron cesáreas unas diez veces más (¡un 25%!) que en el grupo al que se le administró petidina (2,2%). Los resultados del «grupo de la epidural» también fueron peores en otros aspectos: el número de presentaciones anómalas fue tres veces superior (18,8% comparado con el 6,7% del grupo de la petidina), el número de extracciones con ventosa más del doble (10,4% frente al 4,45%) y también, el número de partos con fórceps fue superior en las mujeres que recibieron una epidural (8,3% frente al 6,7%). El número de partos espontáneos en el grupo de la petidina fue del 56,2% y en el grupo de la epidural 86,7%.

Poco a poco se fue haciendo patente que la anestesia epidural comportaba tantos riesgos que al final se detuvo la investigación por motivos éticos.

Los riesgos eran mayores cuanto más pronto en la dilatación se inyectaba la anestesia epidural. Las posibilidades de sufrir una cesárea aumentaban de forma espectacular en los casos en que la epidural se administraba antes de los cinco centímetros de dilatación. Si se administraba la anestesia más tarde, el efecto era menos fuerte.

alarmante que todavía sepamos tan poco de los efectos de la anestesia a largo plazo». En resumidas cuentas, todavía no se han realizado suficientes estudios sobre el efecto de la anestesia sobre las madres y sus hijos.

Hay dolor y dolor

El dolor presenta siempre un componente físico y otro mental. El dolor que se considera anormal e innecesario es menos soportable que el dolor que es normal y que incluso desempeña una función muy importante. En la segunda guerra mundial muchos médicos que trabajaban en los hospitales de campaña se quedaron sorprendidos por las diferencias existentes entre los umbrales de dolor de los soldados. Al cabo de un tiempo empezaron a perfilarse unos patrones. Los soldados que consideraban sus heridas como una vergüenza, una mancha en su hombría y un fracaso rotundo porque yacían en la cama en vez de estar luchando valientemente, no aguantaban más el dolor. Los soldados que estaban la mar de contentos porque se habían librado del tormento del campo de batalla y que consideraban sus heridas una bendición porque entonces ya se podían ir a casa, yacían apaciblemente en la cama, incluso riéndose. En general, sufrían mucho menos que los hombres que maldecían sus heridas. Este fenómeno no guardaba relación alguna con la seriedad de las heridas: era simplemente una consecuencia de la actitud mental del herido frente a la causa del dolor.

Cuanto más se resiste al dolor, más se sufre. Por lo general, cuanto más se acepta el dolor, más soportable se hace el mismo. El umbral del dolor y su tolerancia tienen que ver entre otras cosas con la actitud que se adopta en cuanto a la utilidad del dolor. En países como Estados Unidos y Francia, el dolor del parto se viene considerando cada vez más en el último decenio como algo innecesario, pasado de moda y fácil de erradicar con los modernos y efectivos métodos. En Holanda, por el contrario, la actitud general es positiva: que el dolor es útil, es una ley tácita para las mujeres holandesas.

21

La utilidad del dolor

La impotencia de los presentes

¿Cuál es la función del dolor? ¿Cuál es su objetivo? ¿Por qué tiene que doler tanto tener un hijo? ¿La naturaleza no se lo habría podido idear mejor? Preguntas absolutamente lógicas. Las personas que presencian un parto se hacen a menudo estas preguntas, especialmente cuando las contracciones están en su punto álgido. De forma sorprendente, las parturientas poseen con frecuencia una especie de sabiduría innata que les asegura que es totalmente normal y que tiene su razón de ser. Pero para muchos espectadores masculinos y otros asistentes acostumbra a ser un enigma, no saben qué hacer. Naturalmente, por pura compasión e incomodidad, les gustaría poner fin al sufrimiento de forma inmediata. Quizá no se trate de una coincidencia que la aplicación rutinaria de métodos para combatir el dolor se dé en aquellas culturas en las que los médicos y ginecólogos –¡mayoritariamente hombres!– imponen su política en el mundo obstétrico. El uso de fármacos para aliviar el dolor no se convertirá nunca en una práctica usual en aquellas culturas donde la comadrona y algunas veces «el partero» tienen un papel importante. Adrienne Rich explica en su obra *Uit vrouwen geboren (Nacemos de mujer)* que la mirada de una parturienta es mucho más clara que mil palabras para expresar que está completamente sola en este proceso que es el parto. Es un grito implorante, desesperado, de ayuda. El ginecólogo americano interpreta esta mirada como: «¡Haz que esto pare, haz algo, hazlo por mí!». El resultado de esta interpretación es combatir el dolor con fármacos. En cambio, la comadrona holandesa interpreta esta mirada como: «¡Quédate conmigo, apóyame, dime que siempre funciona así!». El resultado es que la mayoría de las mujeres paren sin analgésicos. La actitud de las personas presentes en el parto (médico, comadrona, enfermeras y también el futuro padre) es crucial para sobrellevar el dolor. Si las demás personas presentes le hacen creer a la parturienta que es anormal sufrir tanto dolor y si creen que la mujer tiene miedo, el resultado final es que la parturienta acaba dudando. Cree que está fracasando y, naturalmente, en tal posición de vulnerabilidad, se siente antes inclinada a pedir analgesia para poder dar a luz «decentemente» como una dama. Si por el contrario, los acompañantes la halagan y le dan ánimos, si le hacen saber que lo está haciendo muy bien y que ese inmenso dolor es normal, entonces el dolor no es más que dolor, sin angustia y sin enjuiciamientos negativos sobre ella misma. El dolor es entonces soportable. Toda persona presente en un parto –sea la madre o el ginecólogo– tiene por lo tanto la responsabilidad de ayudar a la parturienta a sobrellevar el dolor mostrándole todo el respeto y la aprobación, sean cuales sean las circunstancias.

El dolor como señal

Es evidente que el dolor cumple en primer lugar una función señalizadora. Las contracciones funcionan a modo de aviso para que la parturienta se vaya preparando para el nacimiento de un hijo, para que la mujer se cobije en un lugar seguro. Si no existiera el dolor, los bebés llegarían sin que las madres se enteraran, mientras por ejemplo estuvieran pagando en el supermercado, o, en el lugar de trabajo, tendrían repentinamente ganas de empujar y allí mismo «perderían» al bebé.

● *Beatrijs: «Cuando era pequeña, en mi pueblo vivía una mujer que no notaba nunca las contracciones. No notaba que llegaba el bebé hasta el último momento. Para mi padre, el médico del pueblo, era un caso problemático. El primer hijo lo tuvo en la iglesia en la misa de las once, el segundo hijo lo "perdió" en la carnicería donde estaba comprando un bistec y el tercero aterrizó literalmente en un campo de patatas donde estaba arrancando unas cuantas. No se trataba por supuesto de una situación recomendable ni para ella ni para el bebé. Mi padre le recomendó que en sus próximos embarazos se quedara en casa las últimas tres semanas antes de la fecha prevista del parto para no poner innecesariamente en peligro la vida del bebé y la suya también. Normalmente, las contracciones se encargan de que la mujer se ponga a salvo porque va a dar a luz. La mujer puede entonces llamar a la comadrona, calentar una bolsa de agua y prepararlo todo. El dolor de las contracciones sirve para que sobrevivamos. Protege y confirma la maternidad en el sentido más amplio de la palabra. Pero todavía hay más... Es muy difícil investigar científicamente la función biológica e instintiva del dolor del parto en los humanos. Hasta ahora, nos hemos formado varias ideas basadas en años de observación y entrevistas con numerosas parturientas y puérperas. Una mujer lo explicó así después de dar a luz: "Cada parte de nuestro cuerpo tiene su función, incluso las cejas y los pabellones de las orejas. Un cuerpo sano funciona a la perfección. Nadie puede hacer nada para mejorarlo".».*

El dolor hace retumbar la avalancha del parto

Si se elimina el dolor, la avalancha se deshace. La reacción en cadena se interrumpe y el proceso se retrasa o se detiene. Para que el proceso del parto siga su curso, se tienen que desempolvar todos los recursos posibles. Dar a luz es como enganchar los caballos al carro: los caballos son el dolor y el carro es el proceso del parto. Michel Odent, el conocido obstetra francés, dice al respecto: «Es un error hablar constantemente del dolor del parto como si se tratara de una parte separada del parto. Da la impresión de que el dolor se pueda desvincular a voluntad del proceso de un nacimiento sin que esto repercuta en la más mínima forma en el progreso del parto. El dolor no se puede eliminar por las buenas de un proceso normal y sano y después suponer que te quedas con este proceso sano pero sin el dolor».

El dolor y el triunfo de la endorfina

Todo en la vida tiene dos caras: una agradable y la otra menos. Dicho de otra manera, todo tiene su lado bueno y su lado malo. Cuanto más grande es un lado, más grande es también el otro. Ésta es una ley universal de la moderación que refleja el dualismo de la vida. El dolor del parto sería el lado malo del parto: la parte menos agradable o el precio que se tiene que pagar. Pero este dolor está en proporción con el lado bueno: el imponente acontecimiento que es el nacimiento de un hijo. Un milagro que ocurre un par de veces en la vida, algo que no se puede comparar en ninguna parte.

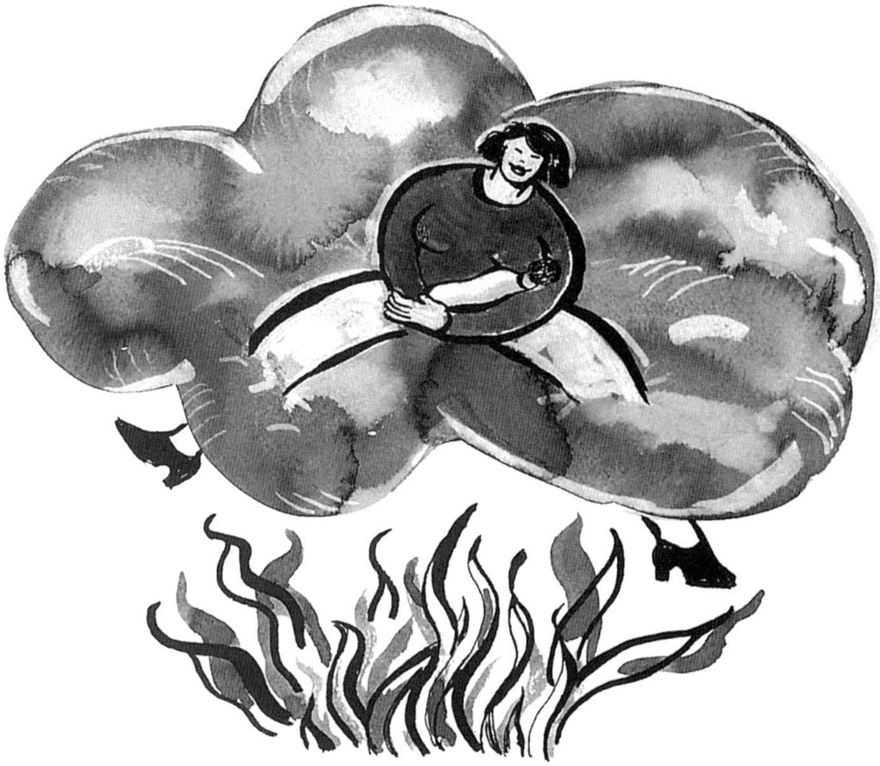

Sin dolor no hay endorfinas.

El dolor del parto estimula la producción de endorfina. Sin dolor, por lo tanto, no se segrega endorfina. Si se elimina el dolor de antemano (y con él «la ardua labor del parto») entonces el sentimiento de felicidad y la euforia después del parto son menos grandes. Nosotras creemos que en vez de convertirse en un momento culminante de la vida, el parto se convierte en un acontecimiento corriente y regular.
Los científicos han realizado estudios y han especulado sobre el papel de la endorfina y el vínculo entre la madre y el hijo. El doctor Michel Odent afirma al respecto: «En la primera hora después del parto aún hay un alto nivel de endorfina en la sangre de la madre y del bebé. Los opiáceos –la endorfina pertenece a esta familia– crean dependencia y adicción y hacen que la gente demuestre afecto y preocupación por otras personas. Por esta razón, los primeros sentimientos recíprocos de la madre y el bebé inmediatamente después del nacimiento son tan impactantes para la creación del vínculo maternofilial. Estos sentimientos también hacen que la madre se sienta dependiente de su hijo. La madre y el hijo siempre añorarán y ambicionarán este sentimiento de euforia». Tal como argumenta Odent, no solamente al bebé le tocan en suerte estos sentimientos, sino también a la pareja de la parturienta, la comadrona o la amiga que esté presente en el parto. Según Odent no es casualidad que, después del parto, la mujer vuelva a experimentar un enamoramiento de su pareja y que establezca una estrecha y cálida relación con la comadrona presente en el parto. Las mujeres suelen describir estos sentimientos como «una especie de enamoramiento» de la comadrona o el ginecólogo.

El triunfo del dolor

En las clínicas americanas –donde a todas las mujeres se les inyecta una epidural tan pronto como tienen contracciones dolorosas– las enfermeras y los doctores tiene relativamente poco que hacer si todo transcurre de forma «normal». Las mujeres no sufren dolores, miran la televisión, llaman por teléfono, leen o echan una cabezadita. El anestesista es la persona que vigila que la anestesia continúe surtiendo efecto y controla la tensión regularmente. El ginecólogo controla el estado del bebé con un monitor. La mujer yace en la cama con la parte inferior del cuerpo insensibilizada. No puede moverse de la cama, ¡lo cual resulta muy cómodo para las enfermeras! No hace falta tampoco ir al lavabo porque ya tiene una sonda en la vejiga.

Sin embargo, a una mujer que sufre contracciones y no ha sido anestesiada le prodigan mucho más calor y atenciones. Todo el mundo intenta que esté cómoda, todo el mundo la acompaña, todos la ayudan con toallas, botellas de agua caliente o cubitos de hielo. La mujer tiene libertad de movimientos y puede caminar si quiere. El ritmo cardiaco del bebé se controla con un fetoscopio. Siempre hay alguien dispuesto a dar masajes en la zona lumbar ininterrumpidamente u ofrecer una mano para que la parturienta pueda apretarla. Una parturienta inspira en los demás empatía y deseos de sentirse implicado en el proceso y de esta forma consigue que todos se impliquen más con el recién nacido. Gracias al dolor, la parturienta se ve agasajada con amor, atención y empatía.

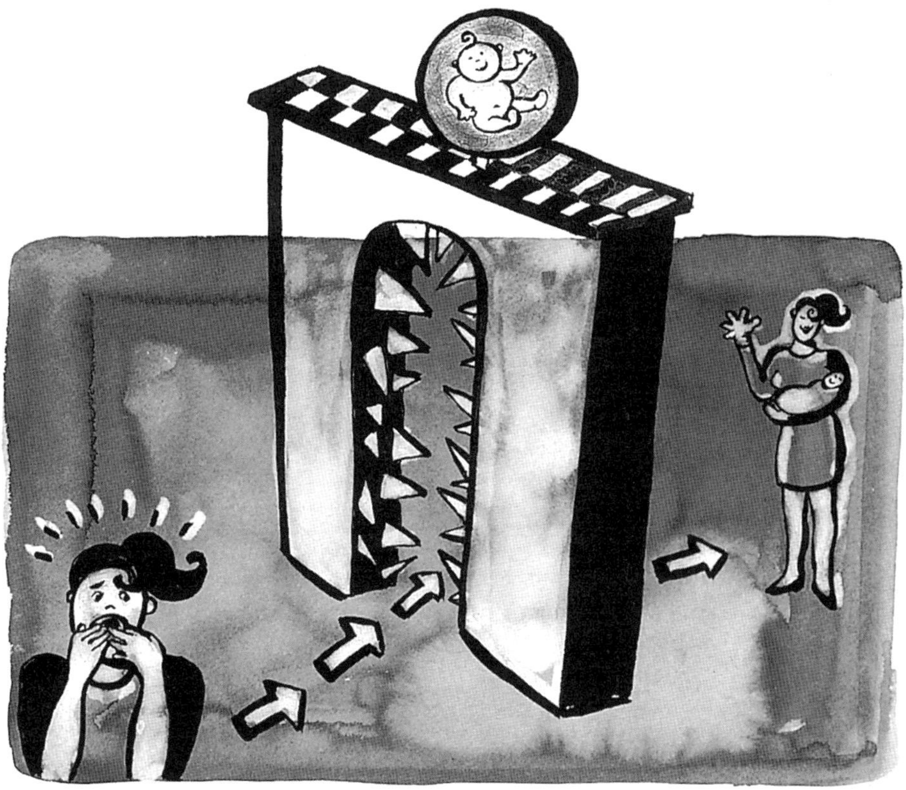

El dolor es un umbral que hay que cruzar.

Cruzar el umbral del dolor

Volvamos otra vez al dolor en un parto normal. Cuando el parto ya ha finalizado, el dolor se ve a menudo sustituido por sentimientos apabullantes de alivio y ternura. El dolor durante el parto ha arrancado todas las máscaras, ha hecho derrumbar el caparazón protector. La mujer se ha vuelto sumamente vulnerable, abierta y pura. No se ha preocupado por las normas y conveniencias sociales, por ser cortés y comportarse como es debido. La mujer ha tocado fondo, ha chillado, se ha desinhibido, se ha desgañitado pidiendo lo que necesitaba y rechazando lo que le estorbaba en este proceso natural y básico del parto. No había sitio para corazas psicológicas, ni para modales ni para fingimientos ni para hacer el papelito. No tenía fuerzas para invertirlas en esto porque estaba concentrada al máximo en encajar las contracciones en casa. Bajo esta serie de circunstancias, la mujer es muy sensible para con el bebé. El dolor es una especie de umbral que debe cruzarse para poder entrar en la maternidad, o una puerta a través de la cual el bebé llega al corazón de la madre. El dolor es una iniciación a la maternidad.
Al dejarse anestesiar el cuerpo, existe la posibilidad de perderse toda una serie de sentimientos elementales. Naturalmente, en algunos casos, es inevitable recurrir a la ayuda de los fármacos y éstos se aceptan con alegría. Pero elegir voluntariamente «quedarse fuera de combate de una inyección» sin motivos médicos no es una buena idea. Un parto con el dolor normal que le corresponde es para la mujer desde el punto emocional un acontecimiento muy distinto de un parto que se vive anestesiada de principio a fin.

- *Barbara: «Mi primer hijo se presentaba en posición podálica y, por lo tanto, tuve que dar a luz en el hospital por prescripción médica. El ginecólogo dejó que el embarazo continuara hasta la semana 42. Me practicaron una cesárea con anestesia epidural. Cuando me operaron, me colocaron una pantalla enfrente. Aparte de esto, todo fue bien. En la sala de parto reinaba un ambiente un tanto festivo y el bebé, una niña, nació afortunadamente sana. Antes del nacimiento pensamos que se llamaría Josephine, pero cuando me dijeron que era una niña, enseguida dije: "¡Oh, ésa es Pleun!". Así que la llamamos Pleun. Permanecí una semana hospitalizada. Lo peor de estar ingresada en el hospital es que las enfermeras siempre te dan la impresión de que ellas saben lo que le conviene más al bebé. Por ejemplo, ellas decidían cuándo debía mamar mi hija. Esto me hacía sentir insegura. Salí bien del hospital, pero al cabo de unas seis semanas, la cosa se torció. Los dos sucesos, una operación seria y el cambio de embarazada a madre, acabaron colisionando. No podía emocionalmente con todo esto. Todavía tenía la idea en mi cabeza de a ver cuándo nacerá el bebé. Y eso que ya había nacido hacía tiempo... Tenía la sensación de que me había saltado el parto. Era muy extraño, pero me sentía más unida al bebé durante el embarazo que cuando ya estaba en casa. Todo se me hacía cuesta arriba. El primer año me sentí bastante deprimida. Empecé a dudar de mí misma como madre.*
  »Cuando tuve a mi segunda hija ya me había preparado para otra cesárea porque también llegaba de pie. Por suerte, se dio la vuelta a tiempo y nació por la vía normal, aunque en el hospital. Cuando llegué al hospital, ya habían preparado una cama para mi marido, una lamparita y algo de té. Tengo muy buenos recuerdos, aunque sólo dilatara tres centímetros hasta las ocho y media de la mañana después de tener contracciones durante horas. Al final decidieron darme oxitocina y, entonces, sí que avanzó la dilatación.
  »Mi marido me dijo más tarde que parecía que estuviera bailando una danza primitiva. Estaba allí de pie, cogida a mi barriga

canturreando una especie de queja. Le dije: "¿Sabes qué te digo? Que esto duele mucho". En esos momentos no podía hacer nada más que concentrarme y nadie podía decir ni una palabra. Con ingenuidad pregunté si podía ir al váter. Esto quería decir ¡necesidad de empujar! ¡La dilatación era completa! Por desgracia las contracciones se debilitaron entonces y tuve que empujar mucho más para poder sacar al bebé por mis propias fuerzas. Perdí mucha sangre, casi un litro, pero la placenta salió enseguida. O sea que todo fue bien. Me hicieron la episiotomía, pero no me ha causado ninguna molestia. Al cabo de una semana volvía a estar como siempre y cinco semanas más tarde me fui a la playa con mis dos niñas... Esta vez no he tenido absolutamente ningún efecto secundario. Un parto así de natural con el dolor y todo es tal como la naturaleza lo ha planeado. De todas formas quiero añadir que la gente no se debería quejar tanto de que si la cesárea es tan mala o no y de que si es decepcionante, etc. Lo importante es que el bebé llegue bien, ¿no? ¡Si tuviera que dar a luz en la luna, también lo haría!».

El dolor es necesario para poder comprender

Llevar un hijo creciendo en el vientre es un misterio durante los nueve meses del embarazo. La embarazada sabe que es cierto, pero realmente no se lo acaba de creer hasta que ve con sus propios ojos a su hijo en brazos. ¿Cuántas veces no han oído las comadronas cinco minutos antes del parto (sobre todo cuando se trata del primer hijo) comentarios tales como: «Si ahora sale un conejo, también me lo creo». Es realmente un fenómeno incomprensible, un milagro que un nuevo y completo ser crezca en las entrañas. ¿De dónde viene? ¿Quién y qué determina su propio y único carácter? Incluso si se cree en un Dios Todopoderoso que lo ha creado todo, sigue siendo difícil de comprender. Como comadronas hemos tenido tiempo de sobras para meditar y filosofar sobre este tema durante los cientos de partos que hemos atendido, y hemos observado a las mujeres que se encuentran en esta misteriosa situación. Algunas mujeres tienen ataques de pánico durante el parto porque se trata de una situación abrumadora. Es como si pudieras «mirar por encima del borde de la vida», pero entonces llega otra contracción que te devuelve a la realidad de este mundo. El bebé quiere salir y la parturienta debe empujar y defecar ordinariamente como si fuera una gallina que pone un huevo. Todas las piezas emocionales del puzzle encuentran su sitio tan pronto como el dolor desaparece y se transforma en una felicidad eufórica. El bebé es inmediatamente imprescindible, como si toda la vida hubiera estado presente. Se diría que, con el efecto purificador del parto, algo que es incomprensible y milagroso recobra una proporción humana e inteligible. Es un verdadero milagro presentado en forma de personita.

El dolor hace más fácil la despedida

Muchas mujeres cuentan a sus comadronas cómo se sienten apegadas a su estado de buena esperanza, a esa sensación tan íntima y cálida de llevar a un bebé en el vientre, a la familiar sensación de los movimientos del bebé, la sensación de que nunca se está sola. A algunas mujeres incluso les disgusta la idea de perder esta sensación, de tener que despedirse de ella. No obstante, muchas mujeres se cansan muchísimo en las últimas semanas del embarazo. El último trecho del camino es el más empinado y la mujer empieza a desear que llegue la hora de la verdad. El momento en que las contracciones empiezan, el bebé nace y el embarazo pertenece al pasado. Pero al mismo tiempo, a algunas mujeres les cuesta despedirse de su embarazo y tener que echar de menos esa indescriptible sensación en sus entrañas. Son sentimientos con dos caras que en las últimas semanas del embarazo pueden ocasionar bastantes problemas emocionales. Cuando por fin se llega al inicio del parto y las contracciones empiezan a doler mucho, el deseo de sacar al bebé afuera es cada vez más grande. De repente se convierte en una urgencia. Ya va siendo hora de que el bebé abandone a la madre y empiece a dar sus primeros pasos por la vida. El dolor físico desata un proceso psíquico de «separación». Dar a luz es un proceso de separación: es el primer paso de un largo proceso que irá desarrollándose de forma paulatina en los años siguientes. Es un proceso en el que el hijo que ha crecido en las entrañas irá separándose cada vez más para descubrir este ancho mundo. Se trata por lo tanto de una sucesión de despedidas, y una despedida duele siempre, a veces más, a veces menos.

- ***Mariël:*** *«Me acuerdo a la perfección de todo el parto.Tan sólo me he olvidado del dolor. Me acuerdo muy bien de todo lo que pensaba del dolor antes del parto, pero de la sensación del dolor en sí, no me acuerdo. No obstante, esa sensación, sin duda, la volvería a recordar inmediatamente si se volviera a repetir. Como el año pasado, cuando volví a dar a luz. A los tres meses sufrí un aborto espontáneo. Aunque como comadrona ya lo había vivido con regularidad, no tenía ni idea de que pudiera doler tanto. Tuve que sufrir muchas contracciones antes de que saliera el feto. Y entonces me acordé: exactamente igual que cuando di a luz y ¡lo volveré a hacer otra vez! Aunque fue un acontecimiento muy triste intenté ver la parte positiva. Las contracciones me habían ayudado a despedirme de este embarazo. El dolor físico hizo que viviera todo el proceso necesario para estar preparada para separarme. Al fin y al cabo, dar a luz es un proceso de separación también después de un fantástico embarazo de nueve meses. Es el primer paso de un largo proceso que irá desarrollándose de forma paulatina en los años siguientes: ir soltando poco a poco a ese hijo que ha crecido en tus entrañas. Y eso siempre duele. Y aquí estoy ahora, siete años después de que cortaran el cordón umbilical, despidiendo con lágrimas en los ojos a mi hija, que se va de excursión por primera vez. Tres días y no puedo ni llamarla. Ella se despide efusivamente con las manos, entusiasmada, y me manda un beso por los aires. Por unos instantes, me duele. Aunque voy a disfrutar enormemente de esos tres días libres, estaré contenta cuando regrese a casa sana y salva. Todo tiene dos caras, como también las tiene un parto. El nacimiento de un hijo es un gran acontecimiento, pero tampoco te lo regalan».*

Un monumento en el tiempo

Si se pudiera parir a un hijo sin notar nada y sin dificultad, así de paso, el nacimiento de un hijo no sería un acontecimiento grandioso. En el momento menos pensado, la mujer podría ponerse en cuclillas para empujar al bebé y después poder continuar como si nada con las tareas diarias. Incluso se podría olvidar al hijo... Una pesadilla que toda madre sueña alguna vez.
Un parto es un suceso tan grandioso que marca una línea en la vida de la mujer: un antes y un después del parto. Cero hijos y después un hijo, un hijo y después dos hijos, son pasos gigantes que se van dando en la vida. El parto significa literal y metafísicamente poner cada vez un nuevo huevo con dificultad. De esta forma, se recalca cada vez la importancia del nacimiento de un nuevo ser humano. Como si cada vez se alzara un monumento en el tiempo...

Después del dolor llega la vitalidad

Al finalizar el parto, la parturienta nota en algún momento que le fallan las fuerzas, pero

inmediatamente después, nota que la fuerza y la vitalidad vuelven a hacer acto de presencia y entonces puede con todo. Es un fenómeno milagroso. Normalmente se podría «barrer» y «tirar» a una persona después de un suceso tan agotador y doloroso.
No obstante, después de un parto sucede sorprendentemente todo lo contrario. A la parturienta no se le acaban las pilas. Después de dar a luz se siente en forma y sana como un roble y mentalmente está alerta y despejada. Esta metamorfosis provoca una reacción de euforia, una sensación de profunda y real satisfacción por el trabajo hecho a la perfección y por contar aún encima con plena energía después del parto. En nueve de diez casos, un parto revitaliza a la mujer. Una sensación realmente increíble e inolvidable...

22 Sobrellevar el dolor

El dolor no traumatiza a no ser que...

- *Riet: «Lo peor de todo fue que no me hacían caso. Yo quería tumbarme de lado porque así las contracciones no me dolían tanto. Pero la enfermera que se encargaba de mi parto me lo prohibió rotundamente. Era a principios de los años sesenta y, por aquel entonces, estas cosas todavía ocurrían. ¡Y tampoco podía salir de la cama! Tuve que permanecer tumbada sobre la espalda con las piernas abiertas mientras sufría contracciones durante horas. El dolor en esa posición se hacía insoportable. Tan pronto como la enfermera desaparecía dos segundos, me tumbaba de lado, pero si lo veía se enfadaba y me ordenaba que me volviera a poner sobre la espalda. Lo encontré humillante, un martirio. Me causó muchas molestias después del parto. Los siguientes partos fueron en casa. Como mínimo allí pude hacer lo que quise y el dolor fue más soportable».*

Generalmente, el dolor del parto nunca traumatiza siempre y cuando se atienda a la parturienta con respeto. Tal como hemos dicho con anterioridad, este tipo de dolor tiene una función señalizadora, pero no causa daños permanentes. Muchas veces las mujeres se exclaman durante las contracciones: «¡Una vez y nunca más!», mientras que una hora más tarde aseguran alegremente que no fue tan horrible como habían imaginado. Hay mujeres que cuando dan a luz comparan las contracciones del parto con un martirio, pero después del mismo lo desmienten. Dar a luz, por más dolor que cause, no deja de ser un acontecimiento totalmente humano, no daña ni el cuerpo ni la mente. Además, lo más importante es que no se trata de un dolor infligido por otros. La naturaleza sigue su curso. El cuerpo de la mujer determina qué tiene que suceder y, por esta razón, la parturienta no guarda rencor alguno. Todo lo contrario, este dolor puede ser enriquecedor si la mujer sabe sobrellevarlo. La única condición es que se la respete durante el parto; esto quiere decir que ella esté segura de que tiene la última palabra sobre todo lo que le está sucediendo. Quiere decir también que pueda confiar en la comadrona y el ginecólogo sin olvidar la institución obstétrica donde prestan sus servicios. Cuando estos requisitos se cumplen, entonces el parto es uno de los acontecimientos de la vida más poderosos que una mujer puede vivir. La mujer se convierte en madre y la maternidad se la ha ganado a pulso. Ella ha vivido impávidamente un proceso que no sabía cómo terminaría. Lo importante después del parto es tener la sensación de que se ha hecho todo lo posible, que se ha atrevido a todo en pos del bebé y de ella misma. No es cuestión de rendir al máximo, sino de participar. Si el parto termina en cesárea porque es necesario, la mujer debe

sentir que lo ha conseguido igualmente aunque haya tenido miedo, se haya sentido insegura o haya dudado si lo conseguiría o no. Esta entrega y la aceptación de este reto producen una increíble sensación de poder y orgullo. Refuerza el sentimiento de confianza e independencia tanto física como mentalmente. Se puede decir que a un nivel más «profundo» el parto tiene un poder emancipatorio.
La comadrona holandesa ejerce una influencia emancipadora sobre la parturienta porque todo el sistema holandés de obstetricia está basado en permitir al máximo que la mujer funcione de forma autónoma. La mujer adquiere confianza a nivel existencial. Es una fuerza, un tradición que se transmite de madre a hija. Esta emancipación estructural de las mujeres es única en el mundo occidental.
Lo irónico del caso es que esto es justo lo contrario de lo que las feministas norteamericanas defendían a principios de este siglo.

- *Judith: «Toda mi vida he defendido el feminismo y mi propia emancipación. Esto se debe al papel de mi madre. Mi madre tuvo ocho hijos y tuvo que dejar de trabajar cuando se casó con mi padre. Era maestra y le hubiera gustado seguir trabajando. Cuando mi hermana y yo fuimos a la universidad, mi madre participó activamente en la segunda ola del feminismo. Nos acompañaba con entusiasmo a las manifestaciones. ¡A mi padre no le gustaba en absoluto!*
  »Durante mucho tiempo me opuse a la maternidad. La maternidad era la culpable de nuestras desventajas sociales. Mi madre nos había transmitido este sentimiento inconscientemente. Todas mis hermanas y yo hemos conseguido una posición relevante en la sociedad. Al principio, ninguna de nosotras quería hijos. Conseguí un ascenso y con ello me infiltré en el mundo de los hombres. A los treinta y siete me quedé embarazada por sorpresa. Mi marido saltó de alegría pero, si hubiera sido por mí, lo hubiera evitado desde un principio. El parto fue para mí una revelación. Se me hacía cuesta arriba e ignoraba que también podría sacar algo positivo de ello. Es más, pensaba que era de idiotas tener que "sufrir" a finales del siglo XX *para tener un hijo. Mi comadrona se mostró muy sincera conmigo. Me dijo que me darían analgésicos para aliviar el dolor si al final ya no podía realmente más y yo, por mi parte, le prometí que lo probaría primero sin epidural. Sorprendentemente, debo decir que la experiencia del parto fue muy positiva. En el momento del parto mismo, lo encontré a ratos muy difícil, pero la comadrona me apoyó muchísimo con sus conocimientos. Lo que más me sorprendió de todo fue la enorme sensación de confianza en mí misma que me ha quedado después del parto. Es difícil de explicar. Te puedes emancipar de varias maneras. A mí me ascendieron en mi trabajo, he demostrado a la sociedad de lo que soy capaz y empuño el cetro en la universidad, pero por dentro no dejaba de roerme una sensación de inseguridad. Me he fortalecido a nivel humano gracias a este parto. El que yo sola pudiera realizar tal tarea, me llena de orgullo y confianza en mí misma. Me ha fortalecido. Ha hecho que tenga más confianza en mí misma tanto como madre de mi hijo como, asimismo, mujer de mi marido.*
  »Curiosamente, el efecto también se ha hecho notar en mi trabajo en la universidad. El resultado es una intensa combinación de tolerancia y autoafirmación».

- *Liesbeth: «Gracias al parto, ahora tengo más confianza en mí misma. Antes era bastante tímida y no podía con el tratamiento que recibía de mi jefe. Trabajaba de camarera y, si había mucho trabajo, mi jefe la tomaba conmigo. Esto a veces no me dejaba dormir. No obstante, no podía dejar mi empleo porque temía que no encontraría otro. Me puse muy contenta cuando por fin empezó la baja por maternidad. Entonces, ya no me sentía estresada por el trabajo, pero continuaba sin dormir porque el parto se me hacía cuesta arriba. No me podía imaginar cómo iba a soportar el dolor.*

»Cuando las contracciones ya estaban instauradas, llegó la comadrona. Se quedó sentada en la sala mientras yo recibía las contracciones en la ducha. Me sentí más tranquila al saber que ya no se iba a marchar. Dos horas más tarde, el dolor se me hizo insoportable y le pedí analgesia. La comadrona realizó un examen vaginal y me dijo que ya estaba dilatada de ocho centímetros. "¡Pero si ya casi estás al final!", me dijo. Esto me dio ánimos para seguir adelante. Tres cuartos de hora más tarde, empecé a tener necesidad de empujar y después de estar empujando una hora ya tenía a mi pequeña Remy en mis brazos. Estaba loca de alegría y me sentía muy orgullosa. Después del parto me sentí muy bien. No tuve problemas con la lactancia materna y mi hija es un angelito. Al final me atreví a hacer lo que quería desde hacía bastante tiempo: dejar mi empleo y cursar estudios para ser esteticista. Ahora ya tengo mi propio negocio en casa y todo marcha bien. Gracias a la maternidad he conseguido tener más confianza en mí misma. Salí fortalecida del parto».

- ***Beatrijs:** «Era hacia finales de los años setenta y acababa de sacarme el diploma de comadrona cuando atendí el parto de Eleonora. Eleonora era bailarina y actuaba en el Ballet Nacional. No tenía miedo del parto. Quería dar a luz en casa y hasta el último momento estuvo ocupadísima trajinando por todas partes. Hacia finales del embarazo le subió la presión y, por lo tanto, tuvo que dar a luz en el hospital por prescripción médica. Como nos conocíamos personalmente, me pidió si podía estar presente en el parto. Una vez en el hospital, cuando empezó el trabajo de parto, las contracciones fueron muy fuertes desde un principio. Fue como una tormenta de contracciones. Eleonora las iba soportando muy calladita y tumbada de lado. Eran tan dolorosas que no soportaba a nadie en la sala de partos. Todo ruido, respiro o tos le parecían insoportables y la desconcentraban. Estando sola era como soportaba mejor el dolor. Incluso nos pidió a mí y a su marido que esperásemos en el pasillo con la puerta entornada para estar en contacto. De vez en cuando entraba de puntillas para controlar los latidos del bebé. Todo iba a la perfección, pero era una tarea muy pesada. Al cabo de cuatro horas, empezó la necesidad de empujar y quince minutos más tarde comprobé que los latidos del bebé no reaccionaban bien. El bebé había defecado en el líquido amniótico. Llamé al ginecólogo, que se encontraba trabajando en otra sala. Era urgente y decidió realizar el parto con fórceps. Las enfermeras lo prepararon todo. Una vez colocado el fórceps en la cabeza del bebé, Eleonora animaba al ginecólogo cuando llegaba una contracción. Era increíble. Decía: "Venga chicos. ¡Atención! ¿Estáis preparados? Aquí llega otra contracción. ¡Tirad mientras empujo!". A continuación empujaba con todas sus fuerzas. En la siguiente contracción, los latidos continuaban siendo preocupantes y todos sabíamos que la situación era crítica. El ginecólogo me pidió si podía apretar encima del vientre de la madre, contra las nalgas del bebé para agilizar la expulsión. En la siguiente contracción, se le iba a practicar la episiotomía y dos enfermeras ya estaban preparadas con oxígeno. Cuando se presentó la segunda contracción Eleonora gritó: "¡Haced lo que sea, tiene que salir ya!". Después de decir esto, volvió a apretar muy fuerte. Y sí señor, con la siguiente contracción salió finalmente la cabeza y, ¡flop!, el bebé nació. Eleonora gritó inmediatamente: "¡Ya ha salido! ¡Gracias a todos!". El bebé lloró enseguida. ¡Fue un momento maravilloso! Salió completamente manchado por las heces negras pero no necesitó oxígeno. Eleonora cogió al bebé en* *brazos y estaba la mar de contenta. Salí de la sala de partos, me rasqué la cabeza pensativa y dije asombrada por mi inexperiencia: "¡Dios mío, qué carnicería! ¡Qué horror! Tener que parir así...". Necesité algo de tiempo para recuperarme y después de tomarme un café, regresé donde estaba Eleonora. La encontré radiante en la cama y me dijo: "Ésta es la experiencia más bonita de mi vida. ¡Qué momento tan maravilloso! ¡Soy tan feliz!". Se sentía la reina del mundo. Más tarde, cuando me dirigía a casa en coche, yo, comadrona novata, comprendí finalmente de qué se trata realmente un parto. El secreto de este parto era que Eleonora hizo todo lo posible para parir de forma sana y segura a su hijo. Había luchado como una leona para que fuera así. Muchos años más tarde me contó que ese parto supuso un cambio en su vida. Todo fue distinto después de ese memorable acontecimiento. Lo que nunca se había imaginado ocurrió: después fue mejor bailarina. Sabía a ciencia cierta que, gracias a la experiencia del parto, había adquirido una nueva dimensión de confianza en sí misma que había repercutido en todos los aspectos de su vida».*

No hace falta hacerse la heroína

Nadie tiene totalmente bajo control la forma en que transcurre un parto. Es cuestión de esperar y ver qué es lo que la naturaleza nos depara. Por más que la parturienta se esfuerce, el parto puede acabar en cesárea o con la aplicación del fórceps o la ventosa. En este caso no queda más que resignarse. Por otra parte, la mujer no debe considerarse una «debilucha» por necesitar algún metodo para paliar el dolor. Nadie exige a la parturienta que se haga la heroína. Por lo tanto, la parturienta tampoco se lo debe exigir a sí misma. Si la mujer se convence de entrada de que debe ser fuerte y conseguir parir sin analgésicos, puede ser que se sienta después una fracasada y esto no sería justo, ya que en un parto nunca hay fracasos. Cada mujer hace lo que está dentro de sus posibilidades y el curso de la naturaleza es el que determina cómo termina el parto.

La expectación ante el parto

Lo mejor y al mismo tiempo lo más difícil es no imaginarse de antemano cómo va a ser el parto. La mujer no puede prepararse de ninguna manera para el dolor y el parto. Dar a luz significa improvisar en el momento. Es cuestión de esperar y ver cómo es el desenlace. Las futuras madres, debido a su inseguridad, son con frecuencia propensas a imaginarse con antelación cómo será el parto. Generalmente suelen tener formada «una imagen del parto ideal»: un parto en casa, normal y sin problemas. Estas mujeres creen estar bien preparadas hasta el último detalle para enfrentarse al parto y al dolor. Si el parto no transcurre como era de esperar y se debe acudir al hospital, la puérpera se siente a menudo decepcionada e incluso enfadada porque sus grandes esperanzas y sus fantasías no se han cumplido. Puede darse el caso de que el parto en casa no sea posible o que se idealice el efecto de los métodos para aliviar el dolor. Esta actitud resentida puede volverse contra otras puérperas con las que comparte habitación y que hayan vivido el parto como una experiencia positiva. Algunas veces, la puérpera reacciona con agresividad frente a la comadrona por haber pintado la situación de color de rosa. Algunas veces también se reacciona contra el sistema obstétrico de este país porque hace del parto en casa su bandera.

- *Un columnista del periódico* NRC-Handelsblad *del 3 de agosto de 1994: «¡Es asombroso que duela tanto y no se diga casi nada sobre el tema! Una sociedad tan cómoda y solícita y que no haga nada por remediar este dolor. Callarse enseguida es la mejor prueba de la condescendencia femenina. Parece que no puede ser de otra manera. En todos los demás países comparables al nuestro, se realizan con mucha más frecuencia partos indoloros con anestesia epidural. Este método no es peligroso, todos los hospitales respetables disponen de él y también se usa en operaciones de cadera y del abdomen. Pero para partos, ni pensarlo. Esto se debe a la niebla moralista que se cierne sobre la tradición obstétrica holandesa. "La maldición de Eva": incluso las feministas están en contra de luchar contra esta situación. Naturalmente no por convicciones religiosas, sino por hostilidad contra la tecnología, un sentimiento muy característico y popular entre los holandeses. En este país tenemos un gran bien: el parto en casa...etc.».*

- *Una periodista de la revista* Viva *escribió en 1994 un artículo sobre la "presión prenatal" basada en su propia experiencia: «Después de nueve meses comiendo salvado y bebiendo infusiones, deseas que llegue la gran fiesta: el parto. Te enteras por fin de cómo se siente todo: las contracciones, los pujos, la fuerza de la naturaleza. Sabes que duele, pero el dolor es inevitable. Iba a dar a luz en casa como corresponde a una madre moderna. En casa no me harían la episiotomía, el parto sería más rápido y además viviría un estado de euforia parecido al de los corredores de maratón. Incluso tendría mejores orgasmos después de un parto con éxito. Además, las fanáticas del parto en casa contaban tales historias de terror sobre el hospital que ni siquiera se me hubiera pasado por la cabeza dar a luz allí. Me imaginaba unos ginecólogos carniceros que me inyectaban hasta las orejas una porquería para acelerar las contracciones, me abrían en canal y me arrancaban al bebé. No, es mejor en casa, tan hogareño como la noche de San Nicolás y por lo menos tan holandés. Teníamos a mano los CD de música ambiental, pusimos cojines por todas partes, compramos tentempiés ligeros y fáciles de digerir, bajamos la potencia de las bombillas para crear un ambiente cálido y de penumbra, pusimos un rollo en la cámara fotográfica, un equipo para dar a luz en casa debajo de la cama y un botellín de agua mineral porque parece ser que las parturientas sienten náuseas al oír jadear a sus maridos, que, por cierto, también han ingerido un tentempié ligero y fácil de digerir. Cuando llegó el momento, no estábamos muy relajados. Después de una noche entera mirando el reloj, las galletitas saladas y el caldo me salían por las orejas. Tampoco tenía ganas de que me dieran un masaje y todavía menos tener que contorsionarme buscando posiciones exóticas. Tan sólo quería tumbarme en la cama, sola con mis pensamientos, esperando a que este horror terminara. Nada de formar una unidad con él, haciendo surf juntos sobre las olas del dolor. No, no disfrutaba con esta participación rítmica de mis funciones corporales. Sí que disfruté en cambio de la anestesia que me dieron en el hospital después de sufrir 26 horas de contracciones y del encantador y experto ginecólogo que hizo lo que yo quise, es decir, librarme del dolor y liberar a mi hijo».*

En 1983, Enid Bagnold escribió una hermosa y expresiva descripción del dolor del parto en su

SUGERENCIA

Intente al máximo no imaginarse cómo será el parto y tampoco cuál será su actuación en él. Tampoco debería convencerse de que su actitud hacia el parto es necesariamente la única correcta porque quizá no consiga lo que se haya imaginado y entonces el parto será una experiencia negativa. Si no se cumplen sus expectativas, intente aceptarlo. En todo caso no se haga ningún reproche. ¡La próxima vez irá mejor!

novela *The Squire*. Se trataba de su quinto parto. El dolor se describe de una manera tan asombrosa como pocas veces se ha hecho hasta ahora.

- *«I was never so free from fear. Normally, while I live, while I walk, while I talk, I can smell death like the scent in a handkerchief held to my nose. Now it's gone. No… No… This is the fifth birth, and I'm more collected, more ready to watch. I know every step. I know that from to-night I'm heading straight, with an impresario beside me. Like a boxer with his trainer. Nothing left to chance, nothing haphazard. Then when the moment comes, we gather together as for a race. The pace quickens, there is excitement, I have my central part to play –the monk and the nun, my attendents, my leaders, like a couple of archangels!*
"And you see", she went on, hitching one hip onto the low cobble-wall, "the first time is all panic. The second half-panic, but at the third and fourth times something began to dawn on me. I said, Is this really pain?"
»"But it is frightful, isn't it?"
»"Is this really pain", said the Squire impatiently, "or is it an extraordinary sensation?"
»"What's the difference?"
»"Pain is but a branch of sensation. Perhaps childbirth turns into pain only when it is fought and resisted? I'm aching, I'm restless, I can't tell you now. But there comes a time, after the first pains have passed, when you swim down a silver river running like a torrent, with the convulsive, corks-screw movements of a great fish, threshing from its neck to its tail. And if you can marry the movements, go with them, turn like a screw in the river and swim on, then the pain… becomes a flame which doesn't burn you." (…)
»Now the first twisting spate of pain began. Swim then, swim with it for your life. If you resist, horror and impediment! If you swim, not pain but sensation! Who knows the hart of pain, the silver, whistling hub of pain, the central bellows of childbirth which expels one being from another? (…) Keep abreast of it, rush together, you and violence which is also you! Wild movements, hallucinated swimming! Other things exist than pain!
It is hard to gauge pain. By her movements, by her exclamations she would have struck horror into anyone but her monk and her nun. She would have seemed tortured, tossing, crying, muttering, grunting. She was not unconscious but she had left external life. She was blind and deaf to world surface. Every sense she had was down in Earth to which she belonged, fighting to mantain a hold on the pain, to keep peace with it, not to take an ounce of will from her assent to its passage. It was as though the dark river rushed her to a glossy arch. A little more, a little more, a little longer. She was not in torture, she was in labour; she had been thus before and knew her way».

La traducción al español:

- *«Nunca me sentí tan libre de dolor. Normalmente, en mi vida diaria, mientras camino, mientras hablo, puedo oler el perfume de la muerte como la fragancia de un pañuelo contra mi nariz. Ahora la fragancia ya ha desaparecido. No… No… Ésta es la quinta vez que doy a luz y estoy más lúcida que nunca, mejor preparada para observar. Ya me sé todos los pasos. Sé que a partir de esta noche voy derecha hacia delante con un agente a mi lado como un boxeador con su entrenador. No se deja nada al azar, nada es fortuito. Cuando llega la hora, juntamos nuestras fuerzas para correr una carrera. El ritmo se acelera, hay emoción, yo soy el personaje principal; el fraile y la monja son mis asistentes, mis guías, ¡como una pareja de arcángeles!*
"Lo ves –prosiguió, alzando una cadera para sentarse sobre el muro de guijarros–, la primera vez no hay más que pánico. La segunda vez medio pánico, pero a la tercera y a la cuarta vez lo empecé a comprender. Me dije: ¿es esto realmente dolor?"

»"Pero es un dolor terrible, ¿no?"
»"¿Es esto realmente el dolor –dijo el terrateniente con impaciencia–, o se trata de una sensación extraordinaria?"
»"¿Cuál es la diferencia?"
»"El dolor es una ramificación de la sensación. ¿Quizás el nacimiento de un bebé es solamente doloroso cuando se combate y se resiste el dolor? No te lo puedo decir en este momento porque tengo dolores, estoy intranquila. Pero llega un momento, cuando los primeros dolores han cesado, cuando nadas en un río plateado torrencial con los movimientos convulsivos y espirales de un pez enorme cimbreándose de la cola a la cabeza. Y si te puedes casar con estos movimientos, formar parte de ellos, convertirte en una espiral y nadar con ellos, entonces el dolor... se convierte en una llama que no te quema." (...) Ahora llega serpenteando el primer torrente de dolor. Nada, nada para ponerte a salvo. Si te resistes ¡horror y problemas! ¡Si nadas no hay dolor sino sensación! ¿Quién conoce el corazón del dolor, el centro plateado y palpitante del dolor, ese fuelle que expulsa un ser del otro? (...) ¡Mantente al frente, corred juntas, tú y esa violencia que eres tú misma! ¡Movimientos salvajes de una natación alucinante! ¡Existen otras cosas aparte del dolor!
»Es difícil calibrar el dolor. Por la manera como se movía y chillaba, todos, excepto su monje y su monja, pensarían que sufría un dolor infernal. Parecía como si la torturaran, sacudiéndose, llorando, murmurando, gruñendo. No estaba inconsciente, pero había perdido el contacto con la vida exterior. Estaba ciega y sorda para esta vida terrenal. Todos los sentidos que poseía estaban allí abajo en la Tierra donde pertenecía, luchando para aferrarse al dolor, para mantener su ritmo, para cederle el paso con cada gramo de la fuerza de voluntad que poseía. Era como si el río oscuro la arrastrara hasta un arco resplandeciente. Un poco más, un poco más, un poco más lejos. No la estaban torturando, estaba de parto; no era nada nuevo para ella, ya sabía lo que le esperaba.»

Un trauma después del parto

Una razón para sentirse traumatizada después de dar a luz es cuando la mujer ha depositado una serie de esperanzas en el parto que después no se cumplen. Otra razón es la incompetencia del personal que atiende a la parturienta, que muchas veces resulta en una falta de atención, tiempo y empatía. Cuando la comunicación entre estas personas y la parturienta es deficiente, se pueden producir fallos de interpretación con facilidad. La puérpera tiene entonces la sensación de que no se le hizo caso en el parto y que el personal sanitario y los demás presentes llevaron el parto de cualquier manera. En consecuencia, la puérpera se siente impotente, sola y enfadada.

- *A continuación, la historia de Sylvia –médico y madre de dos hijos– que la revista* Elle *publicó en 1990: «Nunca me había preparado tan bien en la vida como para el parto de mi primer hijo y, sin embargo, las cosas no funcionaron como yo había imaginado. Había asistido muchos partos en el hospital, partos fáciles y partos difíciles, con complicaciones. Sabía a la perfección lo que podía pasar en cada momento. Había leído libros, había hablado del tema con mi marido y mis amigas y había seguido un curso de yoga para embarazadas. Esperaba con muchísima ilusión a mi hijo. Me sentía preparada. Un domingo por la mañana me desperté con contracciones. Nos marchamos al hospital, ilusionados, pero al cabo de dieciséis horas de espantosas contracciones, tan sólo había dilatado un centímetro. El ginecólogo que de vez en cuando venía a echar un vistazo, me dio algo de morfina que me dejó un poco atontada, pero el dolor no disminuyó. Las horas iban pasando y cuando alguien me decía para animarme: "¡Ya has conseguido otro centímetro!", yo pensaba: "¡Y un cuerno! Ya sé que podría ir más rápido". Al cabo de unas veinte horas, mis acompañantes desfallecieron. Tanto mi marido como mis amigas, que no se querían perder el parto, acabaron fritos en las sillas.*

Resumiendo un poco: se me acabó la paciencia después de veinticuatro horas de contracciones fuertes, a veces insoportables y tan sólo cuatro centímetros de dilatación. El ginecólogo sugirió una cesárea, pero a mí no me pareció bien. No me había pasado tantas horas de sufrimiento para después acabar siendo operada. Mandaron a mi marido y mis amigas a casa a dormir, yo me metí en la ducha y luego me pusieron una inyección.

»Todavía me acuerdo de todo por lo que debí pasar sola. La inyección no me alivió el dolor y solamente pude dormitar un poco entre contraccciones. Mi mundo se había reducido a un infierno de dolor. El ginecólogo me dijo después del parto, que llegó a durar 36 horas, que no entendía por qué había transcurrido de esta forma. Dijo que algunas veces se producía una salida adelantada: la parturienta cree que el parto ha empezado cuando en realidad no es así. "Les pasa a algunas mujeres", aseguró. No había nada que hacer. Después del parto me enfadé muchísimo porque no hicieron todo lo posible para calmar mi dolor con otros métodos. Me sentía ofendida y enfadada. ¿Por qué tendré este cuerpo? ¿Por qué tengo un útero que no quiere abrirse? ¿Por qué no pude hacerlo? Estos sentimientos no desaparecieron hasta un año más tarde, cuando volví a dar a luz. Esta vez decidí hacerlo de otra manera. Daría a luz en casa, en mi propio hogar sin un ginecólogo protector. Generalmente no se necesita ninguna intervención de ningún tipo cuando se tiene un segundo o tercer hijo y estaba convencida de que esta vez podría parir en casa sin problemas. Esta vez no me iba a dejar traicionar por mis acompañantes, mi cuerpo, los libros. Llevaría yo las riendas. Les di una serie de instrucciones a mi marido, mi hermana y mi cuñada, que querían estar presentes. Les dije: "Mirad, me parece muy bien que queráis estar en el parto, pero yo no soy un espectáculo público. Vosotros estáis aquí por mí. Tenedlo todo a punto, no temáis por mí, no os compadezcáis de mí, pero sobre todo aguantad hasta el final. Quedaos conmigo, miradme a los ojos y no me dejéis sola". La comadrona también hizo lo que yo quería y no hirió mi dignidad. Así pude traer a mi hija al mundo, en un ambiente relajado, hablando y haciendo bromas. Naturalmente que esta vez volvió a doler, pero el dolor fue distinto, más soportable. El hecho de que yo pudiera ser la directora de mi propio parto hizo que esta vez no fuera una pesadilla, sino un acontecimiento fantástico».

La Fundación Cochrane, que investiga las prácticas médicas, concluye tras un amplio estudio que la satisfacción personal de la mujer que ha tenido a su hijo en casa es mayor que la de la mujer que opta por el parto hospitalario, gracias a la continuidad de la asistencia (cuenta con una misma persona cualificada durante todo el proceso), la familiaridad y el propio control del proceso. Otro dato importante que reflejó este estudio es que no se hallaron pruebas de que el parto hospitalario fuera mucho más seguro que el parto en casa.

SUGERENCIA

Establecer un contacto óptimo e intenso con la persona que atiende el parto evita sufrir experiencias traumatizantes. Si la asistencia durante el parto es buena, se puede evitar a menudo el uso de métodos para paliar el dolor. Si de todas formas resulta inevitable, la elección de un método y el momento en que debe aplicarse es más fácil cuando se tiene una buena relación con la persona que atiende el parto.

La parturienta es también muy vulnerable

El proceso del parto se desarrolla de forma óptima cuando la mujer «se abre» tanto física como mentalmente. El dolor convierte a la mujer en un ser abierto mentalmente y vulnerable. El dolor destruye la coraza y el mecanismo de defensa de la persona. La parturienta debe tener confianza plena en el ginecólogo y la comadrona para dejarlos hurgar en el punto más íntimo de la mujer cuando realizan exámenes vaginales. En esos momentos, la mujer está ocupada con sus contracciones y por esta razón debe poder confiar a ciegas en el ginecólogo o la comadrona. En el parto, también debe ponerse en manos de su experiencia, su dedicación y su capacidad de emitir juicios. Este tipo de relación crea un cierto grado de dependencia y la mujer se siente más vulnerable si no es tratada de forma amable y atenta en el parto. En este sentido, todos los profesionales que se dedican a la obstetricia contraen una gran responsabilidad. La parturienta espera que tanto la comadrona como el ginecólogo no abusen de su posición y su poder. También espera que la comadrona sea amable, que salte de la cama inmediatamente cuando la llame y que le dedique todo el tiempo. Y finalmente, también espera que el ginecólogo respete sus deseos y que aparte de interesarse por su barriga y sus bajos, también se muestre interesado en ella como persona. Pero los humanos son humanos y en todas partes se cometen a veces errores.

- *Beatrijs: «Rineke se volvió a presentar en nuestra consulta cuatro años después de tener su primer hijo. Cuando le pregunté cómo le fue el primer parto, no pudo evitar ponerse a llorar. Le hubiera gustado mucho dar a luz en casa, pero poco antes de que tuviera ganas de empujar, se rompió la bolsa de las aguas, el bebé defecó en el líquido amniótico y tuvo que irse al hospital. Se marchó al hospital junto con su comadrona. Allí aplicaron un electrodo en la cabeza del bebé para poder controlar los latidos del corazón. Entró un médico auxiliar. Le dio la mano sin mirarla a los ojos. "Estaba claro que tenía prisa –me dijo Rineke–. Antes de darme cuenta ya tenía puestos los guantes para realizar un examen vaginal. Y justo cuando me vino una contracción, me metió la mano, sin pedirme permiso. Chillé y dije que tenía que esperar, pero creyó que me estaba portando como una chiquilla y sin hacerme caso continuó 'revolviendo' allí dentro. Me daba la impresión de que estaba tardando demasiado y le chillé que sacara la mano. Emocionalmente me hice añicos en esos momentos. Estuve ausente del resto del parto. Al final, el parto fue con la aplicación de la ventosa y yo ya no me enteré de nada. Más tarde la comadrona me explicó que en aquellos momentos se habían estado llevando a cabo cuatro partos más al mismo tiempo. El ginecólogo me lo hubiera podido decir mientras me examinaba. Después del parto me invadieron las mismas emociones que cuando fui víctima de incesto. Perdí por completo la confianza en mis semejantes. Fue como echar sal en una herida y luego tuve depresiones. De hecho todavía no lo he superado."».*

- *Marianne: «Me sentí realmente ultrajada por mi comadrona en el parto. Ya llevaba más de ocho horas de contracciones con mi marido a solas cuando la llamé. Con tan sólo llegar, ya soltó que seguramente no era "nada" y eso que todavía no había oído lo que tenía que decirle. Cuando llegó se mostró más interesada por nuestro nuevo sofá que por mí. Resulta que se quería comprar uno nuevo. Después de examinarme me dijo que tan sólo estaba dilatada dos centímetros y que ya me podía preparar para unas doce horas más de contracciones, pero entonces "las de verdad". Me dijo sin tacto alguno que lo de ahora no era nada. Después se largó enseguida. Me sentí completamente decepcionada con su visita relámpago. No me prestó atención ni me dedicó tiempo, y esto me hizo sentir muy insegura. Parecía una bruja espantosa que sólo hubiera venido para echarme el mal de ojo. Me sentía a la deriva, sobre todo porque me hizo sentir como si no lo estuviera haciendo bien. Me sentía de nuevo como una niña pequeña rechazada por su madre. Me sobrepuse después de llorar amargamente. Dos horas más tarde, me vinieron ganas de empujar. No me atrevía a llamarla porque dijo que iba a durar unas doce horas. Tenía ganas de defecar y me pasé una hora sentada en el váter sin conseguir nada. Dos horas más tarde, mi marido llamó finalmente a la comadrona. Vino inmediatamente y enseguida se mostró irritada porque no la había llamado antes. ¡Otra reprimenda como si fuera una niña mala! Otra vez, hizo sentirme como si no lo estuviera haciendo bien. Empecé a empujar y lo hice tan bien como pude. La comadrona no paraba de decirme que no lo hacía bien porque empujaba desde el cuello. Las contracciones se fueron debilitando y al cabo de una hora nos fuimos al hospital.*

»La comadrona dijo que tendrían que aplicarme la ventosa porque mis contracciones eran "una porquería". Esa palabra, "porquería", no la olvidaré nunca. Me hacía sentir que yo también era "porquería". En el hospital me esperaba un ginecólogo muy agradable. Me sonrió con amabilidad y me dijo que seguramente lo podría hacer yo sola porque ya había llegado muy lejos... Se sentó a mi lado y me preguntó cuántas horas llevaba ya y cómo habían sido los partos de mi madre. Me preguntó a qué me dedicaba y después de hablarle de mi trabajo como antropóloga, empezó a contarme historias sobre su trabajo en Ghana. Se quedó sentado haciéndonos compañía sin que perdiera el interés ni un solo instante. De repente, volví a sentir la imperiosa necesidad de empujar como antes en casa. El ginecólogo me dio ánimos junto con una chica jovencita que estudiaba para comadrona. Mi comadrona se había esfumado. A través de las enfermeras me hizo saber que la habían llamado para atender otro parto. Después de empujar un cuarto de hora, el ginecólogo me dijo si quería ponerme en cuclillas encima de la cama. No estaba cómoda, así que el ginecólogo mismo fue a buscar la silla de partos. En la silla todo fue rapidísimo. Nunca olvidaré esa cara tan amigable y ese acento tan divertido de Groningen del ginecólogo. Gracias a él pude traer a mi hijo al mundo. Y gracias a él volví a recuperar la confianza en mí misma. A la comadrona no quiero volver a verla nunca más. Una persona así no tiene ni idea del daño que está causando. ¡Qué falta de tacto! ¡Peor que mi madre! Una individua así es mejor que trabaje en un supermercado».

La metáfora del parto y del dolor

El parto puede considerarse como una metáfora del desarrollo personal que las personas efectúan a lo largo de la vida. En esta vida, entrar en crisis, crecer y sentir dolor van siempre juntos y son inseparables. Todas las pautas que son válidas para el parto también son válidas para todas las etapas difíciles del desarrollo humano personal. Perder a un hijo o al esposo, sufrir abusos en la juventud, un aborto espontáneo, tener un hijo minusválido o un hijo que nace muerto son situaciones que causan un profundo pesar en el alma y dolor en el cuerpo. Saber superar este dolor se podría comparar con saber sobrellevar el dolor normal de un parto. En el parto, la parturienta debe atreverse a dejar actuar al dolor, debe atreverse a sentirlo porque es una ayuda para liberar al hijo de las entrañas. Sentir pesar se parece a la necesidad de parir. Cuando se siente pesar también se sufre físicamente y la persona debe superar la pérdida por todos los medios para poder liberarse de ella y darle un lugar en su vida. Un amigo puede ayudarle a «hundirse» en el dolor y la etapa de duelo porque se necesita mucho coraje para hacerlo. Una vez ya se ha vivido esta etapa, el dolor no se vuelve más amargo, sino que se hace más soportable, más apaciguado. La persona sale de este trance enriquecida y fortalecida. Para completar la metáfora podemos decir que las personas que ayudan a otras a soportar y superar el dolor que se siente cuando se sufre un gran pesar tienen la misma función que una buena comadrona.

"Mil contracciones para mi hijo muerto"

Holanda es uno de los países con menor mortalidad perinatal. Aproximadamente nueve de cada mil niños mueren poco antes, durante o después del parto. Esta cifra está calculada a partir de las veinticuatro semanas de gestación, es decir, que también incluye los partos prematuros y los bebés que nacen con defectos congénitos. Aunque las probabilidades son pocas, la parturienta no debe descartar nunca esta posibilidad.
El pesar y el dolor que la madre vive es enorme cuando se pierde al bebé después de estar embarazada nueve meses, de haberse sentido tan unida al pequeño ser que da patadas en el vientre y de haber sufrido todos los cambios hormonales del embarazo. El padre no tiene la misma reacción física, pero naturalmente también sentía apego por el pequeño. Tener que despedirse del bebé resulta doloroso, pero es inevitable. La muerte y la vida son inseparables aunque la vida acabe justo de empezar. Algunos bebés no se salvan, por desgracia de sus padres. Es muy importante saber superar esta pérdida. Si los padres saben expresar su pesar, si no se ignora lo ocurrido o no se le quita importancia, si los padres saben apoyarse mutuamente y compartir sus sentimientos, entonces con el tiempo se puede superar la pérdida y darle al bebé un lugar en sus vidas para siempre. Cuando se da a luz a un bebé muerto en el útero materno, el dolor físico del parto puede servir para soltar el dolor del alma. Pero no todas las mujeres reaccionan igual. En este tipo de situaciones no se le niega nunca a una parturienta la aplicación de métodos para paliar el dolor.
Para superar la etapa del duelo sirven las mismas pautas que para el proceso del parto. La palabra clave es aceptar, dejarse llevar por el dolor y la pena. Es muy importante despedirse a conciencia del bebé, cogerlo en los brazos, mirarlo, estar un rato con él en la habitación y sacar fotos para poder mirarlas más tarde. Es esencial no evitar enfrentarse a la situación porque más tarde se arrepentiría. Es algo que no se puede dejar para más tarde.

- *Rita: «La noche anterior todavía fui a ver a la comadrona. Todo estaba bien. El bebé se movía bien y aún no estaba encajado. Tenía que llamar al ginecólogo por la mañana temprano porque al día siguiente ya se cumplían dos semanas que había salido de cuentas. Pero esa noche algo empezó a ir mal. Tuve unas contracciones falsas y algo de hemorragia y por la mañana empezaron las contracciones verdaderas. Llamé a la comadrona y enseguida me vino a ver. Primero escuchó con la trompetilla y luego con el fetoscopio. Vi reflejado en su cara que algo no marchaba bien. Estuvo diez minutos buscando los latidos del corazón pero no los encontró. Entonces me di cuenta de que no había notado el bebé en toda la noche. Fuimos al hospital para que me hicieran una ecografía. Se podía ver todo muy bien, la cabeza, los brazos y el corazón. Estaba totalmente quieto, ni un movimiento. Me vino una contracción y chillé. El dolor de la contracción no era nada comparado con el dolor desgarrante de mi corazón. Las patadas, las manos rascando, los saltos cuando tenía hipo… El bebé había sido parte de mí durante tanto tiempo, algo tan familiar. Ya me sentía su madre. Ahora, en cambio, esta despedida tan desgarradora antes de darle tiempo a nacer. Tuve miles de contracciones, una detrás de la otra por mi hijo muerto. No tuve tiempo para pensar, sólo tenía ese dolor tan abrasador. El ginecólogo me dijo si quería anestesia, pero yo la rechacé. No quería quedarme inmóvil con una inyección en mi cuerpo. Pegué unos bramidos desde lo más profundo de mi alma. Cada vez que gritaba de dolor con cada contracción, me libraba de mi pesar, así durante horas.*

»Al final, llegó la necesidad de empujar. No fue agradable tener que traer al mundo a mi hijo muerto. Expulsé a mi hijo con la fuerza de la desesperación. Un varón, precioso. El cordón umbilical estaba fuertemente enrollado a su cuello. Quizás esa fue la causa. Le pusimos de nombre Rubén. Lo cogimos en brazos cuando todavía estaba caliente.

El hecho de haber sufrido tanto dolor físico y de haber estado chillando, me ayudaron a despedirme bien de él. El parto fue una parte de mi duelo. El dolor de la pérdida se tradujo en el dolor de las contracciones.

Esto me ayudó a separame de mi hijo en todos los sentidos».

PARTO SEGURO

23

¿Cómo empieza el parto?

La rotura de la bolsa de las aguas

El 90 por ciento de los partos empieza con contracciones. El 10 por ciento restante empieza de otra manera: rompiéndose las membranas. En algunos casos es fácil saberlo porque de golpe se nota un abundante chorro de líquido entre las piernas y luego continúa produciéndose pérdida de líquido. Si no se puede «retener» como la orina, entonces no hay duda: se trata de la rotura de las membranas o bolsa de las aguas.

En algunos casos no está muy claro lo que sucede. El líquido que se pierde es tan escaso que no se sabe si se trata de flujo vaginal, orina o líquido amniótico. En este caso puede tratarse de un pequeño desgarro en las membranas. Para saber con exactitud si se ha producido la rotura de la bolsa, lo mejor es usar una compresa (sin perfume) para que absorba el líquido y llamar, de día, a su comadrona, en caso de que usted esté bajo control de una comadrona que asiste partos en casa. Ella acude a la casa de la embarazada cuando dispone de tiempo y comprueba si se trata de líquido amniótico oliendo la compresa (!). El olor es la característica más importante que permite discernir si se trata de líquido amniótico o no. Este líquido tiene un olor dulzón e insípido parecido al semen. La orina, en cambio, tiene un característico olor agrio y el flujo vaginal un olor algo ácido.

Si después de este examen olfativo de la comadrona todavía existen dudas, entonces se puede realizar el llamado test del helecho. Se analiza el líquido en el microscopio y si cuando se seca deja un rastro parecido al de la forma de una hoja de helecho es que se trata de líquido amniótico.

El color del líquido amniótico también tiene importancia, aparte del olor. Este líquido tiene un ligero color rosáceo o bien es como agua a la que se le ha añadido una gota de leche. Puede que contenga algunos copos flotando: se trata del *vérnix* o grasa de la piel del bebé. Si el líquido es verde o marrón-verdoso significa que el bebé ha defecado en el líquido. Este caso se debe comunicar inmediatamente a la comadrona aunque sea de noche. La comadrona acude enseguida a casa de la embarazada para controlar el ritmo cardiaco del bebé y si hace falta la manda al hospital. Este tema se ha tratado en el capítulo 19 en el apartado: Meconio en el líquido amniótico.

Si usted va a dar a luz en el hospital, debe dirigirse al centro médico en cuanto pierda líquido amniótico.

Una característica del líquido amniótico cuando se rompe la bolsa de las aguas es que no deja de chorrear. Esto es debido a que el líquido amniótico no deja de producirse (incluso cuando ya se ha roto la bolsa de las aguas) y, por lo tanto, se va perdiendo de forma constante la nueva producción. Hay gente que

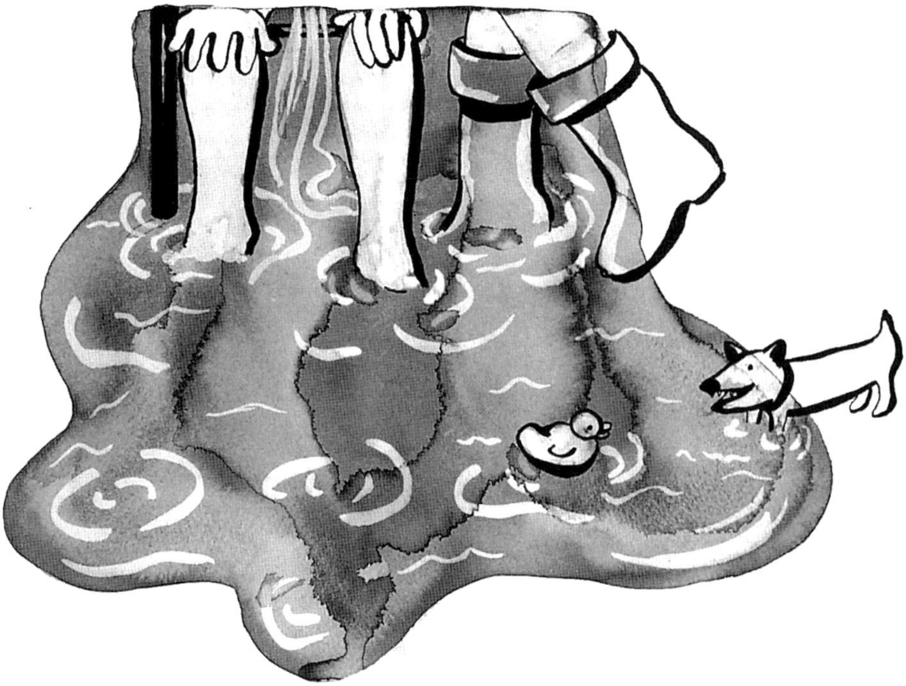

La bolsa de las aguas suele romperse por la noche.

SUGERENCIAS

Si en el último control prenatal, la cabeza del bebé aún no estaba encajada y usted acaba de romper aguas, debe llamar inmediatamente a la comadrona, aunque sea de noche (o acudir al hospital, si opta por el parto hospitalario). A continuación, debe acostarse en la cama y esperar a que la comadrona llegue porque, a veces, el cordón umbilical, arrastrado por el líquido amniótico, puede salir a la vagina. La comadrona realizará un examen externo y controlará el ritmo cardiaco del bebé.

Aunque no siempre es indispensable comunicarle inmediatamente a la comadrona la rotura de la bolsa de las aguas cuando esto sucede por la noche, sí que debe llamarla a la mañana siguiente para informarle de lo sucedido o acudir al hospital.

cree que el bebé «se quedará seco» pero esto es imposible. La cabeza del bebé tapona la boca del cuello uterino bastante bien y dentro del útero se forma una balsa de líquido.
Una vez que se ha roto la bolsa de las aguas, el útero pierde la protección que tenía del exterior. Existe, por consiguiente, la posibilidad de que las bacterias, que en circunstancias normales proliferan en la vagina, se desplacen hacia el útero, donde pueden infectar al bebé. Por esta razón, la vagina se convierte en zona prohibida después de la rotura de la bolsa:

no se deben mantener relaciones sexuales, no se debe palpar esa área e incluso la comadrona debe mostrarse muy cauta al realizar un examen interno para evitar que las bacterias se extiendan. Tampoco es conveniente darse un baño antes de que las contracciones sean muy fuertes porque el agua puede penetrar en la vagina y transportar las bacterias hasta el útero. Con tal de controlar si se produce una infección, es necesario tomar la temperatura (rectal) cada tres horas, y si sube a más de 37,5 °C avisar a la comadrona enseguida. También se debe informar a la comadrona si se sufren dolores abdominales o se tiene la sensación de tener fiebre.

Una vez que la bolsa de las aguas se ha roto se dispone de veinticuatro horas para dar a luz. Si se sobrepasa este límite se debe acudir al hospital. En el capítulo 19, en el apartado La rotura de la bolsa sin contracciones, encontrará más información sobre este tema.

La posibilidad de una infección no es el único motivo de preocupación cuando se rompen las membranas: también es importante averiguar si la cabeza del bebé está encajada. No existe ningún problema cuando se rompe la bolsa por la noche si en el último control prenatal se constató que la cabeza ya estaba encajada. En este caso, la parturienta puede esperar hasta la mañana siguiente para llamar a la comadrona.

La posibilidad de que la bolsa se rompa en el supermercado es mínima. Generalmente, la rotura se produce de noche o de madrugada. Si por casualidad sucediera a cualquier otra hora, no hay motivos para alarmarse. La parturienta debe irse a casa tranquilamente y llamar a la comadrona.

Hemorragias

El parto empieza algunas veces con una hemorragia. Esto es normal siempre y cuando la hemorragia sea ligera. Es una señal de que las membranas se están separando de la pared uterina y de que empieza a producirse el «borramiento» del cuello uterino (esto quiere decir que la boca del cuello uterino empieza a acortarse y a ablandarse).

SUGERENCIAS

Procure beber bastante cuando haya roto aguas. Cuando se ha roto la bolsa se continúa produciendo más líquido amniótico y, por lo tanto, el cuerpo pierde mucho líquido. Usted debe beber mucho para recuperar este líquido, de lo contrario pasará sed y al cabo de un tiempo no se sentirá bien.

Le aconsejamos darse una ducha cuando haya roto aguas. En la ducha no existe la posibilidad de que el agua entre en la vagina y, además, el efecto del agua caliente puede ayudar a que las contracciones se instauren.

Generalmente, en las últimas semanas del embarazo siempre se aconseja colocar un hule o plástico encima del colchón para evitar que se manche en caso de que se rompan las aguas. No obstante, el plástico puede darle calor y no dejarla dormir en estas últimas semanas. Así pues, le aconsejamos que use por la noche una toallita sanitaria o compresa. Esta compresa es suficiente para absorber el primer chorro porque cuando se produzca la rotura, usted se despertará, saltará de la cama y tomará otras medidas.

La hemorragia no es una pérdida normal cuando sea tan profusa que la compresa se empape con rápidez y la parturienta deba cambiarse constantemente. En este caso puede que exista algún problema y se debe llamar inmediatamente a la comadrona o acudir al hospital en caso de que usted opte por el parto medicalizado.

La hemorragia que precede al parto puede ser de un color rojo vivo, pero por regla general es un poco marronácea. A veces se pierde sangre mezclada con mucosidad. En otras ocasiones, lo que ocurre es que el líquido amniótico sale mezclado con algo de sangre y adquiere un tinte rosáceo. Esto también es normal.

24 ¿Cuándo se debe avisar a la comadrona cuando se da a luz en casa?

Siempre puede llamarla

Es bueno saber que a la comadrona siempre se la puede llamar si la parturienta está intranquila o necesita que la animen. Algunas veces basta con una llamada telefónica y, en otros casos, la comadrona misma le hará una visita. Siempre se puede pedir a la comadrona que acuda al hogar de la parturienta.
Generalmente no hay prisas y siempre hay tiempo suficiente para analizar la situación cuando se trata de un primer parto y, naturalmente, siempre y cuando la parturienta se sienta segura.
Cuando un parto empieza con contracciones, pueden pasar horas antes de que éstas sean tan fuertes que provoquen el inicio de la dilatación. Siempre y cuando las contracciones sean soportables, vale la pena quedarse todo el tiempo que sea posible en casa y encajar las contracciones sola o con la ayuda de su pareja. La principal ventaja es que en casa se consigue que el trabajo de parto progrese mejor. La parturienta puede sobrellevar mejor el dolor en la intimidad del propio hogar y las contracciones se instauran de forma óptima. Al cabo de unas horas se puede llamar a la comadrona y entonces existen muchas posibilidades de que el borramiento ya esté muy avanzado o de que incluso haya empezado la dilatación. Sin duda alguna esto anima a la parturienta y refuerza su confianza en sí misma. Nuestro consejo es, por lo tanto, no llamar inmediatamente a la comadrona cuando se trate de un primer parto siempre y cuando la parturienta se sienta segura. Pero naturalmente ¡siempre puede (y debe) llamar si cree que lo necesita!

La visita de la comadrona no es nunca en vano

Llega un momento en que después de haber esperado tranquilamente y de haber sufrido las primeras contracciones, la parturienta necesita que la comadrona acuda a su hogar. Es posible que después de unas horas de contracciones quiera que le confirme cómo se está desarrollando el trabajo de parto o simplemente que la apoye. La comadrona visita a la parturienta, realiza un examen vaginal y le da unos consejos para las próximas horas. Aunque la dilatación no haya empezado, la visita de la comadrona es siempre de gran utilidad: es como una baliza que indica la ruta que debe seguirse.
La comadrona se queda un tiempo en casa de la parturienta si está atravesando una fase difícil o, por el contrario, se marcha unas horas para regresar más tarde. Ella es quien decide qué es lo mejor para la mujer en esos momentos: quedarse y tranquilizarla con su presencia o dejarla tranquila a solas.
La parturienta puede requerir la presencia de

SUGERENCIA

Cuando llame a la comadrona, diga con toda claridad qué es lo que quiere. Si desea que acuda a su hogar, pídalo claramente.

la comadrona porque se da cuenta de que el trabajo de parto se ha acelerado considerablemente. Las contracciones se vuelven tan fuertes y se suceden con tal rapidez que, en este caso, debe valerse de todos los medios para poder soportarlas. La mujer no lo duda ni un instante: quiere que la comadrona acuda y no se marche más. En ambos casos –tanto si necesita una confirmación como si las contracciones se han instaurado con todas sus fuerzas– es el momento adecuado para avisar a la comadrona.

¿Cuándo hay que llamar en un segundo o tercer parto natural?

El momento en que debe llamar está mucho más claro la segunda o tercera vez. Por lo general, la dilatación es mucho más rápida e intensa. La parturienta ya tiene experiencia y por lo tanto ya sabe cómo transcurre el trabajo de parto y cuándo tiene que llamar a la comadrona (cuando las contracciones son muy intensas y llegan cada cinco a tres minutos). En un segundo parto, la bolsa de las aguas se puede romper de forma espontánea con una contracción. Por lo general, esto significa una aceleración de la dilatación. Se debe informar inmediatamente a la comadrona de este suceso.

Consúltelo con su comadrona

Los consejos que ofrecemos para cuándo hay que llamar a la comadrona son generales. La parturienta debe siempre consultar con su propia comadrona cuál es el mejor momento para ponerse en contacto con ella. La mayoría de estas profesionales aconseja llamar en el caso de un primer hijo cuando ya se lleva más de una hora con contracciones que duran más de un minuto y que se producen cada cinco a tres minutos. Siempre hay que tener en cuenta que la intensidad y la duración de las contracciones es más importante que la frecuencia. Las contracciones que se producen cada cinco minutos y que duran medio minuto generalmente no son muy enérgicas y en la mayoría de los casos no provocan dilatación. En cambio, las contracciones que llegan cada tres minutos y duran más de uno, sí que provocan dilatación. Por último, cuando las contracciones llegan a intervalos de un minuto y duran un minuto, significa que ya se ha producido una aceleración y que ya se ha llegado a la fase final del parto. No obstante, es conveniente no olvidar que no hay regla sin excepción. En caso de duda siempre es mejor dejarse llevar por el instinto y consultar a la comadrona.

Directrices generales para llamar a la comadrona

- –Cuando la parturienta quiere que se presente la comadrona.
- –Cuando se sufren contracciones, calambres y pérdidas de líquido o sangre antes de llegar a las 37 semanas de embarazo, es decir, más de tres semanas antes de la fecha prevista para el parto.
- –Cuando se ha roto la bolsa de las aguas y la cabeza del bebé no estaba todavía encajada en la última consulta prenatal.
- –Cuando se ha roto la bolsa y el líquido amniótico es verde.
- –Si de repente se pierde mucha sangre (chorrea como un grifo).

–Si siente la necesidad de empujar.
–Si necesita a la comadrona o está preocupada.

¿Cuándo no debe llamar?

Aunque la comadrona siempre está a disposición de las embarazadas, intenta adaptarse a un ritmo de vida normal respetando los horarios de día y de noche. Por lo tanto es mejor no molestarla innecesariamente en la noche cuando quiera notificarle algo que pueda esperar hasta la mañana siguiente. Los mensajes tipo: «Creo que ya ha empezado, pero no hace falta que vengas todavía» pueden esperar hasta el día siguiente. De todas formas, si la parturienta está preocupada siempre es aconsejable llamar.

Siempre se puede encontrar a la comadrona

Las comadronas deben estar disponibles día y noche. La mayoría dispone de un teléfono móvil e informa siempre a sus clientes dónde y cómo va a estar localizable.

Un letrero

Para una comadrona no hay nada más fastidioso que tener que deambular por las calles de noche porque no encuentra la casa adonde debe acudir. También es bastante incordiante si no se sabe a qué puerta se debe llamar. ¿Será el primer, el segundo o el tercer piso? Más de una vez, la comadrona despierta algún vecino en plena noche porque después de dudar mucho ha llamado al timbre equivocado. Si la parturienta vive en algún sitio difícil de localizar debería dibujarle un mapa a la comadrona en el último mes de las visitas prenatales. De esta forma, la comadrona puede seguir las indicaciones y encontrar en un lugar visible la dirección fácilmente cuando llegue el día del parto. Si en el panel de los timbres del edificio de los futuros padres no se indican los nombres de sus inquilinos, se debe procurar tener un letrero colocado con el nombre en un lugar visible para cuando llegue la comadrona. Con un trozo de esparadrapo con el nombre basta…

La comadrona va y viene

La parturienta no deja de ser el centro de atención de la comadrona a partir del momento en que se produce la primera llamada comunicando que el parto ya ha empezado. Esta atención no cesa hasta que se ha concluido el parto. Es bastante posible que la comadrona se marche del hogar de la parturienta durante un par de horas después de una primera visita y que regrese más tarde a una hora convenida o que quede con los futuros padres en una hora determinada para que ellos la vuelvan a llamar. La táctica que se sigue siempre depende de las circunstancias.
Si la comadrona no sabe nada de la parturienta durante un buen espacio de tiempo, entonces llama ella misma para interesarse por su situación. La comadrona no deja de pensar en la parturienta hasta que ésta da a luz.
Cada mujer es distinta y reacciona de una forma distinta. Lo que para una puede ser fuente de tranquilidad, para la otra puede ser

SUGERENCIA

Cuando llegue la hora del parto procure colocar un letrero con su nombre en la puerta de su casa o en el panel de los timbres de su edificio y consígale un mapa a su comadrona para que encuentre la dirección sin problemas.

motivo de preocupación o desasosiego. La comadrona, por lo tanto, debe saber colocarse en el lugar de la futura madre y debe también intentar que las hormonas de la parturienta entren en acción. Con su ayuda, las contracciones se fortalecen y ella se ocupa de que nadie ni nada moleste a la parturienta con tal de brindarle la oportunidad de un parto lo más rápido posible y sin complicaciones.
A continuación presentamos la historia de una americana que vino a dar a luz a Holanda:

- ***Beatrijs:*** *«Kim vino expresamente a Holanda para dar a luz "en casa" en el piso de su sobrina. Quería evitar –si era posible– la administración de analgésicos. Se sentía bastante insegura e incluso tenía algo de miedo porque todas sus hermanas, su madre y sus abuelas habían dado a luz anestesiadas y por eso no sabía si ella lo conseguiría o no. Astrid, la comadrona, y Kim quedaron en que el parto sería "a la holandesa", pero cuando llegó la hora de la verdad, Kim no lo veía nada claro. Llamó a la comadrona cuando tuvo la primera contracción y la impresión que le causó a la comadrona es que estaba asustadísima. Astrid le dio consejos para fortalecer las contracciones, le dio masajes en la espalda y le comunicó que la dejaba para regresar unas horas más tarde. Esto provocó en Kim más resistencia y más pánico. La idea de no tener en casa a una "profesional" le daba mucho miedo. De todas formas, Astrid decidió continuar con sus planes y se marchó después de haber calmado y animado a la parturienta. Kim se metió en la ducha protestando y refunfuñando. Al cabo de cuatro horas, el marido llamó para comunicar que las contracciones eran de golpe muy fuertes y Astrid se fue rápidamente a su casa. Kim ya había dilatado nueve centímetros y una hora más tarde nació su hija en casa. Al día siguiente Astrid se presentó en la casa para hablar con Kim sobre el parto y esta última dijo: "El hecho de que me dejaras sola unas horas fue crucial para la confianza en mí misma. Pensé: si hubiera algo que no marchara bien al cien por cien no me hubiera dejado aquí sola. Evidentemente esto es normal y lo puedo hacer yo sola. Yo misma me quedé sorprendida al recuperar la confianza en mí misma cuando me dejaste".».*

La llegada de la comadrona puede provocar, a veces, una ralentización temporal de las contracciones. En ocasiones las comadronas notan que, tan pronto como ellas llegan, las contracciones incluso desaparecen. Éste es un fenómeno totalmente normal, porque las contracciones pueden desaparecer temporalmente debido a la distracción o a la tensión que supone esperar el resultado del examen vaginal. Por regla general las contracciones se vuelven a instaurar al cabo de un tiempo, pero otras veces esto no sucede hasta que la comadrona se marcha.

- ***Beatrijs:*** *«Paula rompió con su novio durante el embarazo. Decidió seguir adelante y tener a su hijo sin el padre. El parto también. Una amiga suya quería acompañarla. Cuando me llamó por primera vez, todavía no había dilatado ni un centímetro. La amiga estaba muy nerviosa y Paula estaba desesperada. Me quedé con ella por espacio de dos horas y después de haberla tranquilizado, me volví a casa. No había pasado ni una hora cuando me volvió a llamar. Las contracciones eran ahora ya muy fuertes… Pero cuando llegué a su casa, el estado de la boca del útero no había cambiado en absoluto. Lo que necesitaba era paz interior y seguridad. Por eso decidí quedarme a dormir en su casa. Paula se quedó agradablemente sorprendida con mi idea. ¡A ella misma no se le hubiera ocurrido! Con la comadrona en casa ya podía estar tranquila. En el cuarto del bebé tenía una cama plegatín. Así que pude dormir un par de horas. Le di un par de consejos y me quedé dormida como un tronco tan pronto como puse la cabeza en* *la almohada. Cinco horas más tarde Paula me despertó entre dos contracciones. Era de madrugada y ya había dilatado bastante. Llamé a la enfermera de sobreparto y tres horas más tarde dio a luz a una hija a la que llamó Mette. Algunas veces me encuentro a Paula por la ciudad en bicicleta y entonces recordamos el parto. Uno de sus recuerdos más preciados del parto es que yo me quedara a dormir porque lo consideró un trato privilegiado. Ella "de parto" mientras la comadrona dormía como un lirón en la otra habitación... Fue en ese momento cuando se sintió lo suficientemente segura para entregarse a las contracciones».*

El examen vaginal

Al realizar un examen vaginal, la comadrona introduce dos dedos dentro de la vagina para palpar si la dilatación progresa, si ya se han roto las membranas y para determinar la posición de la cabeza del bebé y averiguar si ya desciende. Todos estos factores pueden ser importantes para el transcurso del parto y para la parturienta misma es bueno saber si el parto avanza. El examen interno también es necesario en el caso de que se tengan que romper las membranas de forma artificial.

La comadrona siempre espera el momento oportuno para realizar este examen interno con tal de no causar a la parturienta demasiadas molestias: por ejemplo, entre dos contracciones, y se detiene inmediatamente si llega otra contracción. Antes de realizar este examen vaginal, la comadrona también se asegura de que la parturienta esté preparada para esta prueba, es decir, que esté mentalizada antes de que la comadrona introduzca los dedos en la vagina. La comadrona le explica de antemano qué es lo que va a hacer y qué partes debe palpar. Después de esta prueba, informa a la parturienta de los hallazgos y discute con ella cuál es la situación.

El lenguaje corporal del parto

Una forma de averiguar cuántos centímetros de dilatación se han producido es por medio de un examen vaginal, pero otra manera es simplemente escuchando y viendo a la parturienta misma. El lenguaje corporal de una parturienta lo dice todo. La comadrona también puede averiguar el grado de dilatación con tan sólo oír la manera de hablar y el tono de voz de la parturienta. Una mujer que ha dilatado dos centímetros tiene un aspecto muy distinto de otra que ha dilatado ocho. Los factores que indican cuál es la situación son el color de la cara, el olor del líquido amniótico y la mirada. Pero naturalmente, algunas veces las cosas no son como parecen y la comadrona se puede equivocar.

- ***Beatrijs:*** *«Linda me llamó en plena noche. Sonaba como si no pasara nada. Primero quería mandar a su hijo mayor con la abuela y después ya estaría lista para dar a luz. Hacía ya algunas horas que tenía contracciones y me pidió si quería asomar la nariz para ver qué tal estaba. Media hora más tarde llegué a su casa y me encontré con una Linda totalmente calmada y maquillada. Estaba muy guapa con las uñas y los labios pintados. Respiraba todavía profundamente con cada contracción y yo creí que todavía podía durar horas. De todas formas, decidí hacer un examen vaginal para estar segura porque de vez en cuando parecía tener una contracción algo fuerte. Linda se tumbó en la cama para el examen. Me quedé sorprendida cuando vi que ya había dilatado nueve centímetros y enseguida tuvo necesidad de empujar. Con tan sólo tres pujos de nada expulsó a su hija mientras se encontraba en cuclillas apoyando la parte baja de la espalda contra el sofá. La placenta le siguió cinco minutos más tarde. En un dos por tres, lo tuvimos todo recogido y llegaron las primeras visitas, como si no hubiera pasado nada... El pintalabios, la laca de uñas y las* *pestañas postizas continuaban impecablemente en su lugar. ¡Pero ahora tenía una preciosa hija en sus brazos!».*

Cuando la comadrona se presenta en casa de la parturienta después de que su presencia haya sido requerida, siempre intenta calcular cuánto tiempo va a tardar el bebé en nacer. La parturienta y, de hecho, los demás acompañantes también quieren saberlo. La fuerza de las contracciones determina la velocidad de la dilatación. Otro factor importante es si se trata de un primer hijo o no. La comadrona puede describir en líneas generales cómo transcurrirá el parto, pero no puede concretar el momento en que nacerá el bebé. Una comadrona con experiencia puede calcular la hora aproximada, pero hay que tener en cuenta que cada parto y cada situación son distintos. ¡No hay nada tan sorprendente e imprevisible como el comportamiento del útero! Incluso la comadrona más experta puede equivocarse en sus predicciones.

La consulta compartida

Todas las comadronas trabajaban antes generalmente solas en una consulta. Estas mujeres trabajaban día y noche y prácticamente no tenían un solo día libre. Estaban casadas con su profesión, tenían poco tiempo para otras cosas y menos todavía para formar una familia. Actualmente, la mayoría de estas profesionales trabaja en grupo de dos, tres o incluso cuatro comadronas en una misma consulta. Este sistema les asegura poder llevar una vida «normal», poder irse de vacaciones e incluso tener hijos. La futura madre va conociendo a lo largo de su embarazo a todas las comadronas de la consulta y en el momento del parto es atendida por la profesional que se encuentre de turno. La ventaja de trabajar de esta forma es que la comadrona puede dedicarse plenamente a cada parto. A la mañana siguiente no tiene que levantarse pronto para acudir a la consulta, puede descansar y después ir a visitar a las puérperas para más tarde estar preparada para otro parto. Así, la parturienta tiene siempre una comadrona paciente y en forma a su disposición. Para la parturienta quizá resulta algo molesto tener que conocer a varias comadronas, pero no es un problema insuperable. Las comadronas están acostumbradas a hacerse cargo de estos temas íntimos «femeninos» y por lo tanto resulta muy fácil y rápido establecer un contacto humano basado en la confianza. El hielo es fácil de romper incluso cuando a la parturienta le toca dar a luz con una comadrona que no ha visto antes. Lo importante es que se trate de una persona agradable y que su forma de trabajo se ajuste a las directrices de la consulta donde la atienden.

La situación en España es diferente

Si usted ha decidido tener un parto natural, debe hablar con su comadrona o ginecólogo sobre cuándo llamarle y cómo ponerse en contacto con él o ella, sobre todo para el caso de que el parto se inicie durante la noche. Y si usted se ha decidido por el parto medicalizado, debe acudir al hospital cuando nota las primeras señales del parto, como la rotura de membranas o las contracciones. No es necesario apresurarse: el inicio del parto suele ser lento. Usted tendrá tiempo suficiente para aguantar las primeras

SUGERENCIA

Si usted cree que de repente el parto se acelera, déjese llevar por su propio instinto. No dude ni un segundo y llame a la comadrona.

contracciones en su propio hogar, mientras localiza a su marido, llama a una amiga y hace los últimos preparativos para su ingreso en el hospital. Recuerde que en casa se dilata mejor. Por lo tanto, si usted no está demasiado nerviosa, conviene aguantar un poco antes de acudir al hospital. Sólo si ha roto aguas y el líquido amniótico tiene un color marrón (o verde) o el bebé no está bien encajado, debe acercarse inmediatamente al hospital. Las comadronas autónomas que asisten partos en casa, no gozan de la misma situación laboral que sus colegas holandesas: muchas trabajan solas o compaginan su trabajo con otras actividades profesionales en la Seguridad Social. Esto tiene varias causas: su trabajo no está bien remunerado económicamente (la Seguridad Social no cubre sus servicios), por lo que la comadrona difícilmente puede vivir de su trabajo, ni cuenta con una situación legislativa segura: como el estamento médico en su mayoría no apoya al parto natural, la comadrona, que fiel a su filosofía se atreve a asistir el parto natural, es muy vulnerable en cuanto a posibles denuncias y prejuicios. Por ello el número de comadronas autónomas no es muy elevado, aunque en los últimos años se va incrementando. Algunas comadronas trabajan en equipo, lo cual es beneficioso, tanto para ellas como para sus clientes.

De todos modos, sea cual sea la situación de su comadrona, usted siempre puede estar segura de que ella estará disponible cuando su parto se inicie. ¡A ello se ha comprometido y no le fallará! Comente con ella detalladamente cuándo tiene que avisarla.

25 ¿Qué se debe tener en casa para dar a luz?

Con un periódico y un cordón...

En principio se necesitan pocas cosas para un parto. Entre las colegas holandesas se suele bromear diciendo que con un periódico y un cordón ya te apañas. Un periódico viejo para evitar que el suelo o la cama se manchen y un cordón para atar el cordón umbilical (naturalmente se hierve antes para esterilizarlo). Con esto tan sólo queremos decir que las comadronas siempre se salen airosas en los casos de emergencia. El hecho de no tener los enseres necesarios para a dar a luz en casa no es ninguna razón para no parir en casa.
Pero la comadrona naturalmente prefiere tener más instrumentos a su disposición, como por ejemplo un equipo para dar a luz en casa que contiene todo lo necesario para el parto y el posparto. Aconsejamos a todas las mujeres que adquieran un equipo de estas características tres semanas antes de la fecha prevista del parto, aunque tengan la intención de dar a luz en el hospital. Su contenido es muy útil tanto para la dilatación como para el puerperio. En Holanda, estos equipos se compran en la farmacia, pero también se puede comprar todo por separado. A continuación les sugerimos una lista.

¿Qué se necesita para el parto?

Un equipo para dar a luz contiene:

- –Una pinza o cordón para el cordón umbilical.
- –Dos protectores de colchón de guata absorbente.
- –Cuatro o cinco esterillas absorbentes (son algo más pequeñas que los protectores del colchón).
- –Un paquete de pañales de celulosa para bebé (para usar la parturienta como compresa) o dos paquetes de compresas normales.
- –Dos paquetes de gasas hidrófilas.
- –Un paquete de algodón.
- –Una botella de alcohol (70%).
- –Una botella de aceite protector para bebés.
- –Bolsas de basura.
- –Dos trozos de plástico para el suelo y para proteger el colchón.
- –Dos cubos.
- –Un barreño o un orinal.
- –Dos bolsas de agua caliente.

Para después del parto se aconseja:

- –Doce pañales hidrófilos (también se puede secar al bebé con ellos).
- –Seis pañales de muletón.
- –Seis camisetas (o camisetas y braguita en uno).
- –Seis jerséis y pantalones o traje entero.
- –Una gorrita de algodón o lana.
- –Seis baberos.
- –Una botella metálica de agua caliente.
- –Una funda protectora para meter la botella.
- –Una bañera para el bebé.
- –Un termómetro.
- –Una sábana de caucho para la cuna.

¿Qué accesorios trae la comadrona?

La comadrona siempre va cargada con todo el equipo necesario para el parto: algunas, la silla de partos, una botella de oxígeno con un inhalador para la respiración asistida –en el caso de que el bebé necesite ayuda para respirar al nacer– y una bolsa llena de otros materiales como, por ejemplo, pinzas para pinzar el cordón umbilical, unas tijeras para la episiotomía y otras para el cordón umbilical, todo el equipo necesario para suturar, un tensiómetro, una trompetilla y un fetoscopio para auscultar los latidos del bebé. La comadrona también proporciona una serie de accesorios desechables como guantes de cirugía, inyecciones y medicinas.
La comadrona dispone por tanto de todo el material necesario para asistir el parto, para suturar heridas o si es necesario para reanimar al bebé. En casa tiene el mismo material del que dispondría en un hospital y, por lo tanto, en casa puede prestar el mismo servicio y la misma ayuda que en el hospital.

26 ¿Qué hacer si...

... sale de cuentas?

En un principio se tienen cinco semanas de tiempo para dar a luz: desde tres semanas antes a dos semanas después de la fecha prevista de parto. Si la parturienta pasa de las dos semanas después de la fecha prevista, debe acudir al ginecólogo. Existen dos formas de salirse de cuentas: la «forma sana», en la que el trabajo de parto no se inicia porque todavía no es la hora y tanto el bebé como la placenta se encuentran en óptimas condiciones y, por otra parte, la «forma no sana», en la que el mecanismo del parto no consigue ponerse todavía en marcha y, al mismo tiempo, el estado de la placenta y del bebé empeoran progresivamente. El ginecólogo investiga en qué condiciones se encuentran la placenta y el bebé. Si todos los resultados son buenos, entonces la parturienta dispone de uno o dos días más para esperar a que las contracciones aparezcan, pero el parto se lleva a cabo indiscutiblemente en el hospital. En algunos casos, el parto se induce directamente. Esto se consigue con una combinación de hormonas inyectadas en el útero para que éste se ablande y después con la administración de oxitocina. El ritmo cardiaco del bebé se controla durante el parto con un monitor.

La embarazada que quiera evitarse la administración de hormonas para inducir el parto artificialmente puede probar una serie de trucos para ponerlo en marcha en el caso de que falte poco para sobrepasar las dos semanas después de la fecha prevista. Hay que tener en cuenta que estos trucos sólo funcionan cuando el bebé ya está listo para nacer y el parto ya está a punto de producirse en cualquier momento. En estos casos se puede adelantar el parto un día pero no una semana.

... se pone enferma la semana antes de la fecha prevista del parto?

Nuestra experiencia nos demuestra que cuando se acerca la fecha del parto, el cuerpo de la embarazada tiene de golpe mucha más resistencia. A menudo, una gripe incipiente se corta o se cura rápidamente. Un herpes prácticamente no aparece antes, durante o inmediatamente después del parto.

Las mujeres asmáticas tampoco deben temer un ataque en el parto. Es del todo evidente que la naturaleza misma soluciona esta cuestión. Si, aun así, la embarazada cae enferma, puede aumentar su resistencia con mucho descanso y horas de sueño. Es muy importante saber también que cuando el parto empieza, siempre se tienen suficientes energías para llegar hasta el final. Todo el mundo tiene una reserva de energía que puede usar durante el parto.

SUGERENCIAS

Pídale a la comadrona que un par de días antes de que la tengan que ingresar le dé un masaje en el útero. La comadrona realiza entonces un masaje circular alrededor de la boca del cuello uterino con los dedos para estirarlo suavemente. El objetivo de este masaje es soltar un poco las membranas de la entrada del cuello uterino. Esto puede estimular la producción de prostaglandinas que, a su vez, propician el inicio del parto.

El aceite de ricino es un método casero que desde la antigüedad se ha venido usando para iniciar el trabajo de parto. Uno o dos días antes de ingresar en el hospital, ponga 40 cc de aceite de ricino en un vaso con agua o un refresco y bébaselo de golpe. Los efectos son fuertes calambres intestinales y visitas frecuentes al váter. Este método se basa en el hecho de que el útero copia el efecto de expulsión de los intestinos y, por lo tanto, el útero también entra en acción.

Hacer el amor también es un buen sistema para dar un empujoncito a la avalancha de contracciones. Al experimentar un orgasmo se segrega un poco de oxitocina que hace que el útero se contraiga. Además, el semen contiene prostaglandinas que a su vez pueden ayudar a dilatar el cuello uterino.

Un baño caliente antes de acostarse le ayudará a relajarse y a encontrar la disposición necesaria para tener contracciones. Corra las cortinas y evite la luz intensa.

Procure tenerlo todo preparado y todos sus asuntos resueltos. Intente crear un ambiente totalmente tranquilo. Dese un paseo por la playa o por el bosque y deje que le den un masaje. Mientras siga con su actividad diaria normal, existe la posibilidad de que esté frenando el parto.

... se rompe la bolsa de las aguas?

Si la bolsa de las aguas se rompe cuando la cabeza del bebé ya está encajada, el color del líquido amniótico es el adecuado y es de noche, no es necesario despertar a la comadrona. La parturienta debe controlar qué hora es, ponerse una compresa e intentar dormir un par de horas. Más vale descansar ahora que se puede y antes de que empiece el parto de veras. Por la mañana siempre se debe informar a la comadrona o acudir al hospital. Si la bolsa de las aguas se rompe cuando la cabeza todavía no está encajada, entonces se debe llamar a la comadrona inmediatamente aunque sea de noche, o bien acudir al hospital.

... el líquido amniótico es verde o marrón?

Si pierde líquido verde o marrón, llame inmediatamente a la comadrona o acuda al hospital.

... se sufren de repente hemorragias?

Si de repente pierde mucha sangre, se debe llamar inmediatamente a la comadrona o acudir al hospital.

... la comadrona no llega?

Si esto sucede, debe volver a llamarla; puede que no le haya llegado su mensaje anterior o no haya entendido lo urgente de su situación. El motivo de su tardanza también puede ser un atasco en el tráfico. Si su comadrona trabaja en equipo, llame a su colega. De todos modos, tenga presente que esta situación no sucede prácticamente nunca.

... no se siente cómoda con la comadrona que la atiende en el embarazo?

El mejor consejo es discutir el problema con la comadrona en cuestión y si no se produce ningún cambio, buscar otra consulta de comadronas. Aunque el estado de gestación de la embarazada sea bastante avanzado, siempre es posible y mucho mejor cambiarse de consulta. El parto es un acontecimiento único en la vida y, por lo tanto, es muy importante que la parturienta se sienta a gusto y tenga toda la confianza depositada en la comadrona que la va a asistir en el parto.

... no está de acuerdo con el ginecólogo al que su comadrona la ha mandado?

La embarazada debe explicar su problema a la comadrona y al ginecólogo en cuestión. Si el problema no tiene solución, la comadrona puede mandarla a otro ginecólogo o a otro hospital.

... la comadrona no atiende partos en otras posiciones?

Desde principios de los años ochenta se ha vuelto a poner de moda dar a luz en posición vertical. Sin embargo, no todas las comadronas y los ginecólogos se sienten cómodos con esta práctica. Generaciones de madres y de abuelas han dado a luz tumbadas y muchas comadronas y ginecólogos no han sido instruidos para asistir partos en otras posiciones. Algunos profesionales se adaptan fácilmente a los deseos de la parturienta y no tienen miedo a experimentar e improvisar, mientras que otros prefieren ceñirse a las enseñanzas aprendidas. La actitud del ginecólogo y la comadrona quizá no dependa solamente de los hábitos adquiridos y del grado de familiarización que tengan con otras posiciones para dar a luz, sino también de la salud y la edad de estos profesionales. Para algunos con problemas de rodillas o de espalda, puede resultar algo complicado ponerse de rodillas o en cuclillas para ayudar en la última fase de un parto vertical.
Si una comadrona o ginecólogo no asiste partos en posición vertical, siempre se puede intentar llegar a un acuerdo. Quizá la comadrona estará de acuerdo en que la parturienta pueda permanecer todo el tiempo que sea posible fuera de la cama, incluso en la etapa de la expulsión, para tumbarse tan sólo más tarde en la última fase de la expulsión y así la comadrona puede coger al bebé cuando nazca en un posición que a ella le resulte cómoda. Es una buena idea empujar todo el tiempo que sea posible de rodillas enfrente de la cama y tumbarse en posición horizontal cuando el bebé ya vaya a nacer. Ésta es una solución que puede satisfacer a ambas partes y es una buena forma de cooperación.

- *La señora Roos, comadrona de 62 años: «En los años setenta se presentaban cada vez más mujeres de origen magrebí y turco en nuestra consulta en la ciudad. Por este motivo trabajábamos con todo tipo de posiciones para dar a luz. Al principio me resultaba algo molesto. No lo veía muy claro y me daba la impresión de que no tenía un control total de la situación. Pero me tuve que adaptar porque muchas veces cuando llegaba a sus casas, el parto ya estaba tan avanzado que era imposible volver a meterlas en la cama.*

Al cabo de un tiempo ya estaba completamente acostumbrada e incluso me acabó gustando. Descubrí que cada vez tenía menos ganas de controlar. Las mujeres saben muy bien qué tienen que hacer y cuándo, y yo hago cada vez menos. Estoy allí y dejo hacer. Cuando tengo que hacer el examen vaginal les pido que se tumben porque si no es muy difícil en otra posición. Pero a la hora del parto dejo decidir a las mujeres qué es lo que quieren y si hace falta las animo para que adopten otras posiciones. Con las mujeres holandesas también dejo cada vez más que el parto se desarrolle solo. Es mucho mejor dar libertad total y ver qué ocurre. Esta actitud ha enriquecido enormemente mis últimos años como comadrona».

- *La señora De Wilt, comadrona de 45 años: «Al principio creía que la posición vertical para dar a luz era tan sólo una moda y yo no estaba dispuesta a seguirla. No me quería sentir manejada. Por esta razón tuve algunas veces problemas con embarazadas que al final acabaron cambiando de consulta. A menudo se me reprochaba que no acudía a los partos con una silla de partos y que me mostraba autoritaria sobre la forma como se tenía que parir. Al cabo de un tiempo cambié de idea y empecé a leer sobre el tema. Hablé también con mis colegas y un buen día se produjo el cambio. Me acabé poniendo de rodillas en el sentido literal de la palabra. Fue como descubrir un nuevo mundo. No sabía que fuera tan fácil y que para la parturienta fuera tan ventajoso. Ahora, después de unos cuantos años, me he vuelto muy flexible. Algunas mujeres acaban dando a luz en la cama, otras en la silla de partos y otras a gatas. La razón de mi aversión hacia las otras posiciones era mi propia inseguridad por probar cosas nuevas. ¡Las embarazadas de mi consulta son las que me han hecho progresar y cambiar radicalmente de opinión!».*

... de repente se necesita empujar y la comadrona aún no ha llegado?

Empuje un poco cuando la contracción llegue a su punto culminante y llame inmediatamente a la comadrona. La necesidad de empujar no significa siempre que se haya conseguido la dilatación completa. En la mayoría de los casos significa que la dilatación avanza de forma rápida y que ya llega al final. Existe una diferencia entre la sensación de presión y la necesidad de empujar. Cuando se nota presión en medio de una contracción, se sienten como unas ganas continuas de defecar, pero se puede frenar esta sensación. En cambio, cuando se siente la necesidad de empujar en medio de una contracción, no se puede hacer nada por frenarla, hay que empujar. Se debe también informar a la comadrona cuando se tenga esta sensación de presión.

... la bolsa de las aguas asoma fuera de la vagina?

La bolsa de las aguas no se rompe en algunas ocasiones sino que, a veces, la fuerza de una contracción la puede impulsar hacia el exterior y entonces asoma fuera de la vagina como un globo. Tiene el aspecto de un globo opaco de color blanquiazul lleno de líquido. Si este globo explota, la parturienta verá unas tiras blancas colgando de la vagina, pero no debe preocuparse porque esto es normal. No obstante se debe pedir a la comadrona que acuda rápidamente porque esto es una señal de que la dilatación avanza rápidamente, aunque tampoco implica que la dilatación ya sea completa. Mientras no se sienta la necesidad de empujar, se debe suponer que la dilatación todavía no se ha completado.

... el bebé nace cuando la comadrona no está?

Los partos que se producen de forma tan rápida que a la comadrona no le da tiempo de

llegar, suelen ser partos sin ningún tipo de problemas y, por lo tanto, no hay motivo para que cunda el pánico. Si el bebé está a punto de nacer y todavía no se ha llamado a la comadrona, naturalmente se debe hacer esto sin perder tiempo, pero tan sólo si la parturienta tiene el teléfono cerca. De lo contrario es posible que el bebé nazca mientras el marido está llamando en otra parte de la casa. Sería una lástima que el padre se perdiera este momento tan importante.
Las mujeres tienen un instinto especial que les dicta lo que deben hacer. El futuro padre debe quedarse cerca de su mujer y apoyarla. Si la parturienta se encuentra en estas circunstancias, debe mantener la sangre fría y confiar en que todo saldrá bien. Los partos que son tan rápidos no necesitan ayuda extra. Si éste fuera el caso, la humanidad ya se habría extinguido hace tiempo.
Si nota que el bebé va a nacer, la parturienta debe colocar una o dos toallas absorbentes encima de la cama o en el suelo cerca de la cama y colocarse de rodillas para empujar, si hace falta apoyándose con las manos en la cama o en el cabezal. Otra alternativa es en cuclillas apoyando la espalda en un sofá o contra la pared. También se puede parir tumbada en la cama, pero entonces no se puede mover y se tienen menos fuerzas para expulsar los hombros.
A continuación, se debe empujar de forma suave y tranquila cuando se sienta la necesidad. Si nota que la cabeza sale demasiado rápida, entonces debe jadear o hacer otro tipo de sonido. De esta forma, la cabeza puede estirar paulatinamente la vagina y los labios vaginales. Es importante saber que cuando la cabeza pasa por la vagina se produce una sensación de quemazón. Una vez que la cabeza ha salido, se puede esperar tranquilamente a que llegue otra contracción. Los hombros salen a continuación, empujando bien durante esta nueva contracción. El cordón umbilical puede estar enrollado con una o dos vueltas alrededor del cuello del bebé. Si nota que esto dificulta el nacimiento de los hombros, la parturienta misma o el marido puede tirar con cuidado de la cabeza del bebé y quitar las vueltas del cordón umbilical.
La existencia de sangre o mucosidad en la boca del bebé puede dificultarle la respiración. Se debe retirar con una gasa. Los padres deben evitar asustarse si ven que el bebé no llora inmediatamente o si tiene un color morado porque es algo normal. A continuación se debe secar bien el bebé. Es importante hablarle para tranquilizarlo y sostenerlo en brazos. El bebé empieza a respirar una vez lo haya secado bien con un masaje.
Es importantísmo abrigar bien al bebé inmediatamente después de nacer porque al estar mojado de líquido amniótico se puede enfriar con celeridad. A continuación se debe colocar al bebé a la altura del pecho y los pezones en concreto. Si el bebé muestra el reflejo succionador, se le debe colocar el pezón en la boca. El acto de succionar ayuda a que el útero se contraiga de forma que se limita la pérdida sanguínea a un mínimo y, además, la placenta se suelta con más facilidad. Si siente una punzada, la puérpera debe sentarse en un orinal mientras continúa prestando atención al bebé. La comadrona ya habrá llegado mientras tanto, pero si no lo ha hecho, no debe preocuparse por cortar el cordón umbilical.
Si la placenta se expulsa cuando el cordón todavía no ha sido cortado, la comadrona se encarga de hacerlo más tarde con unas tijeras esterilizadas. La comadrona «desconecta» al bebé sin problemas. No se debe asustar tampoco de la cantidad de sangre que se pierde con el parto. Hay que tener en cuenta que, durante el embarazo, el cuerpo ha producido un litro de sangre extra y que, por lo tanto, se puede permitir el lujo de perder bastante. Si se siente algo mareada, debe tumbarse en la cama o en el suelo con una almohada debajo de las piernas en vez de la

cabeza, colocarse una toalla mojada fría en la frente y aprovechar para dar el pecho al bebé. Parir totalmente sola es motivo de orgullo y, además, este tipo de partos suelen ser los más bonitos. No obstante, queremos recalcar una vez más que es absolutamente necesario avisar a la comadrona a tiempo para que pueda estar presente y atienda el parto.

- ***Beatrijs:*** *«Mira no se encontraba demasiado bien ese día. Por la mañana, había sufrido algunas náuseas y el dolor de espalda era peor que en los días anteriores. Aun así, realizó algunas compras por la tarde y cuando llegó a casa Chiel se alegró de que él se hiciera cargo de la cena. Las contracciones ya habían empezado, pero todavía eran tan fáciles de soportar que no creyó necesario llamar aún a la comadrona. Mira quería todavía lavar un par de prendas y recoger la bañera para el bebé en casa de una amiga. Se pensaba que el gran acontecimiento sería al día siguiente, pero de repente tuvo muchas ganas de ir al baño. Una vez sentada se dio cuenta de que algo muy grande y pesado empujaba hacia abajo. Llamó a Chiel y le dijo convencida: "¡El bebé ya llega! Llama a la comadrona". Chiel había leído algunos libros sobre el embarazo y el parto durante el embarazo de su mujer y creía que ya sabía bastante sobre el tema. ¡Pero para algo así, no estaba preparado! No había tiempo para llamar, esto estaba claro. Chiel agarró a Mira, la levantó del inodoro y la ayudó a regresar a la habitación. Colocó enseguida una toalla en el suelo y Mira se colocó encima de rodillas con las piernas separadas. No podía decir nada. Notaba que la cabeza del bebé iba saliendo despacio mientras no dejaba de jadear. Cuando la cabeza ya hubo nacido, la cogieron los dos y, sin tener que tirar de ella, todo el cuerpo salió de golpe. ¡El bebé empezó a llorar! Chiel salió disparado hacia la cocina y volvió con un trapo para envolver al bebé. Estaban totalmente sorprendidos. ¡Era increíble! Mira dijo con sangre fría: "Cariño, llama a la comadrona porque ahora ya no sé qué más tenemos que hacer". Pero en el fondo sí que lo sabía. Le limpió la boca al bebé y lo cogió en brazos para darle calor. Cuando ya llevaban un cuarto de hora disfrutando de la gran sorpresa y la sensación de alivio, llegué yo. Lo habían conseguido ellos dos solos y lo habían hecho todo bien sin un solo momento de pánico. Corté el cordón umbilical, la placenta salió enseguida y Mira no sufrió ni siquiera un desgarro. Se dio una ducha (no estaba en absoluto cansada) y una hora más tarde nos sentamos todos alrededor de la estufa. Clemens ya estaba mamando. Mira y Chiel no se acababan de creer que ya hubiera pasado todo. No lo acababan de comprender y se preguntaban qué hubiera pasado si algo hubiera ido mal. Al final, empezaron a reaccionar. Estuvimos hablando durante mucho rato y cada vez se sentían más orgullosos. Para ellos fue un acontecimiento que marcó su relación. Dos horas más tarde me marché a casa».*

Si la comadrona no puede llegar a casa de la parturienta a tiempo, siempre existe la posibilidad de guiar el parto por teléfono.

- ***Beatrijs:*** *«Suena el teléfono. Miro el reloj: son las cuatro de la madrugada. Medio dormida contesto: "¿Diga?". Es el servicio de mensajería y se trata de Annemieke. Cojo mi agenda. Annemieke tiene ya dos hijos y está de 38 semanas, por lo tanto ya le toca. Cuando la llamo un poco más tarde, se disculpa enseguida por molestarme a estas horas. Me cuenta con voz temblorosa que se encuentra rara. Le ha dado el tembleque y tiene alguna que otra contracción pero, según ella, no es nada. De hecho no cree que sea necesario que acuda tan pronto. "Todavía estamos en la cama y en los otros partos no hubo mucha prisa. Tan sólo te llamo porque me siento muy rara." Justo acaba de decir esto y de repente oigo al otro lado de la línea un bramido* *seguido de los sonidos típicos al empujar. Hay unos segundos de silencio y luego Annemieke me cuenta que la bolsa de las aguas acaba de romperse y que nota cómo le llega una contracción muy fuerte. Le digo a Annemieke que voy para allá, pero vuelvo a oír más sonidos de que está empujando. "Beatrijs, dime qué es lo que tengo que hacer porque creo que el bebé ya llega." Me doy cuenta de que le puedo ser más útil al teléfono que si me meto en el coche. Decido que es mejor dirigir el parto por teléfono. "Pídele a Daan que coloque una toalla absorbente en el suelo. Ponte de rodillas encima con las piernas bien separadas y no sueltes el teléfono." Oigo un barullo y más sonidos de que está empujando. A estas alturas ya estoy totalmente despierta sentada en mi cama. Un poco más tarde vuelve a hablarme. "Estoy de rodillas y ahora llega otra contracción. Dime qué debo hacer." Le digo que empuje suavemente y me dice que ya nota que la cabeza va bajando. Entonces Daan comenta que ya puede verle el pelo y oigo cómo Annemieke chilla. "Empuja con suavidad, Annemieke, y ahora jadea un poco... bien... así bien... estupendo..." Estoy sentada en mi cama, pero es como si viera el parto delante de mí. Entonces oigo a Daan decir que la cabeza ya ha nacido y al cabo de poco oigo al bebé llorar. Annemieke dice eufórica que es una niña. ¡Después de dos chicos!... Todavía tiene el auricular pegado a la oreja. Le digo: "¡Felicidades! ¡Qué fantástico! ¡Lo has hecho muy bien! Procura que el bebé esté bien calentito y enseguida estoy con vosotros. Unas instrucciones más acerca de la placenta: no la toques y siéntate encima de una toalla". Antes de colgar Daan me dice: "¡El champán te espera!".».*

... se va a ser madre a una edad avanzada?

Actualmente son cada vez más las mujeres que van a ser madres por primera vez cuando ya pasan los 35 años de edad. Tener hijos a una edad avanzada fue durante mucho tiempo una razón médica para que el ginecólogo llevara tanto el embarazo como el parto, ya que este grupo de mujeres tiene mayores posibilidades de sufrir una cesárea o un parto con fórceps o ventosa. No obstante, no hay motivos para acudir directamente al ginecólogo cuando se confirma el embarazo. Cualquier mujer, tanto si es joven como si es algo mayor, corre siempre un pequeño riesgo de tener que acudir al ginecólogo por la razón que sea. En un principio, todas las mujeres, tengan la edad que tengan, pueden acudir a la comadrona para que guíe su embarazo y su parto.

PARTO SEGURO

27 Experiencias de madres españolas

Siempre ha habido mujeres que prefieren dar a luz con un parto natural sin violencia, en el que se respetan las fases de dilatación y expulsión sin intervenciones rutinarias. En España hay diversos ginecólogos y comadronas que abogan por ello. El colectivo Acuario de Valencia, un equipo formado por ginecólogos y comadronas, empezó hace más de 20 años a asistir partos sin violencia. Actualmente cuenta con una Maternidad/hospital, con una casa paridera y con tres policlínicas, todas en la Comunidad Valenciana. Asisten a diario un parto en casa o en su maternidad.

La Asociación Nacer en Casa, con su sede de secretaría en Madrid, ya lleva doce años trabajando en el sector. Agrupa actualmente a 24 comadronas (entre ellas algunos comadrones), repartidas por todo el país. El grupo Titania Tascó, de Barcelona, asiste partos en casa desde 1982 y el grupo Génesis hace lo mismo en Madrid. En un pueblo de la provincia de Gerona se creó en 1999 una nueva clínica, Mare Nostrum, Centre del Parts, donde la embarazada puede tener a su bebé en un ambiente cálido, hogareño y profesional.

También en las islas de nuestro territorio, tanto las Canarias como los Baleares, es posible tener al bebé de forma natural. En Mallorca existe el Grup Nèixer (véase Direcciones útiles).

Los siguientes testimonios hablan por sí mismos. Son testimonios de madres que en su día optaron por tener al bebé de forma natural, en un ambiente agradable, sin fármacos ni anestesia y sin intervenciones quirúrgicas. Son la prueba de que el parto natural es una opción segura y una buena alternativa para la mujer que prefiere vivir el nacimiento de forma plena y consciente. Al mismo tiempo son la fuerza de un movimiento que puede conducir a que un día el estamento médico reconozca oficialmente el derecho de la mujer a elegir la forma de tener a su bebé y que la Seguridad Social cubra los gastos de un parto en casa o en una clínica no convencional.

Parto natural en el hospital

- *Michelle, 33 años, madre de Luka de 21 meses y residente en Bilbao:*
  «Siempre lo tenía claro: iba a dar a luz en casa. Por ello contacté con una comadrona y un médico, que atienden partos en casa. Trabajan en equipo, de modo que si uno no puede asistir, el otro se hace cargo de la situación. Desafortunadamente, ellos, que asisten partos en casa, no pueden vivir de ello y necesitan compaginarlo con otros trabajos. También elegí a un ginecólogo (de mi seguro privado y partidario del parto natural), por si surgiera alguna complicación por la que no pudiera dar a luz en casa. Con este plan me sentí tranquila, tenía todas las eventualidades previstas. Seguí los controles del embarazo con el ginecólogo. Tres días antes de la fecha

prevista del parto empecé a perder líquido, muy poco a poco. A la mañana siguiente las pérdidas eran mayores y estaba segura de que se me había roto la bolsa. Pero no pasó nada más. Me pasé el día lijando y barnizando unas estanterías. Finalmente por la noche me vinieron las contracciones, como un dolor de la menstruación, pero más pesado. Llamé a Juanjo, el médico. Vino enseguida y me hizo un tacto vaginal. Me dijo que tenía 1 cm de dilatación. Como ya era de noche, decidimos dormir un poco para no agotar nuestras fuerzas. Juanjo se durmió en el sofá y Pedro, mi compañero, y yo nos metimos en la cama. Sin embargo, no pude conciliar el sueño y me levanté. Con cada contracción me dolía la espalda y tenía que orinar. Caminaba por la casa y de vez en cuando me duchaba. Las contracciones seguían viniendo con intervalos irregulares, pero bastante frecuentes. No podía descansar, me sentía mejor moviéndome por la casa, pero al mismo tiempo notaba que mis fuerzas se estaban agotando. A las seis de la mañana desperté al médico, quería que me reconociera para saber cuánto había dilatado. Me dijo que solamente había dilatado 1 cm. En este momento me desanimé; llevaba ya unas cuantas horas con contracciones y el resultado no fue alentador. Como ya había roto aguas hacía bastante tiempo y la dilatación no avanzaba mucho, decidimos que era mejor ir a la clínica. El viaje en coche por la ciudad, que aún dormía, con apenas tráfico, fue algo muy especial. Recobré mis ánimos. Nada más llegar a la clínca, mientras esperábamos que nos abrieran, me sobrevino una contracción muy fuerte. Me puse a gatas, que era para mí la mejor postura para sobrellevar el dolor. Una monja nos abrió. Al verme así, se llevó un gran susto y otro más, cuando al entrar en la habitación, empecé a desnudarme para ducharme. «No puede ducharse ahora, que viene la comadrona», me riñó. Por un momento me arrepentí de mi decisión de acudir a la clínica, pero le dije que la comadrona me comprendería. Así fue: Nuria, la comadrona, me apoyó desde el primer momento. Se sorprendió de verme en el hospital, pues conocía mi deseo de dar a luz en casa. Le expliqué la situación. Me hizo un tacto y me dijo que tenía una dilatación ¡de 5 cm! Fue algo increíble: en ese corto intervalo que duró el viaje de mi casa a la clínica, había avanzado mucho. Le dije que entonces quería seguir así, sin anestesia, sin goteo, sin ninguna intervención. Lo entendió y lo respetó. Me animó a que descansara en la medida de lo posible, porque veía que estaba muy cansada. Hubo una conexión muy fuerte entre nosotras, nos entendíamos con una sola mirada. Los últimos cinco centímetros los dilaté de costado en la cama y también en la minúscula bañera de mi habitación. Mi ginecólogo también vino un momento para verme. La dilatación seguía avanzando, los dolores eran fuertes, pero cuando lograba concentrarme en ellas y en nada más, no eran insoportables. Pedro no se apartó de mi lado en ningún momento, en cada contracción me recordaba que después de su punto álgido cesaría otra vez. Le apretaba la mano hasta que desaparecía cada una. Estábamos tan cansados que a veces nos dormíamos entre una contracción y otra. Cuando finalmente llegó el momento de la expulsión, mi ginecólogo vino de nuevo y se quedó. Al principio de la expulsión me senté en la cama, pero no me gustaba aquella postura; me dolía mucho la espalda. Nuria me animó a ponerme en cuclillas sobre el suelo y ¡todavía se lo agradezco! Bajé de la cama y allí mismo, sobre unas toallas que Nuria me había extendido, me puse en cuclillas. Esta posición me hacía sentirme fuerte, activa y capaz de llevar el trabajo a cabo como fuera. Pedro me sujetaba desde atrás, por debajo de mis brazos y a Nuria y el ginecólogo les tenía agarrados por la nuca, cada uno por un lado. En cada contracción, mientras empujaba con todas mis fuerzas, me apoyaba en los tres. Después me recostaba contra Pedro. Sentí el cariño y el apoyo de mis tres acompañantes en cada momento. El dolor era distinto (más llevadero), pues ahora podía hacer algo (empujar), aunque estaba agotada, pero gracias al apoyo de ellos aguanté. Me pareció que lo empujábamos hacia fuera entre los cuatro, como si lo pariéramos entre todos. Después de dos horas (el bebé era grande y le costó atravesar el canal del parto), a las tres y media de la tarde nació Luka, mi bebé. Estaba delante de mí en la toalla. Necesité unos minutos para "volver a la tierra" después de tanto esfuerzo, pero después lo cogí en brazos, me senté en el suelo y lo miré por primera vez. Casi enseguida empezó a buscar el pecho y allí mismo mamó por primera vez. Hubo un ambiente muy especial en la habitación, parecía que estábamos solos, como si el mundo hubiera dejado de existir y nosotros cinco fuéramos lo único que importaba. Son los momentos más íntimos que jamás he experimentado. Cuando el cordón umbilical dejó de latir, Pedro lo cortó. Después de aproximadamente media hora tuve contracciones de nuevo, Pedro cogió a Luka y yo expulsé la placenta. Sólo entonces me metí en la cama con Luka. Había deseado un parto en casa, pero terminé en la clínica y tuve el mejor parto que me podía haber imaginado: Luka nació de forma natural, lo pude hacer con mis propias fuerzas y esto era lo que siempre había querido».

- *Pedro: «Lo pasé mal durante la expulsión al ver el dolor que Michelle tenía. Tuve miedo de que algo le pasara, pues tanto dolor no me parecía normal. Sin embargo, ella me contó después que nunca pensó durante el parto que no pudiera aguantarlo. Sentí un gran deseo de permanecer a su lado todo el tiempo, pues notaba que mi presencia la tranquilizaba. Así que no me moví de su lado, ni para ir a beber agua ni para ir al baño. No me importaba, quería estar allí y serle útil de alguna forma. Compartimos totalmente la experiencia, lo cual reforzó nuestra relación. Y, además, ver nacer a tu hijo es algo inolvidable».*

Parto natural en casa

- *Olivia, 32 años, madre de Marc de 2 años, residente en Valencia: «Desde que era pequeña, sabía que quería dar a luz en casa. Cuando me quedé embarazada, me puse en contacto con el centro Acuario, porque atiende partos en casa. Seguí los controles con la comadrona. También acudía a la consulta de un ginecólogo de mi seguro privado, que me hizo ecografías y varias pruebas. No comenté el tema del parto en casa con él. Todo el mundo me lo desaconsejaba (familia, amigos) y seguro que él también lo hubiera hecho. No obstante, yo misma no le tenía miedo al parto en casa en absoluto. Confiaba en mi cuerpo, en la naturaleza. Además, vivo cerca de un hospital. Me parecía que el parto no es como un infarto, siempre habría tiempo para acudir, si hiciera falta. Cuando un día, por la mañana, empezaron las contracciones, llamé a la comadrona. Vino enseguida, me reconoció y me dijo que la cerviz aún estaba muy "verde". Se marchó con la promesa de volver pronto. No me importaba, estaba serena.*
  »Tranquilizaba a mi marido, a quien le vi muy nervioso. Le dije que el dolor que sentía era normal y que no se preocupara. Caminaba por el pasillo de abajo hacia arriba aguantando los dolores. Mordía una manopla cuando la contracción estaba en su punto álgido. La comadrona y su asistenta volvieron pronto. Se lo agradecí, pero sentí que necesitaba estar a solas, así que me metí en el cuarto de baño. Con la puerta entreabierta hablé de vez en cuando con mi pareja. Y la comadrona, Raquel, entró algunas veces para seguir el proceso del parto. En algún momento me dijo que la llamara si tenía ganas de pujar. Así lo hice; en este momento entraron los tres y Raquel me dijo que podía pujar, que estaba preparada para tener al bebé. Se quedaron a mi lado; debí de poner una cara de ¿cómo voy a pujar con toda esta audiencia? Me entendieron y se retiraron. Oí cómo se

instalaban en el balcón, seguramente para fumar un cigarrillo. Pero no les dio tiempo, pronto les llamé de nuevo. Me había tumbado en el suelo y noté cómo la cabecita del bebé estaba coronada. Raquel se agachó y sujetó la cabeza. Cuando ya salió el cuerpo, yo misma lo cogí y me lo puse contra mi pecho. Fue un momento inolvidable. ¡Qué ternura, qué emoción! Tuve a mi bebé conmigo, mientras me sobrevinieron las contracciones para soltar la placenta. Cuando salió, me fui a mi habitación y me tumbé en la cama con el bebé y el papá. Llamé yo misma a mis padres y mis suegros. Se sorprendieron de que fuera yo quien les informara de que habían sido abuelos. Me encontraba muy bien y feliz. En el parto había necesitado estar a solas, pero ahora deseaba que vinieran a ver a nuestro precioso bebé. Mientras les esperábamos, sonó el teléfono: era el ginecólogo, que preguntaba por mí. Se me había olvidado por completo que tenía una cita con él para ese día para la última ecografía. "¿Qué le digo?", me preguntó con un hilo de voz mi pareja, que había cogido el teléfono. "Pues dile que el bebé ya ha nacido y que estamos todos bien", le dije entre risas. Nada más oír la noticia, el ginecólogo ordenó a mi marido que me llevara de inmediato al hospital. ¡No podía imaginarse que estuviéramos bien! Unos días más tarde, paseando con mi bebé, me crucé con él en la calle. Actuó como si no me viera, desviando su mirada, y ni se acercó para ver al bebé. Esto me dolió y me pregunté si yo sólo le había interesado a nivel económico. Creo que se debe respetar la decisión de la mujer. Para mí el parto fue una experiencia muy positiva y única. Fue tal como siempre había deseado».

- *Joan Miguel: «No tenía muy claro lo de parir en casa. Pensaba que el hospital sería más seguro. Pero Olivia estaba tan segura de su decisión que la apoyé. Debo decir que lo pasé fatal durante las primeras tres horas, cuando estábamos solos. Olivia tenía dolores y no pude hacer nada. Me sentí inútil y estaba preocupadísimo, al contrario de ella, que me aseguró que el dolor era normal. Cuando llegaron Raquel y Coni, su asistenta, y vi lo relajadas y confiadas que estaban, me tranquilicé y no volví a sentir miedo. Y en el momento del nacimiento mismo, disfruté. ¡Ah, sí que disfruté! Es lo más bonito que me ha pasado en la vida, vamos, en nuestra vida. Yo mismo corté el cordón umbilical. Desde esta experiencia soy partidario del parto en casa, ya que fue un parto muy íntimo, muy nuestro, bueno muy suyo. Ahora estamos esperando a nuestro segundo hijo, que también nacerá en casa».*

Parto natural a 400 km de casa

- *Julia, 32 años, madre de dos niños (Pablo de 2 años y Juan de 6 semanas) y residente en Madrid:*
«Para mí el embarazo y el parto son acontecimientos que no pertenecen a un hospital; no se trata de una enfermedad. Por ello, cuando me enteré de la posibilidad de tener al bebé en una casa paridera de Acuario en Alicante, me alegré. Está a unos 400 km de nuestra casa, pero no me importaba. En Madrid teníamos la posibilidad de que nos atendieran el parto en casa, pero preferíamos estar cerca de la maternidad. Me puse en contacto con ellos a poco de quedarme embarazada y sabía que iba a dar a luz allí. Seguí los controles con una comadrona de la Seguridad Social, que en cada visita nos contaba las posibles complicaciones del embarazo. No me gustó; además, exceptuando las náuseas del principio, me sentía muy bien, confiaba en mi cuerpo y en la naturaleza. Quería disfrutar de cada momento. Decidí llevar los controles con una ginecóloga del seguro. Cuando estaba en el séptimo mes, acudimos a Acuario a un curso de preparación al parto para conocer a la gente y el lugar. El centro lo organiza estos días, normalmente en

un fin de semana, con este objetivo, pues vienen personas de todas las regiones. Nos dieron charlas, hacíamos ejercicios para contactar con el bebé, con nosotras mismas y con la pareja, tanto en el gimnasio como en el agua. Nos enseñaron las diversas posibilidades para dar a luz: la piscina, la silla del parto, la cama u otra opción que la mujer deseara (incluyendo la epidural), insistiendo que éramos nosotras las que debíamos elegir, haciéndonos comprender que realmente éste es un sitio donde puedes parir como desees. Fueron días muy especiales. Sentí pena al despedirme y deseaba volver pronto para tener a mi bebé. No tuve que esperar mucho. Pablo se presentó 17 días antes de la fecha prevista. Rompí aguas en una noche cálida, justo cuando volvimos a casa después de cenar fuera. Eran las doce de la noche. Llamamos a la maternidad. Nos aconsejaron dormir un poco y emprender el viaje descansados a la mañana siguiente. Pero no quise esperar, sabía que no iba a poder dormir. Antonio, mi compañero, sintió lo mismo, así que hicimos los últimos preparativos y a las dos de la madrugada salimos de casa para emprender el viaje. No había apenas tráfico, teníamos la carretera para nosotros solos, el cielo estaba precioso con miles de estrellas y la luz de la luna. Estábamos los dos ilusionados, cada uno absorto en sus pensamientos. Sentí que en aquel viaje iba al encuentro con mi hijo. Fue uno de los mejores viajes que he hecho en mi vida. Paulatinamente se presentaron las primeras contracciones, que no eran dolorosas. Antonio se asustó un poco, por ello no le puse al tanto de cada contracción. Me sentí tranquila y confiada. Cuando llegamos estaba amaneciendo. Era las siete de la mañana. Una enfermera nos abrió y enseguida vino una comadrona para reconocerme. Había dilatado sólo 1 cm, así que nos fuimos a desayunar tranquilamente y a continuación subimos a nuestra habitación para descansar. Antonio se durmió enseguida, pero yo no. Estaba demasiado emocionada con la llegada de mi hijo. Sobre las once, bajamos para que me reconociera el ginecólogo, al que ya conocíamos del curso de preparación y con el que habíamos conectado muy bien. La dilatación fue de tres centímetros. En el transcurso de una contracción me mostró cómo soltar el aire presionando mi pecho; parte del dolor parecía salir al mismo tiempo. También tuve un encuentro muy especial con la matrona que me acompañó en el parto. Todo esto eran muestras del ambiente que había en la maternidad y me hacían sentirme a gusto. Sobre las doce volvimos a la habitación y acostada al lado de Antonio, miraba por la ventana, que daba a una enorme montaña. Me gustaba aquella imagen. Me transmitía fuerza, como siempre me pasa cuando me encuentro a solas en la naturaleza. Durante las contracciones, que ya eran muy fuertes, me movía en la cama o cogía la mano de Antonio. Esto me ayudaba. Fueron momentos intensos, en los que una busca intimidad y soledad. Media hora después vino la comadrona para ver cómo me encontraba. Al ver que el proceso del parto se iba acelerando, me dijo que bajáramos al paritorio. Nuestra idea era parir en la paridera, una casa pequeña cerca de la maternidad, pero al adelantarse Pablo, no pudo ser. No importaba, conocía el paritorio de la maternidad y sabía que era un lugar acogedor y agradable. La matrona me preparó la bañera. Al sentarme dentro me embargó una enorme sensación de alivio y libertad: ya no noté el peso de mi barriga y pude moverme a gusto. Antonio se puso detrás de mí, pero fuera de la piscina. Pronto me sobrevinieron las ganas de empujar, pero como la dilatación no era total (tuve un reborde), el ginecólogo, que entraba de vez en cuando en el paritorio para ver cómo iban las cosas, dejándonos el resto del tiempo para nosotros, me aconsejó que retuviera el impulso. Fueron momentos bastante duros ya que la necesidad de empujar era tan intensa que me parecía imposible retenerla. Cuando la comadrona me dijo que podía empujar, sentí un gran alivio. Notaba cómo la vida se abría paso a través de mí con su propia fuerza. Me veía como el medio por el que el bebé llegaba al mundo y quería entregarme a ello no reteniéndome, sino abriéndome y dándole pleno paso. Hubo un momento en el que quise salir, rendirme, no sentir el dolor. Lo dije y enseguida se me pasó. Mi estado ahora era distinto. Era como si no estuviese allí, sino sólo en mi interior y en mis propias sensaciones. A pesar del dolor me invadía una sensación de bienestar. Recuerdo como algo muy especial cuando en una de las últimas contracciones pude tocar su cabecita dentro de mí. Noté cómo bajaba por el canal del parto, cómo retrocedía en un momento y cómo salió por fin. Lo cogí y me dio la sensación de acoger a la vida misma en su forma más pura. Le puse sobre mi pecho y le miré; no me lo podía creer; abrió sus ojos y nos miramos. El mundo a mi alrededor dejó de existir, por unos instantes sólo estábamos él y yo. Es una sensación que jamás olvidaré. Antonio acariciaba a Pablo con sus grandes manos que se encontraban con las mías.

»Eran las dos y media de la tarde. La matrona ayudó a Antonio a cortar el cordón. El ginecólogo le hizo el primer control al bebé allí mismo en el agua, lo cual me gustó. El bebé estaba bien. Después de expulsar la placenta, salí de la piscina y me tumbé en una cama adjunta, pues el ginecólogo tuvo que coserme un pequeño desgarro (un único punto). Yo tenía a Pablo sobre mi pecho, lo que me ayudó en superar este mal momento, y a Antonio a mi lado, que me cogió la mano. ¡Clavé mis uñas en ella para no gritar! Pasó rápido y después no me causó ninguna molestia. Pablo mamó allí mismo. Después de unos abrazos y felicitaciones nos quedamos en la cama los tres bastante tiempo. Nos dejaron solos; antes de irse todos, nos pusieron música y me taparon con una bata. Se lo agradecimos. Sentimos que ahora éramos una familia de tres.

»Durante mi segundo embarazo deseaba que el parto fuera en casa. Antonio se inclinaba más por Acuario y al final las circunstancias nos llevaron a optar por la maternidad. Empecé con contracciones en el séptimo mes antes de la semana 32. Me aconsejaron reposo absoluto. Mantuve contacto frecuente con Acuario por teléfono, mientras visitaba a mi ginecóloga de Madrid. Fueron veinte días muy duros, ya que tras haber aceptado que no iba a poder parir en casa, también la posibilidad de ir a Acuario se alejaba. Me horrorizaba la idea del parto en el hospital e incluso la incubadora para el bebé. A pesar de que todo parecía ir en contra, siempre sentí que mi hijo nacería en Acuario. En la semana 36 la ginecóloga me dio luz verde para emprender el viaje ¡ante mi gran alegría!; ella entendió mi deseo de tener al bebé en la maternidad en Alicante. Así que emprendimos el viaje, algo nerviosos por si las contracciones fueran en aumento. A medida que íbamos acercándonos al destino final, nos relajábamos. Pablo se durmió y el viaje fue tan especial como la primera vez. Alquilamos una casa cerca de la maternidad y pasamos tres semanas hermosas, esperando a Juan. No hice más reposo, las contracciones no cesaban, pero como no provocaban la dilatación, no había realmente peligro. En la semana 38 el bebé dio señales de querer salir. Me despertó una fuerte contracción a las dos de la madrugada. No sentí prisas para irme a la maternidad, me senté en el patio a contemplar el cielo y volví a tener la misma sensación que con el viaje de Pablo: iba al encuentro de mi hijo. Otra vez era un cielo precioso. Antonio insistió en que fuéramos. Despertamos a Pablo y sobre las tres de la madrugada llegamos a la maternidad. Antonio se dispuso para acostar a Pablo, pensábamos despertarle después para que estuviera presente en la expulsión. La matrona salió a llamar al ginecólogo. El tiempo que estuve sola en el paritorio fue muy intenso: era como enfrentarme sola a la vida, al dolor y al amor al mismo tiempo; las contracciones eran

fuertes y no había descanso entre ellas, (por unos segundos creí que no iba a aguantar mucho más) y al mismo tiempo sentía una unión muy fuerte con Juan. Me gustó esta vivencia. Cuando regresó la matrona, se sentó a mi lado. Yo apretaba fuerte su mano en el dolor de las contracciones. Sobre las cuatro comenzó a llenar la bañera. Ya sentía ganas de empujar. Al oír el agua, Antonio se apresuró para estar conmigo y se trajo a Pablo, que todavía no se había dormido. Hizo bien, pues el parto fue muy rápido. Cuando me senté en la bañera, ya tenía la dilatación completa. Miré a Pablo y, para que no se asustara, le dije: "¿Te acuerdas de lo que mamá te explicó sobre el bebé y que a veces es bueno gritar?". Se lo había explicado antes jugando y nos habíamos reído haciendo las respiraciones. Me miró y empezó a respirar tal como habíamos hecho entonces, así que sabía que lo había entendido. Estaba junto a su papá y no creo que se haya asustado en ningún momento. Viví el nacimiento del bebé, su paso por el canal del parto más conscientemente que el de Pablo. ¡Me encantó! A las 4.20 nació Juan. Al cogerle en brazos volví a tener las mismas sensaciones que cuando nació mi primer hijo. Lo acogimos Antonio, Pablo y yo».

- *Antonio: «Apoyé la decisión de Julia desde el principio. Considero muy importante el recibimiento que se le da al recién nacido. Tal como sucedió en esta maternidad, creo que no se debe separar nunca al niño de su madre, a no ser que sea estrictamente necesario, y se debe respetar la intimidad entre la madre y su bebé y la de la pareja. La gente de la maternidad siempre nos ha tratado muy bien. En el parto de Juan, Pablo permaneció junto a nosotros en todo momento y todo fueron facilidades, lo mismo que durante los días que estuvimos en la maternidad. Con algunas personas de Acuario, la relación que hemos establecido es más profunda que lo puramente profesional. Me gustó la intimidad que pudimos tener Julia y yo cuando nacieron nuestros hijos. Incluso nos quedamos unos días más en el centro (con el segundo una semana), pues así tuvimos la oportunidad de empezar nuestra nueva vida familiar en la intimidad que deseábamos».*

Parto natural con doula

- *Lluïsa, 31 años, madre de Mel de seis semanas y residente en Gerona:*
«Mel nació un sábado de un marzo espléndido por la mañana. Creo que fue la experiencia más fuerte de mi vida y puedo decir que la viví plenamente. Todo empezó el viernes cuando a media tarde me di cuenta de que había manchado mis bragas con lo que llaman el tapón; no es más que un flujo, pero es una señal de que el parto se aproxima. Así que llamé a la comadrona, que me tranquilizó diciéndome que iba por buen camino, pero que todavía podía tardar días. Como no había sentido ninguna contracción durante todo el día, me convencí de que no era el momento, pero justo antes de irme a acostar, empecé a tener mis primeras contracciones, casi sin descanso, pues me vinieron de repente cada minuto y duraban 30 segundos. Mi compañero se puso a contarlas y entre dudas y risas de emoción, decidimos llamar a la casa de partos. Allí, la doula nos dijo que podíamos ir para allá, que ella misma llamaría a la comadrona para que se pusiera en camino. Enseguida llegamos y nos instalamos y así empezó lo que sería una lucha constante durante toda la noche, donde una es consciente en todo momento para poder llevarlo de la mejor manera. Con la ayuda de la doula fui buscando diferentes posturas para poder llevar las contracciones de forma más relajante, así duelen menos; como sentarme en la pelota canguro (una pelota enorme), colgarme de una hamaca, ponerme de cuclillas, etc. La doula me ayudaba con la respiración, me daba masajes, me preparaba infusiones; sentí que tanto la doula como la comadrona

estaban conmigo para todo, que podía confiar. El ambiente era muy agradable, me animaban constantemente, a mí y a mi compañero, que en estos momentos también lo necesitaba. De esta manera pude dilatar 5 cm y, entrada la madrugada, cuando los dolores se hicieron más intensos, me aconsejaron entrar en la bañera, porque me ayudaría a acabar de dilatar. Allí dentro me relajé mucho y casi me dormí, cuando de repente me incorporé de dolor y al mismo instante me sobrevinieron muchas ganas de empujar. Para averiguar si había dilatado suficiente, introduje mi dedo en la vagina y pude notar la cabeza del bebé. Fue una sensación increíble, entonces apreté con todas mis fuerzas hasta que después de unos cuantos gritos salió. Sin darme cuenta, lo estaba sosteniendo sobre mi brazo y el de mi compañero, que también se encontraba en el agua. Después de un rato fue él quien cortó el cordón umbilical. El dolor había desaparecido instantáneamente y entramos en un estado de éxtasis pues nos sentíamos eufóricos.

»Ahora no me imagino tener que soportar los dolores del parto en un hospital, donde una no puede moverse y se encuentra en la peor postura que en estos momentos se puede aguantar. No me extraña que cada día haya más demanda de epidurales para un parto sin dolor. El dolor consciente y relajado que se vive en un parto natural no es lo mismo que el dolor provocado por el desconocimiento y las prisas».

Bibliografía

Carrrera, J. M. *Preparación física para el embarazo, parto y postparto*. Ediciones Médici, Barcelona 1987.

Charlish, A. *Tu embarazo natural*. Editorial Paidotribo, S.L., Barcelona 1996.

Eiger, M. y S. Wendkos Olds, E. *El gran libro de la lactancia*. Ediciones Médici, Barcelona 1989.

Eisenberg, A., Murkoff, H.E. y Hathaway, S.E. *Qué se puede esperar cuando se está esperando*. Ediciones Médici, Barcelona 1997.

Feenstra, C. *El gran libro de los gemelos*. Ediciones Médici, Barcelona 1999.

Fernández, I. *La revolución del nacimiento*. Editorial Edaf, S.A., Madrid 1994.

Kitzinger, S. *El nuevo gran libro del embarazo y del parto*. Ediciones Médici, Barcelona 1998.

Kitzinger, S. *Nacer en casa*. Icaria Editorial, S.A., Barcelona 1996.

Odent, M. *El bebé es un mamífero*. Ediciones Mandala, Madrid 1990.

Ruiz Vega, J. *Nueve meses de espera*. Temas de Hoy, S.A., Madrid 2000.

Sebastiani, M. *Embarazo ¿dulce espera?* Editorial Paidós, Barcelona 1994.

Direcciones útiles

Plataforma Pro Derechos del Nacimiento
Barcelona
Tel.: 933 407 043
www.pdn.pangea.org
E-mail:pdn@pangea.org

Partos naturales

Asociación Nacer en Casa
www.nacerencasa.org
E-mail: secretaria@nacerencasa.org

Secretaría: Anabel García
(Madrid)
Tel.: 625 165 797

Comadronas
Badajoz: Ángeles Pérez. Tel.: 619 223 122
Barcelona: Montse Catalán. Tel.: 938 330 678
Barcelona: Pepi Domínguez. Tel.: 933 844 103
Barcelona: Inma Marcos. Tel.: 600 719 901
Barcelona: Mireia Marcos. Tel.: 653 173 358
Cádiz: Claudia Kaiser. Tel.: 652 125 578
Cartagena: Ascensión Gómez. Tel.: 630 450 808
Castellón: Visitación Pozo. Tel.: 964 496 170
Donostia: Cristina Aznar. Tel.: 943 312 524
Guadalajara: Mercedes Serrano. Tel.: 609 129 494
Ibiza: Estela Bence. Tel.: 676 487 814
Madrid: Alicia Leralta. Tel.: 646 692 347
Madrid: Anabel García. Tel.: 625 165 797
Palma de Mallorca:
Roser Gallardo. Tel.: 629 808 492
Pontevedra: Ana Fornero. Tel.: 986 123 142
Sevilla: Carmen Arjona. Tel.: 952 173 692
Tarragona: M.ª Jesús Montes. Tel.: 977 225 749
Tenerife: Jesús Sanz. Tel.: 639 443 881
Valencia: Lola Soler. Tel.: 961 858 483

Casa de Naixements Migjorn
Barcelona
Tel.: 938 330 678
www.migjorn.net
E-mail: migjorn@migjorn.net

Centre Mèdic Naturista
Valencia
E-mail: centremedicnatur@comv.es

Centro Grupo Génesis "Nacimiento en libertad"
Madrid
Tel.: 913 690 546

Grupo Titania-Tascó
Barcelona
Tel.: 934 266 559
www.titania-tasco.com
E-mail: correo@titania-tasco.com

Hospital Acuario Beniarbeig - Maternidad
Beniarbeig
(Alicante)
Tel.: 966 476 260
www.acuario.org
E-mail: acuario@acuario.org

Zelaun Asociación
Preparación al parto natural
San Sebastián
Tel.: 943 470 368
www.durga.org/es/webdelparto/zelaun.htm

Carmen Guasch (consulta)
Barcelona
Tel.: 934 395 889

Luis Mediavilla (comadrón)
Bilbao
Tel.: 944 461 681

Txetxu Ortega (comadrón)
Bilbao
Tel.: 944 154 067

Asociación de doulas

Doulas en España
www.doula.es

Asociaciones de padres de niños prematuros

APREM
Asociación de padres
de niños prematuros
Madrid
Tel.: 666 281 268
www.aprem-e.org
E-mail aprem@aprem-e.org

AVAPREM
Asociación valenciana de padres de
niños prematuros
http://avaprem.org/web_cas/home.html

PREMATURA
Associació catalana per a nenes
i nens prematurs
Tel.: 676 123 248
www.prematura.info
E-mail: prematura@prematura.info

Asociación de padres de partos múltiples

ANPAMU
Asociación nacional
de partos múltiples de España
Cartagena
http://anpamu.partosmultiples.net

Otras páginas web de interés

www.elpartoesnuestro.es
www.quenoosseparen.info
www.escuelasaludholisticaconsueloruiz.org
ww.superandounaborto.info

Agradecimientos

Este libro es la recopilación de la experiencia que junto con nuestras colegas comadronas hemos ido acumulando en estos últimos años. Queremos dar las gracias a todas nuestras compañeras que en algún momento dado trabajaron en nuestra consulta. Consulta que ahora forma parte del Centro del Nacimiento Amsterdam y la consulta obstétrica Astrid Limburg, ambas en Amsterdam.
En especial, tenemos una deuda de gratitud con Petra Blokker, Aya Crébas, Hans Flupsen, Basia Klincewicz, Joke Klinkert, Astrid Limburg †, Marianne Prins, Bea van der Put, Agaath Schoon, Hans y Liesbeth van der Schoot, profesor P.J. Treffers y Margreet van Zwol por sus valiosas sugerencias. También le damos las gracias a Lisette Thooft y los profesores Otto Bleker y Peter Nathanielsz por sus aportaciones.
Queremos darle muchas gracias también a Roel van Dalen que, con su constante dedicación y su contribución como redactor, ha hecho posible la publicación de este libro.
Para concluir queremos agradecer a todas las mujeres que han depositado su confianza en nosotras y que han hecho posible que podamos escribir este libro. Ellas son las protagonistas de esta guía.

Beatrijs Smulders y Mariël Croon

Índice alfabético